中医艾灸入门简单学

李志刚◎主编

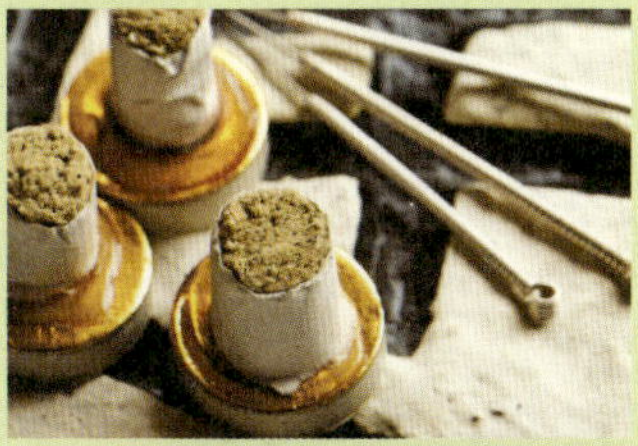
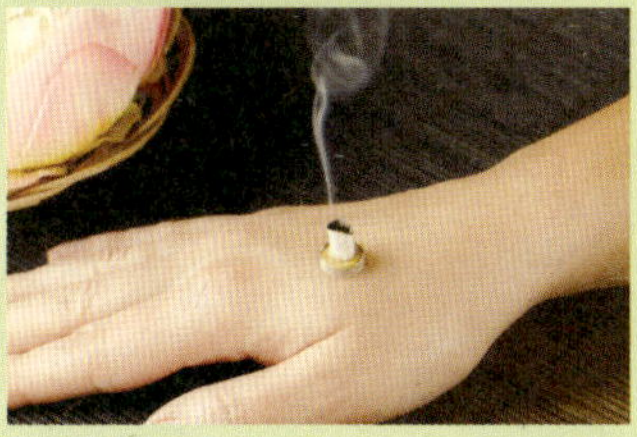
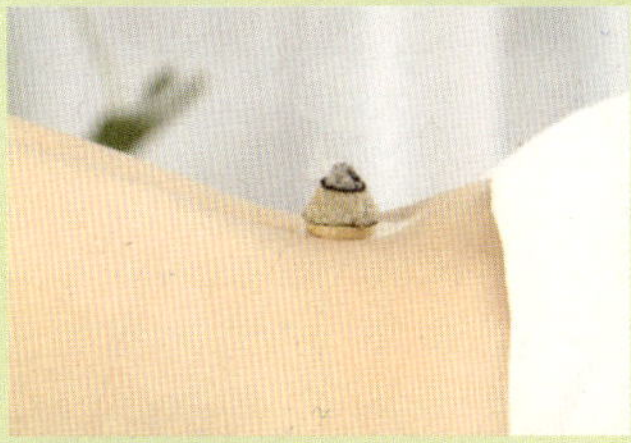
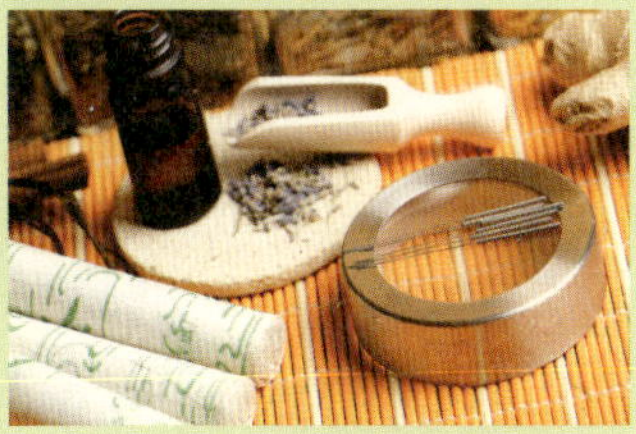

新疆人民出版总社
新疆人民卫生出版社

图书在版编目（CIP）数据

中医艾灸入门简单学/李志刚主编. --乌鲁木齐：新疆人民卫生出版社, 2016.9
（古法经络穴位养生书）
ISBN 978-7-5372-6694-9

Ⅰ.①中… Ⅱ.①李… Ⅲ.①艾灸 Ⅳ.①R245.81

中国版本图书馆CIP数据核字(2016)第179370号

中医艾灸入门简单学
ZHONGYI AIJIU RUMEN JIANDAN XUE

出版发行 新疆人民出版总社 新疆人民卫生出版社
责任编辑 张文静
摄影摄像 深圳市金版文化发展股份有限公司
策划编辑 深圳市金版文化发展股份有限公司
封面设计 深圳市金版文化发展股份有限公司
地　　址 新疆乌鲁木齐市龙泉街196号
电　　话 0991-2824446
邮　　编 830004
网　　址 http://www.xjpsp.com

印　　刷 深圳市雅佳图印刷有限公司
经　　销 全国新华书店
开　　本 173毫米×243毫米　16开
印　　张 12
字　　数 150千字
版　　次 2016年11月第1版
印　　次 2016年11月第1次印刷
定　　价 29.80元

前言 Preface

现代人，由于生活节奏加快，来自于社会、家庭等各方面的压力，加上环境中种种污染影响身心，易出现郁闷、心烦、急躁易怒、记忆力减退、注意力不集中、失眠、多梦等一些问题。这些现代病的出现，体现出一个“累”字，以中医学角度看来，这些都是气血不足或经脉不畅造成的。而艾灸的出现让我们可以轻松地解决这些烦恼。

“灸”字，《说文解字》作“灼”字解释，是灼体疗法的意思。艾灸法是用艾绒或辅以其他药物放置在体表的穴位上或患处烧灼温熨，借灸火的温和热力或药物的作用透入肌肤，通过经络的传导作用，深入脏腑，温通经络，调和气血，扶正祛邪，达到防病治病和保健强身目的的一种外治疗法。《扁鹊心书》中记载：“绍兴间，刘武军中步卒王超者，本太原人，后入江湖为盗，曾遇异人，授以黄白住世之法，年至九十，精彩腴润。后被擒，临刑，监官为曰：汝有异术，信乎？曰：无也，唯火力耳。每夏秋之交，即灼关元千壮，久久不畏寒暑，累日不饥。至今脐下一块如火之暖，岂不闻土成砖，木成炭，千年不朽，皆火力也！死后，刑官令剖其腹之暖处，得一块非肉非骨，凝然如石之物，即艾火之效耳。”

为什么艾灸能有效治疗疾病并且使人健康长寿呢？原因是艾灸能增强白细胞的吞噬能力，加速各种特异性和非特异性抗体的产生，提高其免疫效应，大大增强人体免疫功能。同时灸法还能改善人体各个系统的功能，加快人体的新陈代谢，从而有利于病后的康复。此外，灸法与药物治病的原理虽有相似之处，但与药物的单向调节作用不同，更容易让身体恢复到最佳状态。比如艾灸对于低血压有升压作用；相反对于高血压又有明显的降压作用。

现代科学认为，衰老归根结底是由于人体免疫功能低下、疾病和人体各系统功能失调等多种原因造成的。根据统计，艾灸法适用于300多种疾病，疗效显著者占200余种，所以经常施灸能使患者远离疾病，青春常驻，延年益寿。

目录 Contents

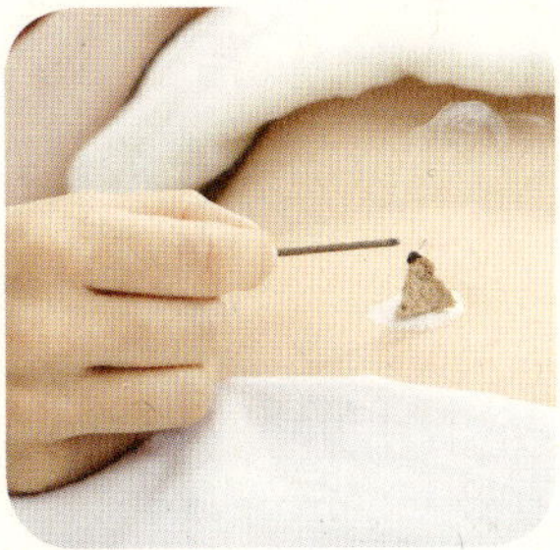

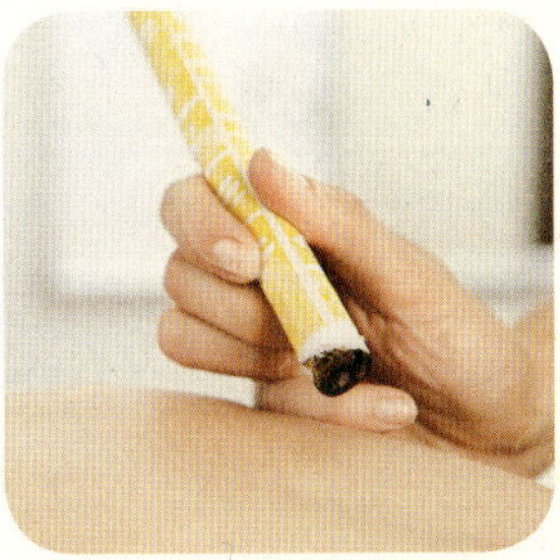

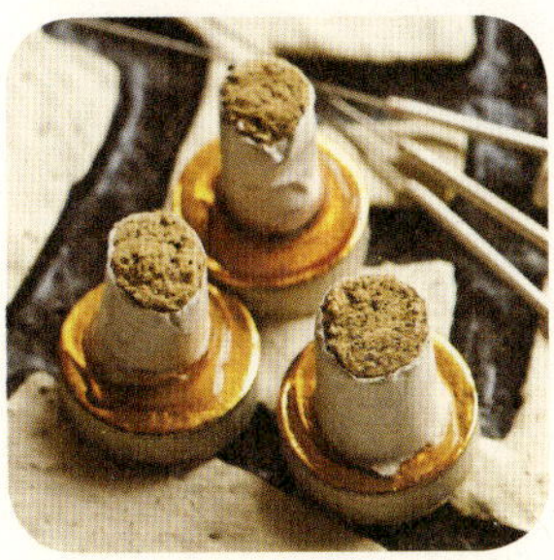

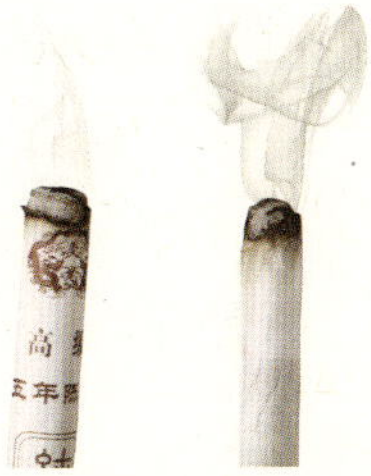
高

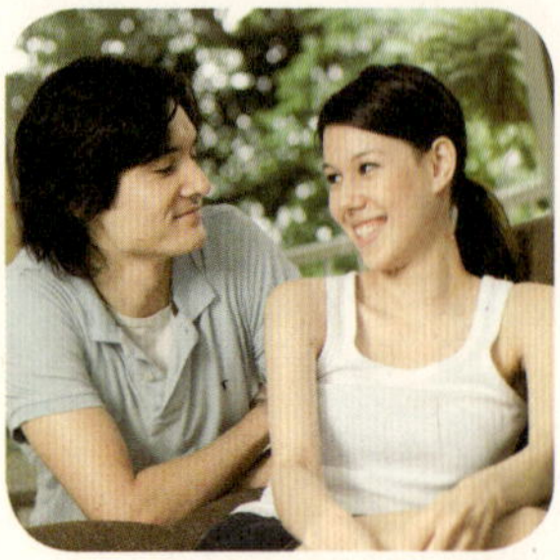

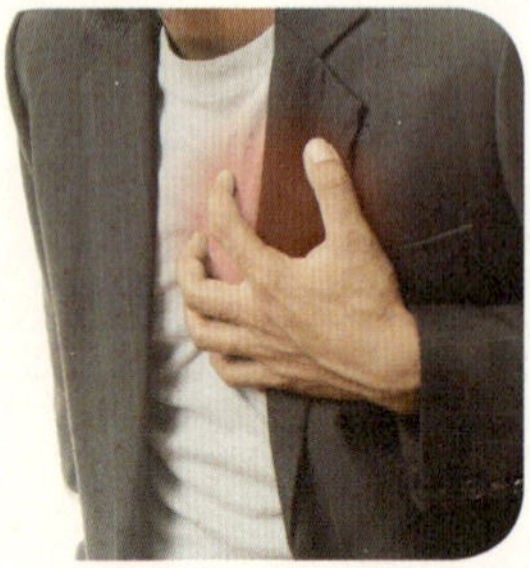

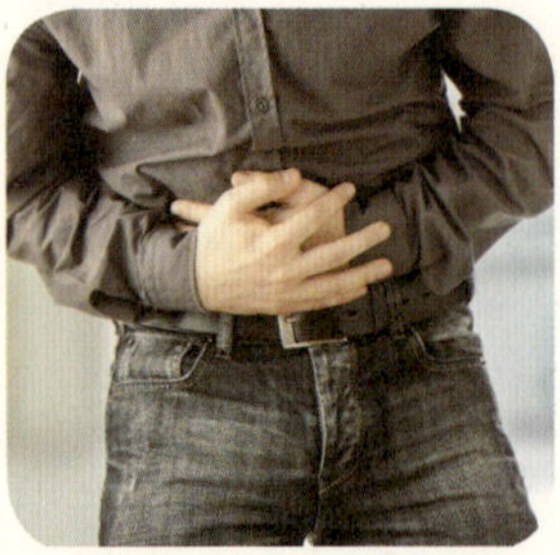

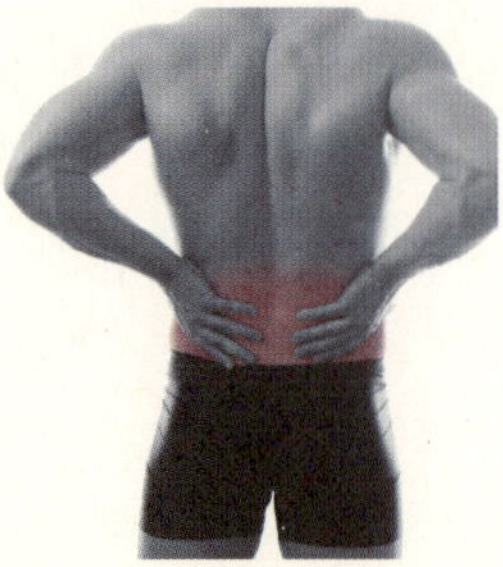

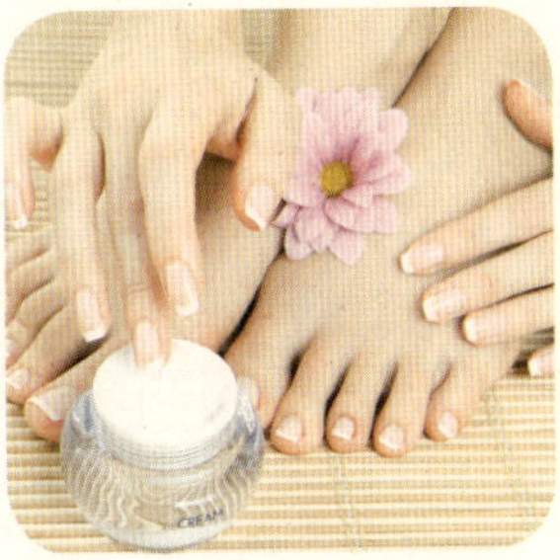

101 第五章 灸除慢性疾病——从此一身轻松

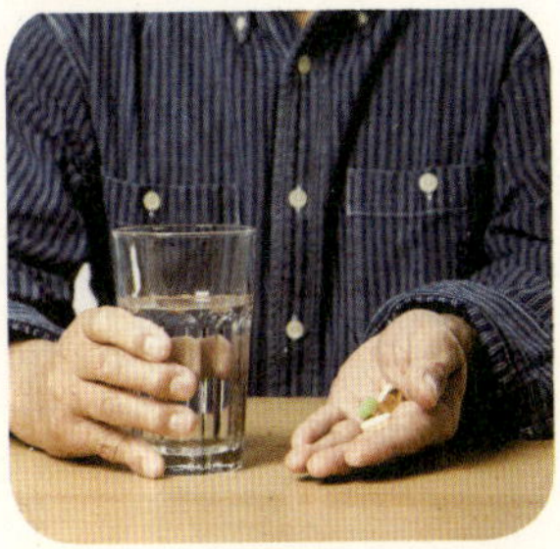

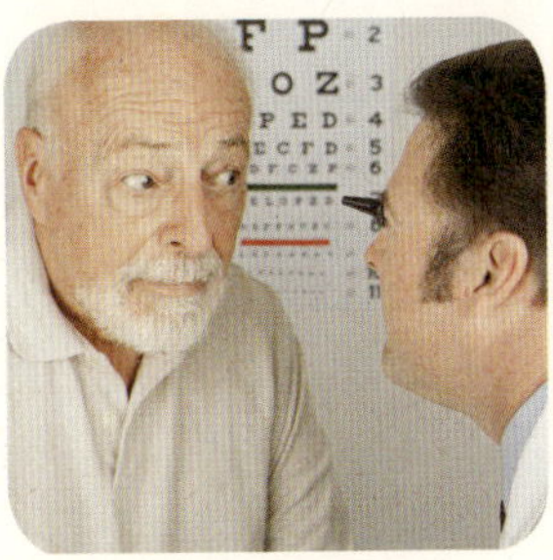

123 第六章 两性隐疾——灸除男人女人的烦恼

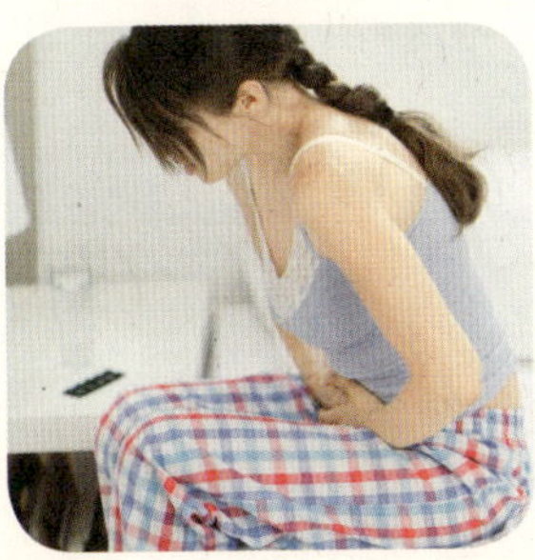

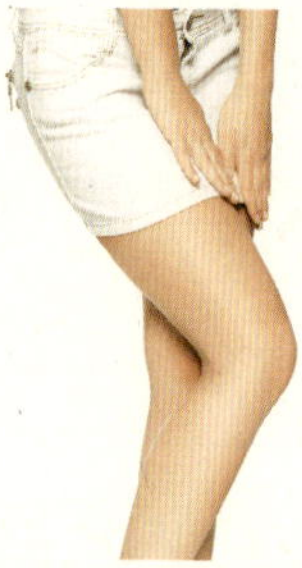

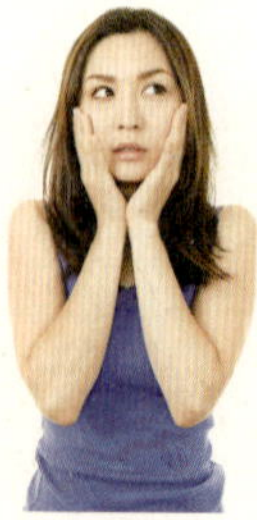

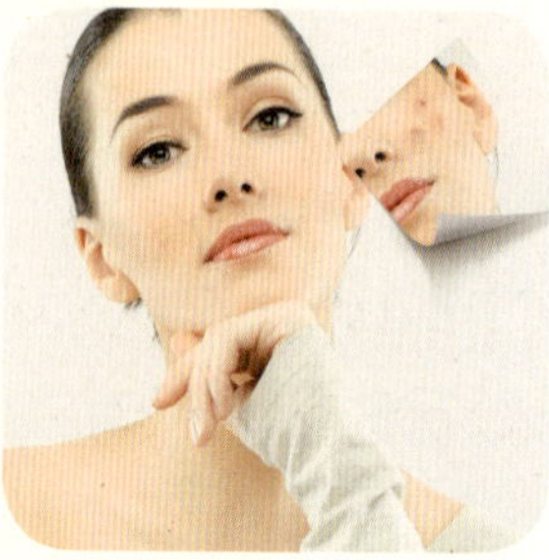

第一章 艾灸基础——走进艾灸的世界

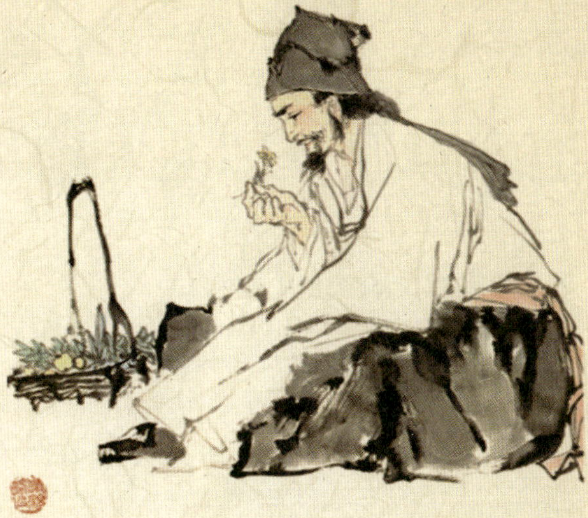

艾灸是一种神奇的自然疗法，不仅可以养生还能治病。艾灸曾经有着抹不去的辉煌，本书带你从零开始学艾灸，带你走进艾灸的世界。

从医家、道家再到儒家，从皇室到贫民，文人骚客，达官贵人，艾灸几乎为各个阶级的人所青睐，也真实反映了古代艾灸的普及与重要地位。艾草生长在全国各地的各个角落，艾灸也遍及到了社会各个阶层，虽普遍而平凡，但却铸就了其在历史中的辉煌！艾灸的历史记载只是冰山一角，更多的印记几乎都伴随了整个人类的历史。从零开始学艾灸，让我们走进艾灸的历史，走向艾灸的未来！

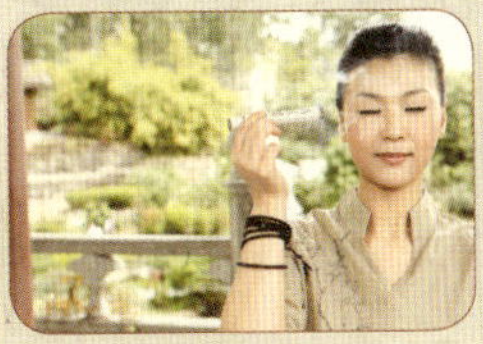
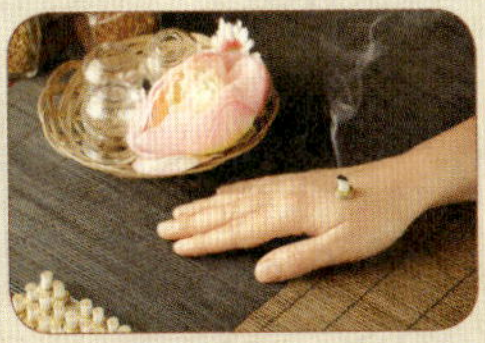
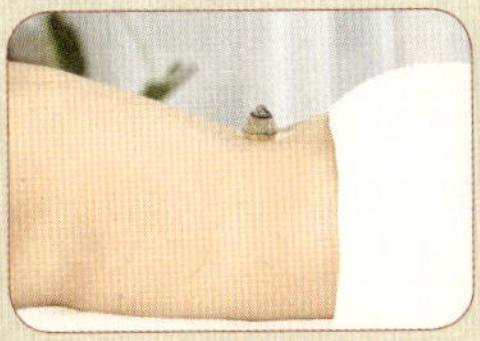
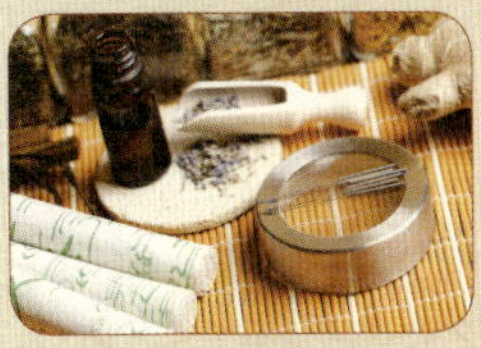

追本溯源，“艾”穿梭千年

（一）什么是艾灸？

什么是“灸”呢？先从这个字说起，灸是形声字，以“火”为形旁，则含义一定跟火有关。《说文解字》：“灸，灼也。”“灼，灸也。”古人喜欢“互训”，就是用甲来解释乙，反过来又用乙来解释甲，两者互相解释。大概在古时“灸”和“灼”都是流行词语，所以一说大家都明白了，一拍脑门：“哦，原来灸就是灼，灼就是灸。”但是，现在离古代那么久远，这个相互解释就给今人造成了理解上的障碍。追本溯源，再看《说文解字》“灸”字条，“从火，久声”。《说文解字注》底下又有注释：“形声包会意字也。”火是形，久是声。会意何解？还得从这个声旁“久”字去解。

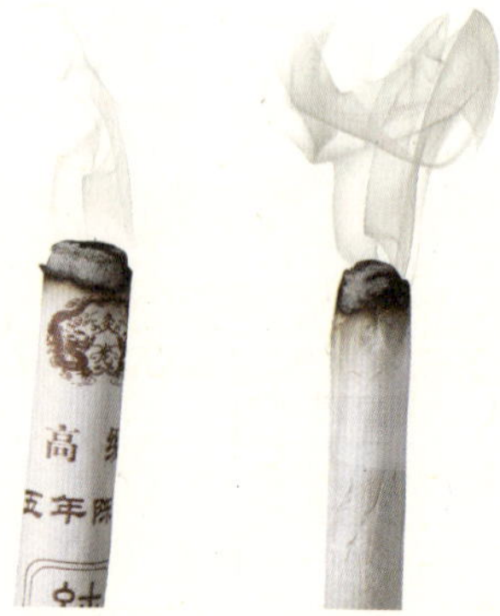

艾灸产生于中国远古时代，是用艾叶制成的艾灸材料产生的艾热刺激体表穴位或特定部位，通过激发经气的活动来调整人体紊乱的生理生化功能，从而达到防病治病目的的一种治疗方法。艾灸疗法的适应范围十分广泛，在中国古代是治疗疾病的主要手段。艾灸具有温阳补气、温经通络、消瘀散结、补中益气的作用。

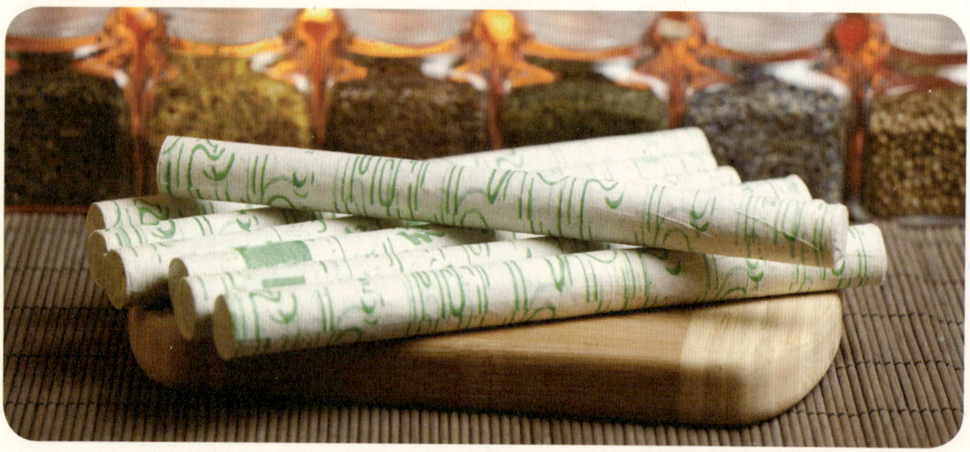

（二）古代艾灸的发展

灸法的运用起源于人类掌握用火之后。在 170 万年前，云南元谋人就已开始用火。陕西蓝田人在 100 万年前就有用火的痕迹，北京周口店人在 50 万年前已经掌握了用火的方法，并已能保存火种。《庄子・外物》载："木与木相摩则燃"，《绎史・大古第一》载："燧人钻木取火，炮生为熟，教人熟食"。人们在百万年加工石器的过程中随时都会出现摩擦生火的事例，从钻木、刮木等生产实践所引起的燃烧中，逐渐获得了有益的启示，终于发明了人工取火的方法。此种简便的方法，直到解放前我国有些少数民族地区仍在使用着，如佤族用木棒上下交互摩擦取火，苦聪人锯竹取火，黎族钻木取火等。火的发现和使用跟人类结下了不解之缘！火的掌握既可使人类躲避猛兽的侵袭，可以熟食，又可抵御严寒酷冬的恶劣气候，还可将树木等用火燃着后灸于患处，祛除寒邪，解除痛苦。

中医典籍中关于艾灸的记载

成书于战国至秦汉时期的中医经典《黄帝内经》中有关灸法的记载有很多，《素问・异法方宜论》指出了灸法的产生与寒冷的环境条件、生活习惯及发病特点有密切关系。此外，还述及了灸法的适应证、禁忌证、施灸顺序、剂量、补泻等，并将灸法与针法并提。

唐朝的独特风景——灸疗师的出现

唐代，是我国封建社会经济、文化的繁荣时期，灸疗学在这个时期也有了长足发展，已成为一门独立的学科。因为唐朝国富力强，达官贵人惜命爱身，再加上最高统治者也比较重视医药保健，此时艾灸不仅用于疗疾，更多的还用在保健上。

现代艾灸的发展与应用

新中国成立以后，国家大力发展中医，大批针灸古籍得到整理，针灸在教育与临床上得到了长足发展。温灸疗法由于操作简便、疗效确切，并且减少了直接灸的灼烧痛苦，在现代得到了大力的推广和发展，出现了许多诸如《灸绳》这样理论与临床紧密结合的灸疗专著，还发明了许多新的现代灸疗方法。温灸疗法除了用作治病防病，还逐渐走入了美容美体保健行业，深受广大爱美人士的喜爱。如同历史上最为繁盛的唐朝一样，现代中国对灸疗师的需求与日俱增，各大城市的艾灸养生馆如雨后春笋般开办起来，很多职业学校还开展了专业灸疗师的资格培训。与此同时，随着灸疗知识的普及和推广，以及灸法的简便易行，很多人开始自己动手，在家进行灸疗保健。

（三）现代盛行的艾灸疗法

艾卷灸

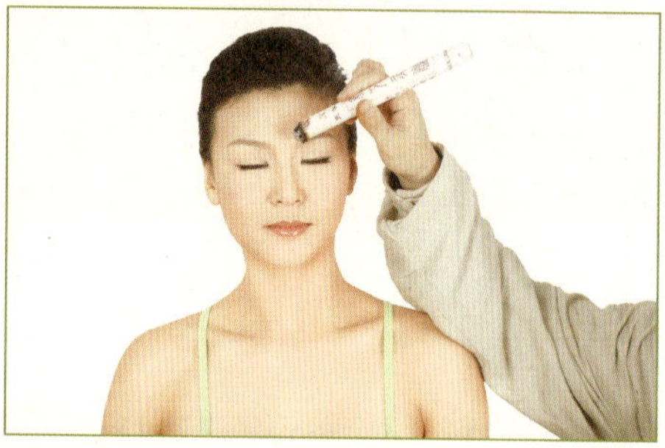

艾条：取纯净细软的艾绒 24 克，平铺在 26 厘米长、20 厘米宽的细草纸上，将其卷成直径 1.5 厘米的圆柱形艾卷，要求卷紧，外裹以质地柔软疏松而又坚韧的桑皮纸，用胶水或浆糊封口而成。

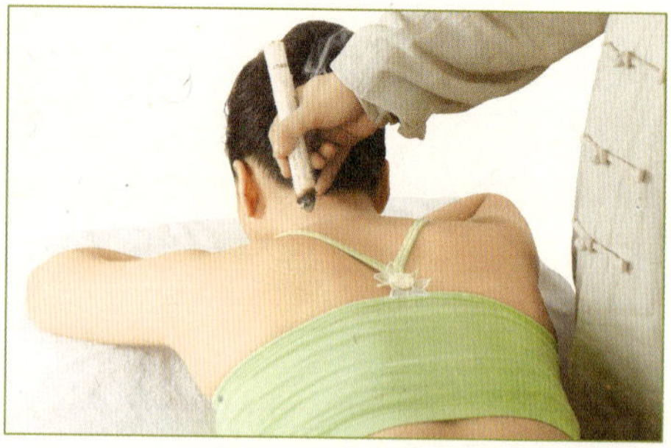

雀啄灸：施灸时，将艾条点燃的一端与施灸部位的皮肤并不固定在一定距离，而是像鸟雀啄食一样，一上一下活动地施灸。另外也可均匀地上、下或向左右方向移动或做反复地旋转施灸。

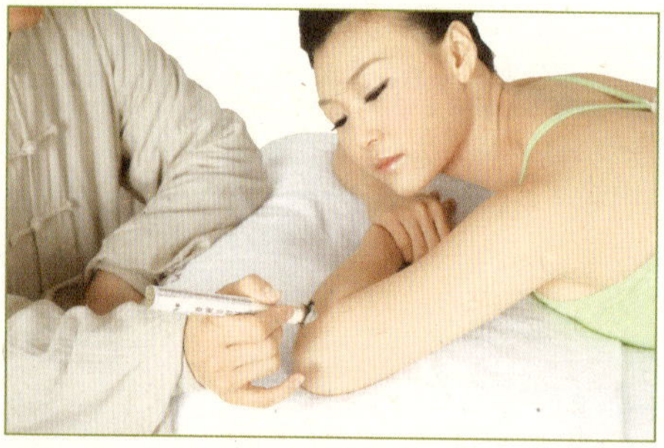

温和灸：施灸时将艾条的一端点燃，对准应灸的腧穴部位或患处，约距皮肤 1.5 ~ 3 厘米左右，进行熏烤。

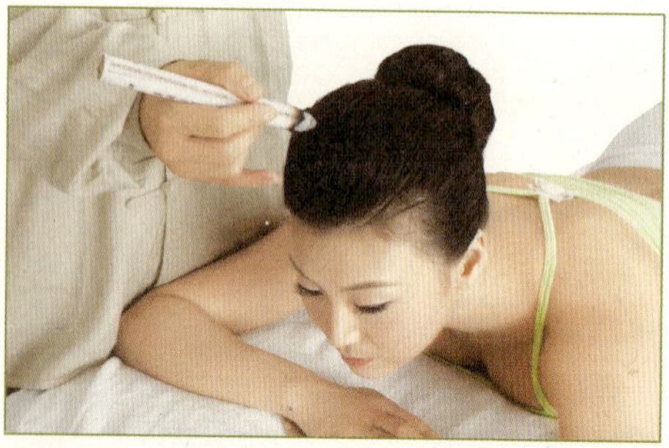

回旋灸：距皮肤 1.5 ~ 3 厘米左右，艾灸条在皮肤上做顺时针或逆时针转动。

【艾卷灸注意事项】：

在施灸前，要将所选穴位用温水或酒精棉球擦洗干净，灸后注意保持局部皮肤适当温度，防止受凉，影响疗效。偶有灸后身体不适者，如身热感、头昏、烦躁等，可令患者适当活动身体，饮少量温开水，或针刺合谷、后溪等穴位。在灸治过程中，要注意防止艾火灼伤皮肤。

直接灸

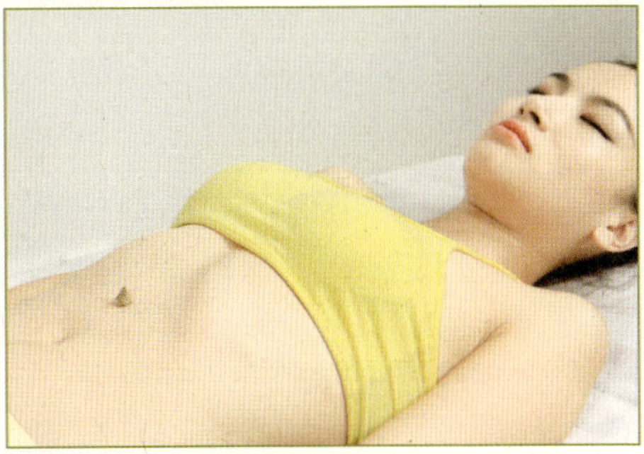

直接灸即把艾炷直接放在皮肤上施灸，以达到防治疾病的目的。这是灸法中最基本、最主要且较常用的一种灸法。古代医家均以此法为主，现代临床上也常用。施灸时多用中、小艾炷。可在施灸穴位的皮肤上涂少许石蜡油或其他油剂，使艾炷易于固定，然后将艾炷直接放在穴位上，用火点燃尖端。

间接灸

间接灸即在艾炷与皮肤之间垫上某种药物再施灸，具有艾灸与药物的双重作用，加之本法火力温和，患者易于接受，故广泛应用于内、外、妇、儿、五官科疾病。间接灸根据其衬隔物品的不同，可分为多种灸法。

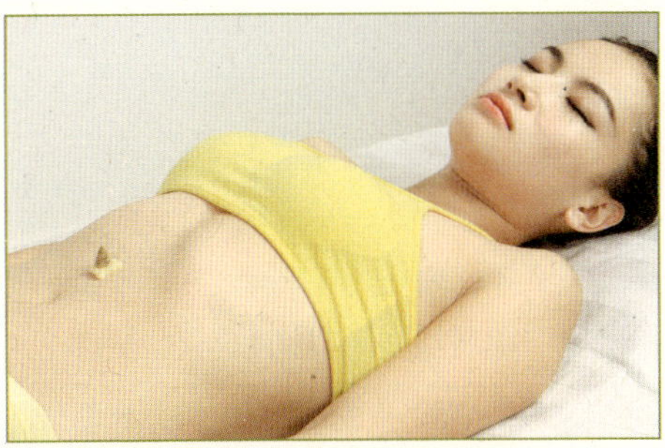

隔姜灸：用厚约 0.3 厘米的生姜片，在中心处用针穿刺数孔，上置艾炷放在穴位上施灸，患者感觉灼热不可忍受时，可用镊子将姜片向上提起，衬一些纸片或干棉花，放下再灸，或用镊子将姜片提举稍离皮肤，灼热感缓解后重新放下再灸，直到局部皮肤潮红为止。此法简便，易于掌握，一般不会引起烫伤，可以根据病情反复施灸，对虚寒病症，如腹痛、泄泻、痛经、关节疼痛等均有疗效。

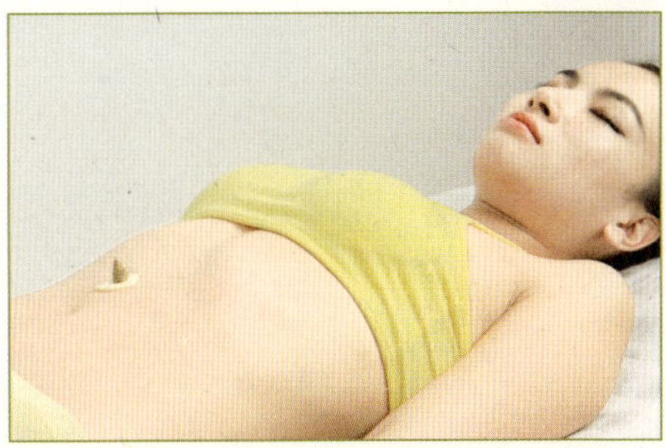

隔蒜灸：取新鲜独头大蒜，切成厚约 0.3 厘米的蒜片，用细针穿刺数孔，放于穴位或患处，上置艾炷点燃施灸。艾炷如黄豆大，每灸 4 ~ 5 壮更换蒜片，每穴 1 次灸足 7 壮。也可取适量大蒜，捣成泥状，敷于穴上或患处，上置艾炷点燃灸之。适用于痈、疽、疮、疖、蛇咬等外伤疾患。

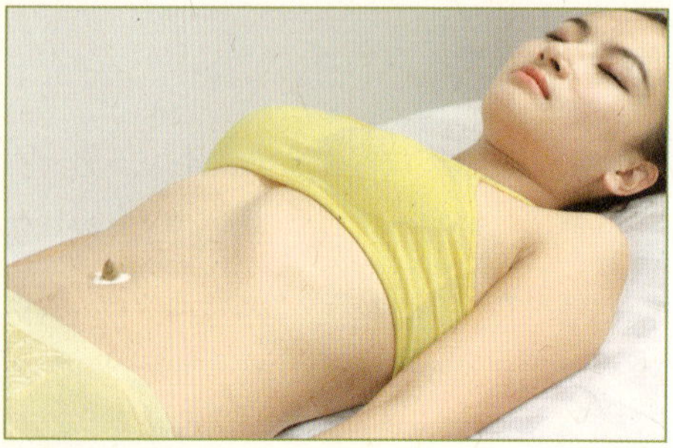

隔盐灸： 用于脐窝部（神阙穴）施灸。操作时用食盐填平脐孔，再放上艾炷施灸。若患者脐部凸起，可用水调面粉，搓成条状围在脐周，再将食盐放入面圈内隔盐施灸。本法对急性腹痛吐泻、痢疾、四肢厥冷和虚脱等症，具有回阳救逆之功。

温针灸

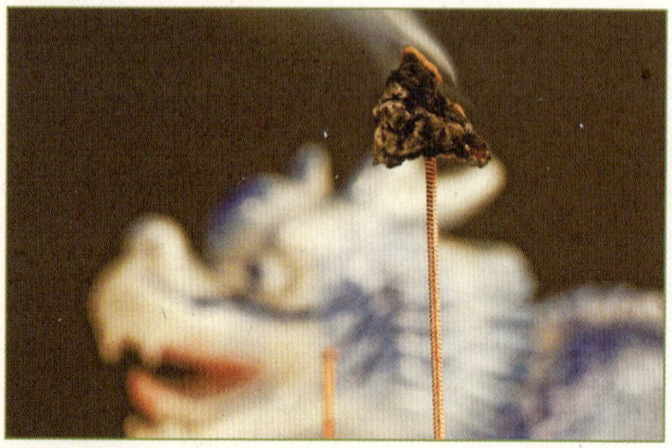

温针灸是针刺与艾灸相结合的一种方法。又称针柄灸。即在留针过程中，将艾绒搓团捻裹于针柄上点燃，通过针体将热力传入穴位。每次燃烧枣核大艾团 1 ~ 3 团。本法具有温通经脉、行气活血的作用。适用于寒盛湿重、经络壅滞之证，如关节痹痛，肌肤不仁等。

瘢痕灸

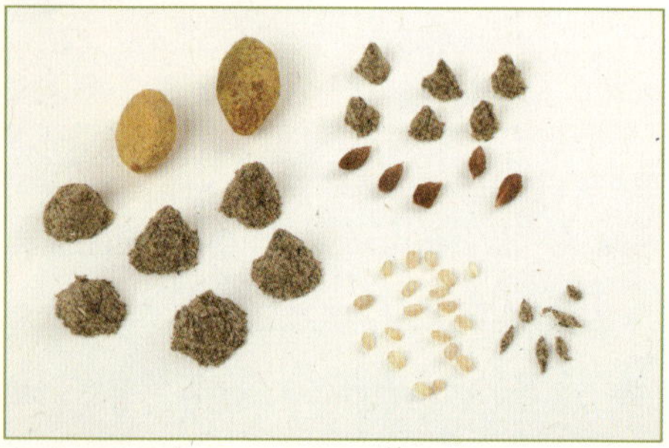

又名化脓灸，施灸时先将所灸腧穴部位，涂以少量的大蒜汁，以增加粘附和刺激作用，然后将大小适宜的艾炷置于腧穴上，用火点燃艾炷施灸。每壮艾炷必须燃尽，除去灰烬后，方可继续易炷再灸，待规定壮数灸完为止。施灸时由于火烧灼皮肤，因此会产生剧痛，此时可用手在施灸腧穴周围轻轻拍打，借以缓解疼痛。在正常情况下，灸后 1 周左右，施灸部位化脓形成灸疮，5 ~ 6 周左右，灸疮自行痊愈，结痂脱落后而留下瘢痕。临床上常用于治疗哮喘、肺结核、瘰疬等慢性疾病。

艾灸是最好的除寒湿方法

（一）阳气不足是现代人最常见的问题

现代人享受着越来越舒适的生活，品尝着越来越丰富的食物，却忽略了这些“享受”带给身体的变化。例如，空调的广泛使用，屏蔽了自然地温度；爱美心理的驱使，使得女性穿衣服越来越暴露；在寒冷的冬天，人们吃着清暑热的食物，喝着冰镇饮料，食用大量性寒的海产品等等，这些“习惯”正侵蚀着人的阳气，损害着身体健康。

“阳虚”是一个整体概念，包括肾阳虚、脾阳虚、心阳虚等等，简单地说就是生命之火不够旺盛。其中，肾阳虚与身体阳虚关系最为密切。阳虚体质最典型的表现就是手脚冰凉、怕冷，喜欢热的东西。为什么有的人会有阳虚体质的表现？这主要和现代人不良生活习惯密切相关。从饮食的角度，很多人总吃很多生冷的食物，这些寒凉食物吃进肚子里，会一点点耗损体内阳气，长此以往会让体内的阳气越来越少，人体越来越凉。现代人夜生活丰富，有加班的，也有娱乐的，熬夜成了习惯。殊不知这种生活方式，也是在耗损着体内的阳气。

（二）健康之人常艾灸，远离寒湿少生病

健康人的身体内一旦有了寒湿，就像一件干衣服由于受潮而变成了湿衣服，变得沉重、阴冷。在不通风、阴冷、潮湿的环境下，衣服不容易晾干，而且还会发霉、腐烂。用什么方法让湿衣服变干呢？一是拿到太阳底下去晒，二是放在通风的地方让风吹走潮湿。

人的身体也是一样，当身体内部水分太多时，如果这些水分无法被身体及时通过劳动、运动出汗或利用，也不能及时排出体外，就造成身体内的“湿”太重。

中医认为，风寒暑湿燥火这些外在的邪气，是一切疾病产生的主要根源，怎么对付这些邪气呢？艾灸不愧是最好的方法之一，艾灸除湿作用特别好，本草纲目里就有记载艾叶取太阳真火，可以回垂绝元阳。艾绒点燃后的火如同阳光一样，可以振奋唤醒人的元气，挽回人的生命。服用艾叶的话，药效主要作用在足三阴经——肝脾肾，帮助人体排出寒湿气，把像秋天一样肃杀的寒气变成春天一样温暖的祥和之气。用艾叶做灸疗，热力可以穿透经络，治疗多种疾病，让久病的人恢复健康。老年人元气不足，小肚子怕冷疼痛的，也可以用熟艾放在肚兜里面，补气温阳的效果很好。

（三）寒、阴、虚证最适合艾灸

所谓寒证、阴证、虚证，就是外感寒湿，“寒湿之气”伤于人体，或者是体内脏腑阳气不足，阳虚阴寒之证。俗话说，男阳女阴，女性多有寒证。每当到寒冷的冬季，很多女性会出现手脚冰凉、痛经等症状，这便是由寒凉凝滞，经络不畅引起的。中医专家指出，女性冬季补阳祛寒，艾灸疗法是不错的养生选择。寒性体质的女性可通过艾灸疗法，祛除体内寒湿气，补充阳气，使阴阳平衡。《黄帝内经》记载，“大风汗出，灸意喜穴”，说的就是一种保健灸法。另外，艾灸疗法通过打通穴道，从内部为人体补充阳气。阳气充足了，抵抗力自然就增强，进而就不容易被疾病入侵，能达到防病强体功效。中医养生讲究天人合一，夏季是人体阳气最旺盛的时候，所以慢性病不容易复发。而进入冬天，外界阴气重了，人体的阳气便容易出现不足：爱起夜、怕冷、腰背发凉等等，另一方面，抵抗疾病的能力也随之变弱，慢性病就会“卷土重来”。中医将人体体质大致分阳虚质、阴虚质、瘀血质、痰湿质、气郁质等。因此首先要搞清楚自己是属于什么样的体质，比如说阴虚或阳虚等，然后再根据自身体质进行艾灸治病，才能达到预期目的。如阴虚质：这类人形体多瘦小，面色多偏红或有颧红，常有灼热感，手足心热，口咽干燥，多喜饮冷，唇红微干，冬寒易过，夏热难受，舌红少苔或无苔，脉细弦或数。对于此体质秦伯未老中医主张长期服用首乌延寿丹，他认为本方有不滋腻、不寒凉、不刺激、不蛮补四大优点，且服后有食欲增进，精神轻松愉快的效果。

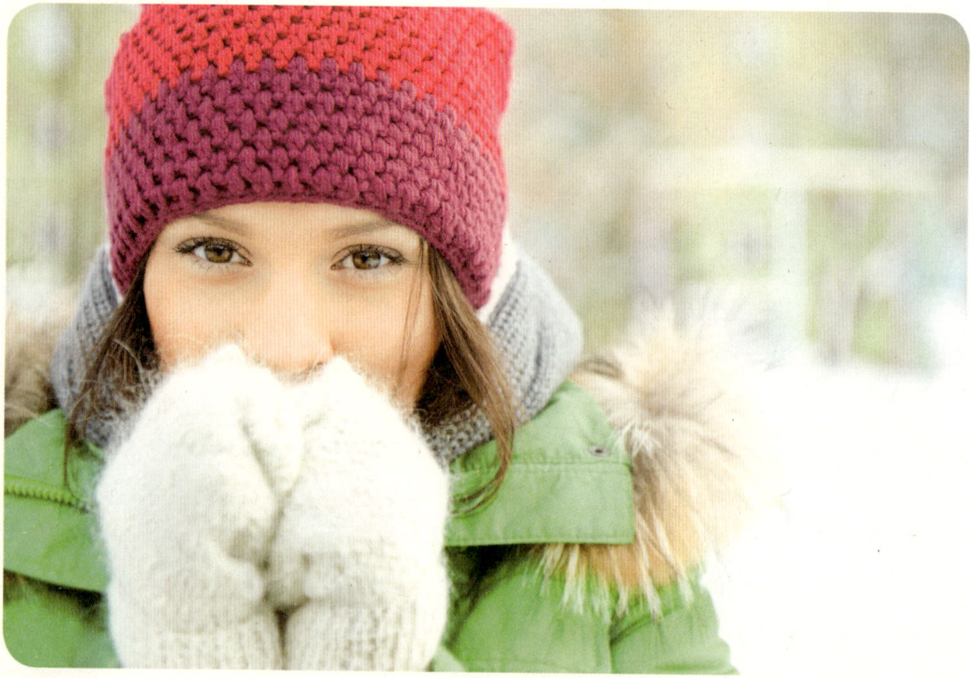

（四）体内有“湿”的五个信号

湿邪如不去除，可使病情迁延难愈，如何知道自己体内是否有湿气，可从以下五大信号判断。

信号一：舌苔厚腻

如果照镜子的时候发现自己的舌苔非常厚或者舌体胖大，并且舌头边缘还伴有非常明显的齿痕，那就说明体内的湿气太重了，应该及时的调理过来。如果还有面色晦暗且发黄，早晨起床时眼皮浮肿，或眼袋明显，这些信号也说明体内的湿气较重。

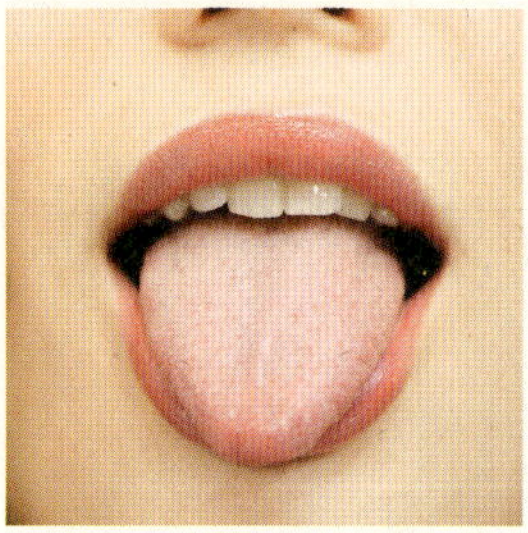

信号二：大便不成形

正常的大便是软硬适中的条形，如果大便像熟得过度的香蕉一样外形软烂、黏腻，不成形，粘在马桶上不易被冲走，这也说明你的体内有湿，消化吸收功能异常。

信号三：食欲差

如果到了该吃饭的时候，没有饥饿的感觉，吃一点东西就感觉胃里胀胀的，在吃饭过程中还有隐隐的恶心感。这种现象也是脾胃功能较弱，体内湿气过重的表现之一，且这种现象更容易出现在夏季。

信号四：小腿肚发酸

早上起床后会突然感觉自己的小腿肚非常的酸痛，并且感觉很沉重，还有的人会出现短期体重增加不少等虚胖的现象，这些都是体内湿气过重造成的。

信号五：精神状态差

湿气重的人常常会有胸闷的感觉，想长呼一口气才舒服，身体特别疲乏，懒得活动，有头昏脑涨之感，易困倦，记忆力减退。

其实这一点不难解释，胸胁为气机升降之道路，湿阻胸膈，气机不畅则胸闷。

艾灸从零开始，轻松做自己的理疗师

（一）常用的取穴方法

手指度量法

手指同身寸度量取穴法是指以患者本人的手指为标准度量取穴，是临床取穴定位常用的方法之一。这里所说的“寸”，与一般尺制度量单位的“寸”是有区别的，是用被取穴者的手指作尺子测量的。由于人有高矮胖瘦之分，不同的人用手指测量到的一寸也不等长。因此，测量穴位时要用被测量者的手指作为参照物，才能准确地找到穴位。

（1）拇指同身寸：拇指指间关节的横向宽度为 1 寸。

（2）中指同身寸：中指中节屈曲，内侧两端纹头之间作为 1 寸。

（3）横指同身寸：又称“一夫法”，指的是食指、中指、无名指、小指并拢，以中指近端指间关节横纹为准，四指横向宽度为 3 寸。另外，食指和中指二指指腹横宽（又称“二横指”）为 1.5 寸。食指、中指和无名指三指指腹横宽（又称“三横指”）为 2 寸。

标志参照法

固定标志：如眉毛、脚踝、指甲或趾甲、乳头、肝脏等，都是常见判别穴位的标志。如印堂穴位于双眉的正中央；素髎穴位于鼻尖处。

动作标志：必须采取相应的动作姿势才能出现的标志，如张口取耳屏前凹陷处即为听宫穴。

简便取穴法

简便取穴法是临床中一种简便易行的腧穴定位方法，如立正姿势，手臂自然下垂，其中指端在下肢所触及处为风市；两手虎口自然平直交叉，一手指压在另一手腕后高骨的上方，其食指尽端到达处取列缺穴；握拳屈指时中指尖处为劳宫穴等。此法是一种辅助取穴方法。

（二）艾灸工具和施灸的体位

艾灸器具分类

随身灸：随身灸主要以其型号来区分温灸棒、温灸盒。

火龙灸：主要分有木盒和金属罐之分，如玉石灸，就是以玉石制成的。

新型艾灸器：外部医用硅胶，内部为陶瓷胆，圆柱形，单孔，可以灸多个穴位。

柱式温灸盒：主要分单柱温灸盒与双柱温灸盒等。

立式艾灸器：主要分单头立式艾灸器和双头立式艾灸器等。

施灸的体位

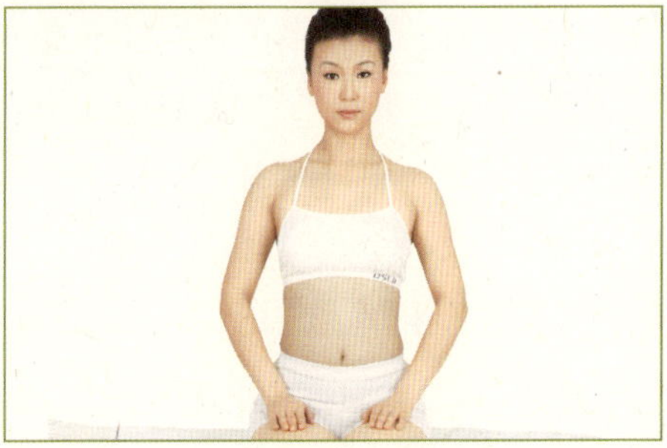

坐位：两足蹬地，上肢屈肘趴伏在桌上，暴露背部以便施灸。适用于项、背部穴位施灸。

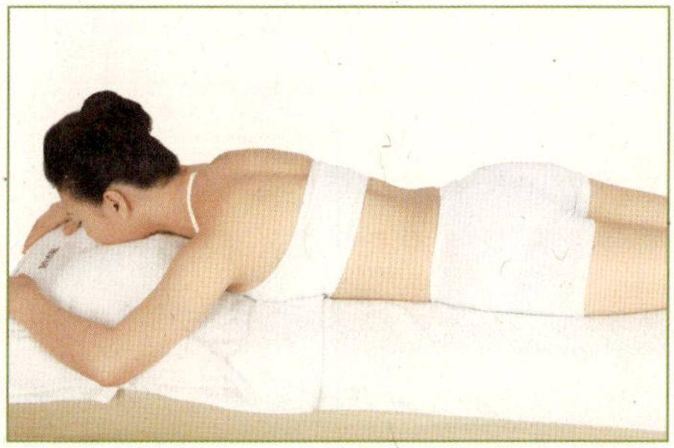

俯卧位：俯卧，脐下可放一小枕头，以便背部肌肉舒展、平坦。适用于项、背、腰、下肢后侧及上肢部位施灸。

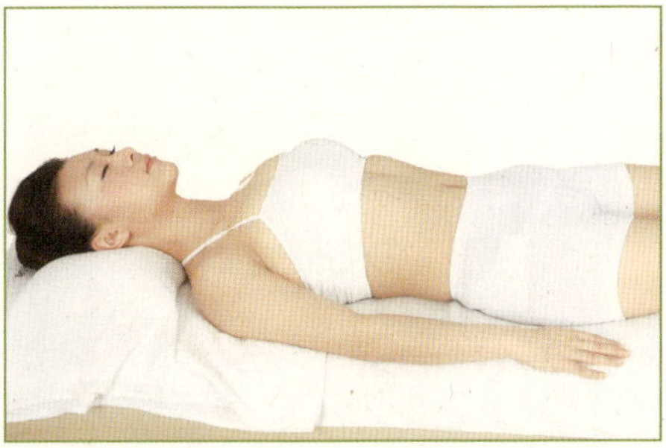

仰卧位：仰卧，上肢平放，下肢放直，或微屈，以便对胸、腹、上肢、下肢前面穴位以及头面部穴位施灸。

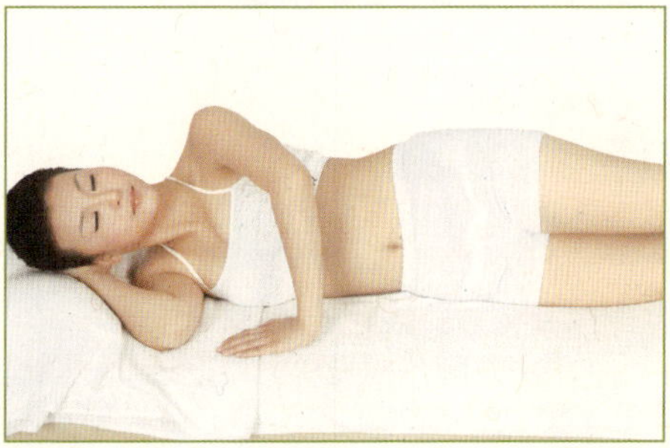

侧卧位：非灸侧在下，侧卧，上肢放在胸前，下肢伸直，以便对侧头部、下肢外侧或内侧、部分上肢穴位施灸。

（三）影响艾灸疗效的四大因素

材料

艾灸材料直接影响艾灸的疗效。用艾叶加工成艾绒作为施灸材料，有其他材料无可比拟的优点。除了选用艾以外，有时还会根据症状添加一些其他药物，隔物灸还会选用姜片、蒜片以及各种药材制作成的药饼。各种药物在温热的作用下会透过表皮被人体吸收，所选用的艾绒以及药材等材料是否合格、优质，影响着灸疗效果的好坏。

温度

灸法是一种利用艾火的温热疗法，温度的选择和控制对疗效也有影响。古代多用直接灸，温度高，直接灼伤皮肤形成灸泡，溃发成灸疮，可以维持较长时间的刺激，疗效很好；现代温和灸的温度一般控制在人体能接受的温热范围内，其操作时位置稳定、作用集中、时间较长，能不断地向体内导热、导电并诱发体内生热与生电，其作用与针刺的作用相近且有着更为优越之处。需要注意的是，临床上对虚弱的人施灸一般是用温和火力，施灸时间较长一些；壮实有寒的人则施灸温度相对较高，施灸时间相对较短一点。初次灸要温和，以后可以逐渐加量。

时间

艾灸的时间比较灵活，什么时候发现，就什么时候治疗，以不延误病情为原则。一般认为如果不是急症，晚上 11 点过后就不再适宜施灸，否则可能导致失眠；中午 11 点到 1 点属于午时，为防止心火过旺，如非必要此时也不适宜施灸。

顺序

穴位选定后，施灸时应遵循“先阳后阴，先上后下，先少后多”的灸治顺序。“先阳后阴”是指先灸属于阳经的穴位，后灸属于阴经的穴位，目的是为了达到阴平阳秘，而无亢胜的弊端。“先上后下”是指先灸头面、躯干部，再灸四肢部，或先灸头面与胸部后灸腹部和下肢部。因半身以上同天之阳，半身以下同地之阴，这样艾灸可以达到阴升阳降、水升火下、水火既济。“先少后多”是指初灸者刺激量宜先小后大，以便身体能逐渐适应，这是一般施灸的常规。

（四）禁灸穴——这些穴位千万不能灸

禁灸穴歌里介绍禁灸穴达 45 个，分别为：哑门、风府、天柱、承光、临泣、头维、丝竹空、攒竹、睛明、素髎、禾髎、迎香、颧髎、下关、人迎、天牖、天府、周荣、渊腋、乳中、鸠尾、腹哀、肩贞、阳池、中冲、少商、鱼际、经渠、地五会、阳关、脊中、隐白、漏谷、阴陵泉、条口、犊鼻、阴市、伏兔、髀关、申脉、委中、殷门、承扶、白环俞、心俞。

古代医籍所载的单纯禁灸穴共 45 穴（另有乳中和脑户为针灸皆禁忌）。大致可分为以下几类。

穴区深部有重要脏器的穴位

一类为该穴区的深部有重要的脏器，灸后可能出现意外。如风府、哑门深部为延髓和脊髓；人迎、委中等深部有重要血管；天府、周荣、渊液、鸠尾、腹哀等深部有重要的内脏。由于古代以直接灸为主，虽然不如针刺可直接损及脏器，但也可能出现意外。当然，对此类穴位是否属于禁忌古人记载也不尽相同，如风府，《针灸甲乙经》称：“禁不可灸，灸之令人瘖”。但《千金要方》灸该穴治马痫等病，李东垣亦灸此穴治项疽。

面部的穴位

如丝竹空、攒竹、睛明、素髎、禾髎、迎香、颧髎、下关等，如上所说，古代以产生瘢痕的直接灸作为灸疗的主要方式，面部肌肤娇嫩易受损伤，同时因为易产生瘢痕而影响美容，可能是禁灸的主要原因。

手或足掌侧的穴位

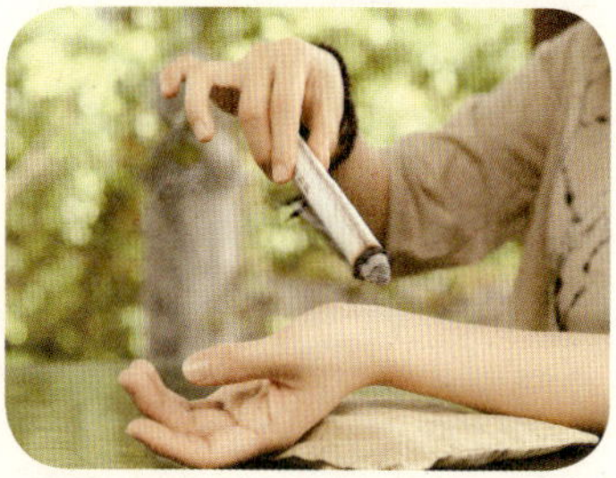

如中冲、少商、隐白，这类穴位的禁灸，可能与施灸时较疼痛，易造成损伤，以及容易引起脏器的异常活动等有关，如少商、隐白均可使怀孕妇女腹部松弛，胎动活跃。值得一提的是，这类穴位的禁灸记载古籍中并不一致，如少商，始见于《外台秘要》，在《针灸甲乙经》中则载为可“灸一壮”。其它的一些穴位则可能与多种因素有关。

随着灸疗技术的发展，特别是艾灸条的普遍使用，可以较好的控制受热面积和温度，以及瘢痕灸使用的日益局限和方法的改进，灸疗所造成的损伤基本上都可避免，已经不存在绝对的禁灸之穴，相对禁灸的除面部及某些部位禁忌直接灸外，对一般灸法已无意义。

（五）艾灸的禁忌证和注意事项

艾灸疗法是中医常用的祛病防病，保健养生的疗法。施灸的过程中要耗伤一些精血，因此有些部位或有些人是不能施灸的。下面我们一起来看看艾灸养生的禁忌。

禁忌一：凡暴露在外的部位，如脸部、颈部、手臂等，都不要直接灸，以防形成瘢痕，影响美观。

禁忌二：皮薄、肌少、筋肉结聚处，妊娠期妇女的腰骶部、下腹部，男女的乳头、阴部、睾丸等不要施灸。另外，关节部位不要直接灸。大血管处、心脏部位不要灸，眼球等也不要灸。

禁忌三：中医范畴内的实热证或阴虚发热病症，如高热、高血压危象、肺结核、咯血、严重贫血、急性传染性疾病，患病期间不宜进行艾灸。

禁忌四：过饥、过饱、大量饮酒、精神情绪过于激动、过劳的情况下不宜进行艾灸。

禁忌五：皮肤痈疽疖发作期间，局部红肿热痛者不宜进行艾灸。

在艾灸疗法的具体操作中，应注意的事项：

（1）在施灸时要聚精会神，以免烧烫伤患者的皮肤或损坏患者的衣物。

（2）对昏迷、肢体麻木及感觉迟钝的患者和小儿，在施灸过程中灸量不宜过大。

（3）施灸的过程如果出现发热、口渴、红疹、皮肤瘙痒等异常症状时，不要惊慌，继续采用艾灸疗法灸治下去，这些症状通常就会消失。

（4）患者的心脏附近和大血管及黏膜附近少灸或不灸，身体发炎部位禁止采用艾灸的方法进行治疗，孕妇的腹部及腰骶部也属于禁灸部位。

（5）施用瘢痕灸前，要争取患者的意见并询问患者有无晕针史。施灸的时间一般以饭后1小时为宜。患者的颜面、大血管、关节、眼周附近的某些穴位（如睛明穴、丝竹空穴、瞳子髎穴等）不宜用瘢痕灸。

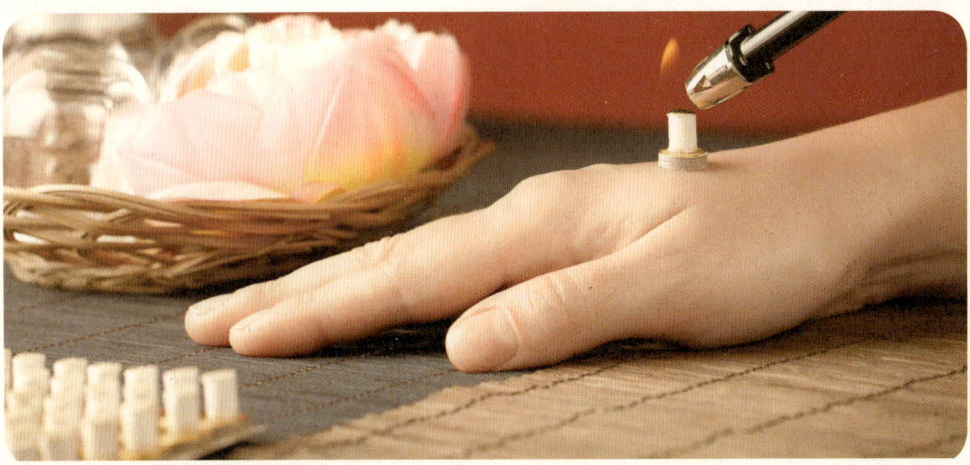

（六）艾灸后出现的反应及处理方法

艾灸后常常会产生疾病加重的反应，这是正邪交战的正常现象。我们人体是一个整体，有阴阳正邪之分，不可能只允许正气存在而邪气都被驱逐。病邪在体内寄居很久，也不会一直“按兵不动”或者轻而易举的乖乖就范。所以这时候身体就免不了有反应，我们用艾灸的方式激发正气想把病邪赶出体外，而病邪会顽强抵抗。当体内正气不足，而邪气旺盛的时候，身体就会产生各种不适反应。当继续对身体进行艾灸，体内慢慢积累了更多正气的时候，病邪就会逐渐被赶出体外，此时身体的各种不适反应自然也就消失了。

失眠

艾灸后常常会有失眠的症状，如果出现初次艾灸后失眠，也是一种反应，此时的失眠，多表现为疲乏无力，或嗜睡。但经过一段时间的艾灸后，即使睡眠很少，也不会出现疲乏无力的现象，反而因为艾灸，显得精力充沛。此时，不要因为睡眠时间的不足而烦恼，也不要刻意用安眠药来凑够睡眠的时间，主要看自己的精力是否充足。

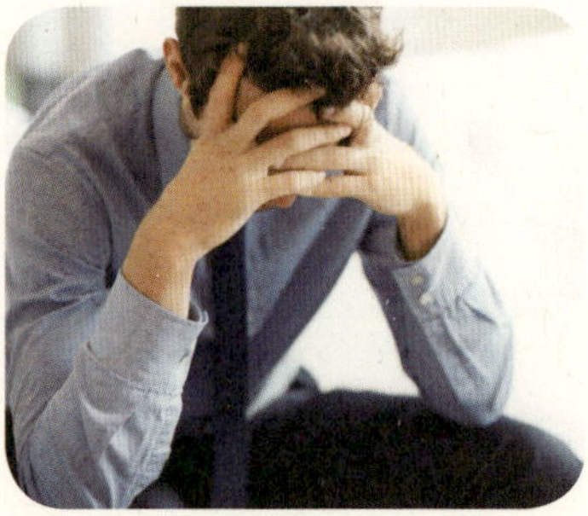

走窜现象

有时候我们艾灸中脘，会出现肝区不适，或会有胃脘部不适，这很有可能你的肝有隐患或你的胃有疾病，艾灸就会主动帮助你去调整，这就是艾灸的通窜功能。所以说，我们的身体有一个自我调整的功能，只要你调动的好，这些都会起来工作。假如你艾灸关元穴，也许会反应出你妇科方面的隐患或前列腺方面的问题或生殖系统的一些疾患。人体“阴阳”的升降是有其固定的规律的，元气逐渐充足了，“阴阳”就必定按照其规律运行，该升的就自然会升，该降的就自然会降，根本就不必用人为的方法去调动升降。

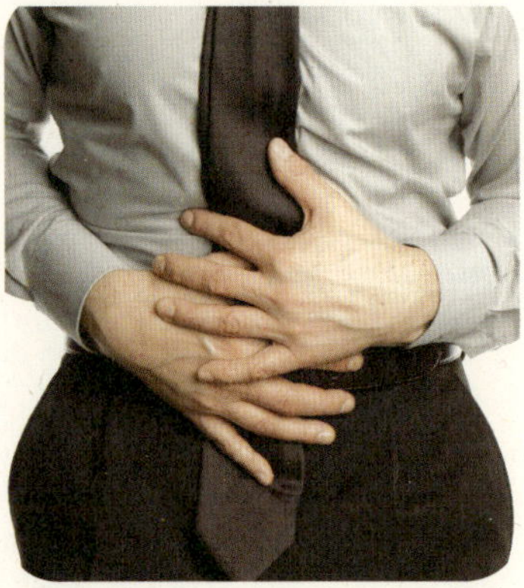

“上火”现象

很多人艾灸后会出现口干舌燥，这也是艾灸的一种反应，这种现象表明阴阳正在调整，阳不胜阴，这时要多喝白开水。此时患者会觉得喉咙异常干痛，这是病邪（寒邪）逐渐外发时的必然症状（病邪被驱赶到哪里，哪里就会出现西医所谓的炎症，此时很多人都会认为灸过火了，会立即停止治疗，使得功亏一篑）。

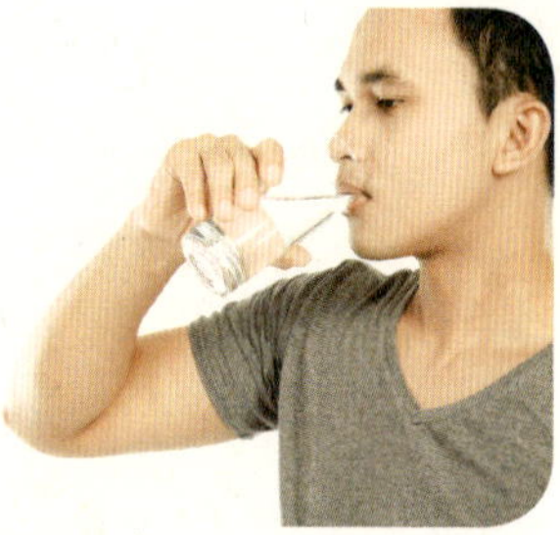

类似过敏现象

有很多人艾灸后身上出现很多红疹的现象，此时多以为是过敏了，其实，这些表现出来的症状，都是真阳元气驱赶寒邪外出的表现，也是病邪在体表的反应。如果此时停灸，病邪还会入里，侵蚀脏腑。如果此时皮肤症状严重，可以用放血疗法使邪出有门。可以在大椎、足太阳膀胱经的腧穴还有委中穴放血，给病邪以出处。

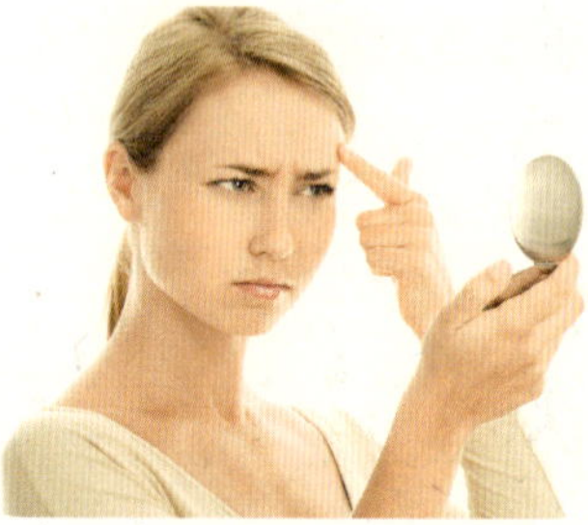

精神反应

有很多人会出现类似抑郁症的现象，如情绪低落、兴趣消失等，这时可以找人倾诉，可以到荒野处释放情绪，一定要将心中的不愉快发泄出来，不要郁闷在心，以免徒增新疾。

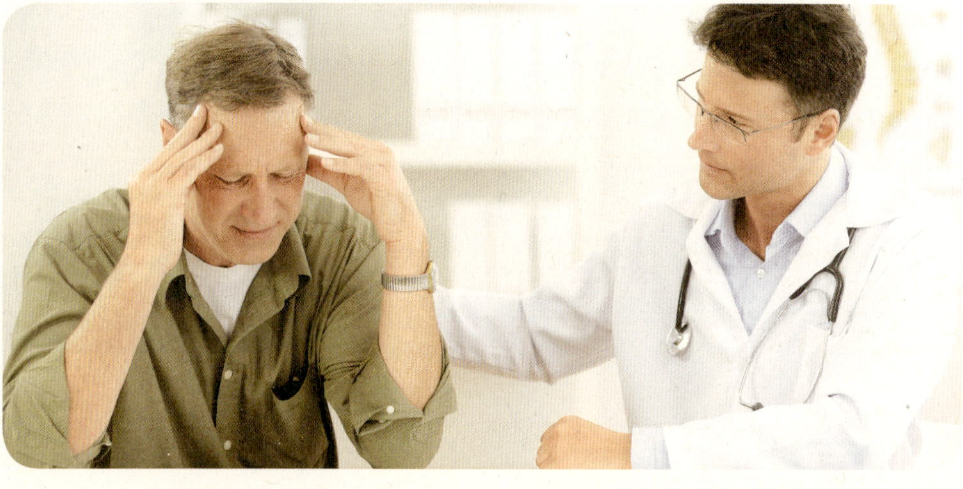

第二章 四季养生灸——驱走体内寒气

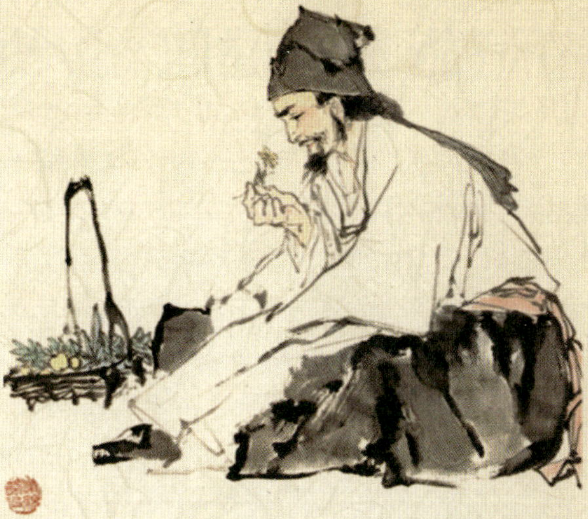

人的身体随着自然界的阴阳消长变化而变化，因此，在中医养生中，节气或四时更替交接之时也是对人体影响最大、疾病的转归与演变表现最突出的时期。

临床可见四时阴阳之气变动剧烈之际，也是年老、体弱、虚衰的人群加重病情、诱发宿疾或易生新病的时期。比如夏至、冬至前后是中风、溃疡及哮喘等高发之时。假若能在这个关键的时刻，应用某种简便的方法扶助正气，激发机体潜在的顺应能力或应变能力，则有助于防病保健。“节气灸”由此应运而生，四季的养生灸可起到事半功倍的效果。

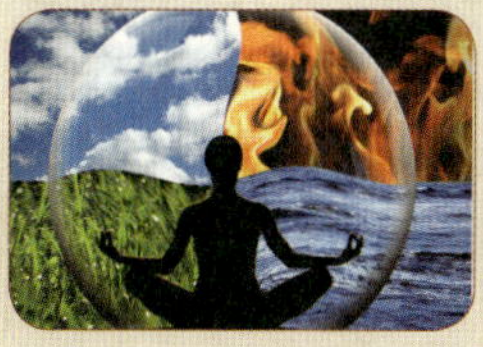
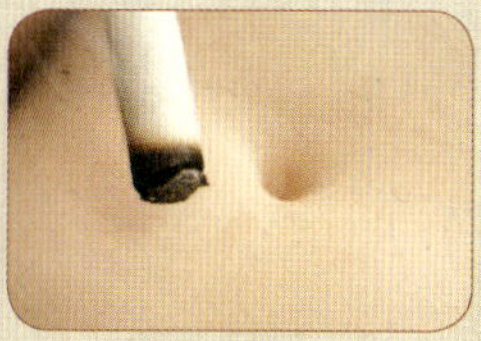
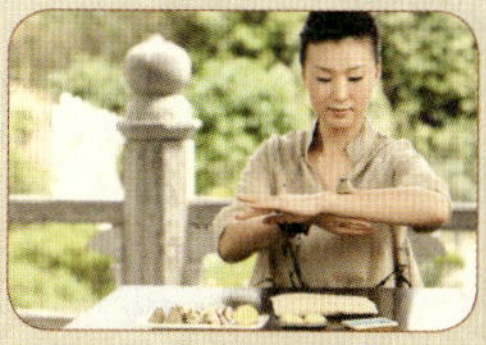
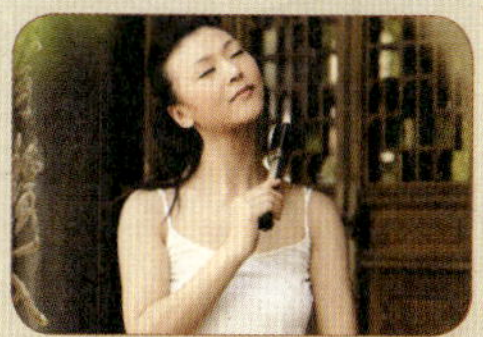

节气施灸，健康如天助

中医理论认为，自然界之所以出现季节和时序的变化是因为天地阴阳之气的升降变化。一般而言，每一段时序都有不同的主气，比如“春夏阳气多而阴气少，秋冬阴气盛而阳气衰。”人与自然相应，人体的内在阴阳自然也要受到自然界阴阳消长的变化影响。春分、秋分、夏至、冬至是自然界天地阴阳之气升降变化及消长的转折时期，与此相应，人也会表现出阴阳变动更为明显的甚至剧烈之势。如果人体内在的自稳功能不能对此作出适当的反映，不能及时的调整机体的阴阳，使之与自然界的阴阳节律相应，就会出现阴阳失衡的疾病状态。

季节交替阴阳变化动荡之时，正是久病、年老、体弱人群加重病情、诱发宿疾或易生新病的时期。假若能在这个关键时刻，应用某种简便的方法调节阴阳，帮助机体顺应自然界的变化规律，最大程度的调动机体的潜能以应变环境、抵抗疾病，则有助于防病保健。

“节气灸”的目的是培壮元阳以扶助正气，它是从整体角度综合考虑人与环境的联系，以及环境特殊变化与人的气血阴阳的关系。它不只是一种特异性的对某种疾病有预防作用的方法，更是一种兼顾全身的整体机能调节的扶正固本方法。当机体的元阳充盛，整体调节能力就会明显提高，依“天序”阴阳变化而显露的疾病端倪就会被机体自身的应变和抵抗能力消灭于萌芽之中。

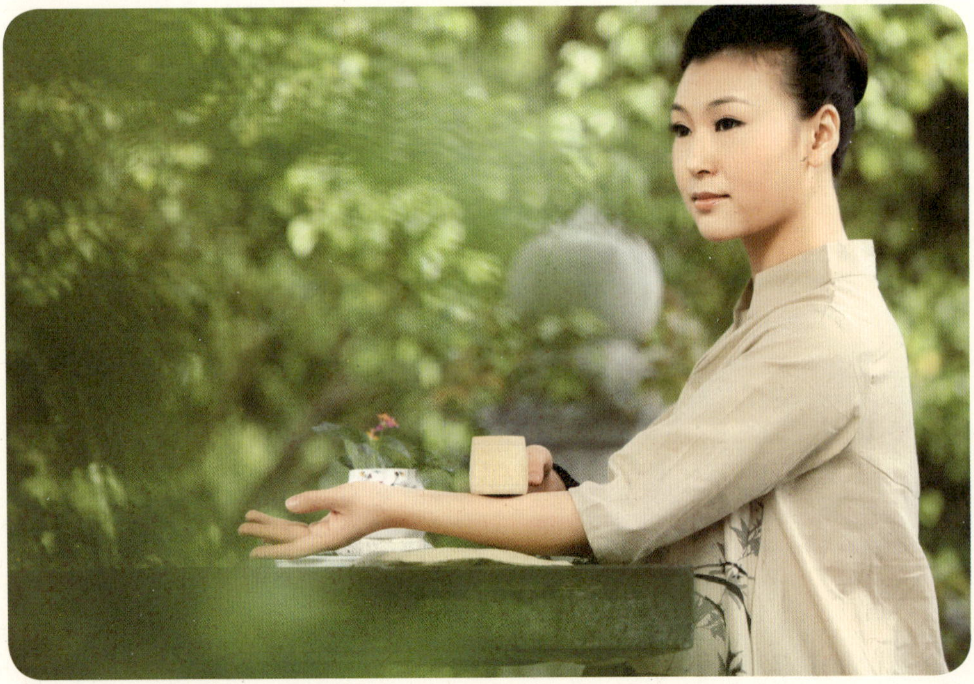

何为节气灸？

“节气灸”是在特定的时令节气，选择具有强壮作用的腧穴进行艾灸，以温壮元阳，激发经气，调动机体潜能，提高机体抗病与应变能力。“节气灸”以其简、便、验、廉的优势，为中国历代医家所喜闻乐见并沿用至今，在传统的防病保健领域占有比较重要的地位。

“节气灸”常选配具有补益强壮作用的腧穴，比如关元、足三里、三阴交、大椎等。一般根据疾病性质及患者体质的阴阳寒热倾向，分别选择春分、秋分、夏至、冬至等自然界阴阳变化明显的时候施用，多采用艾条温和灸或艾炷灸。一般而言，“节气灸”只要使用得当，往往可以达到意想不到的防治效果。

在常用的“节气灸”中，冬至前后的“关元灸”应用频率较高。许多人在冬至前后施用关元灸预防中风、感冒等多种疾病并达到助阳保健延衰强壮的目的。自冬至之日自然界的阳气开始复苏充盛，人体可顺从自然界的阳升之气，借助关元灸来强壮元阳。关元穴又名丹田，具有培肾固本，调气回阳，灸之可使元气充足，虚损可复，故能祛虚劳百损，壮一身之气，为历代强壮保健的主穴。《景岳全书》说：“虚能受热，所以补必兼温。”冬至的关元灸恰好满足了“补必兼温”的特点，可达到温壮元阳，从根本上提高人体的强身抗病能力的目的。此外，春分灸曲池预防眼病；秋分灸足三里强壮脾胃、预防胃肠病等，都是广大民众喜闻乐见的传统的“节气灸”方法。

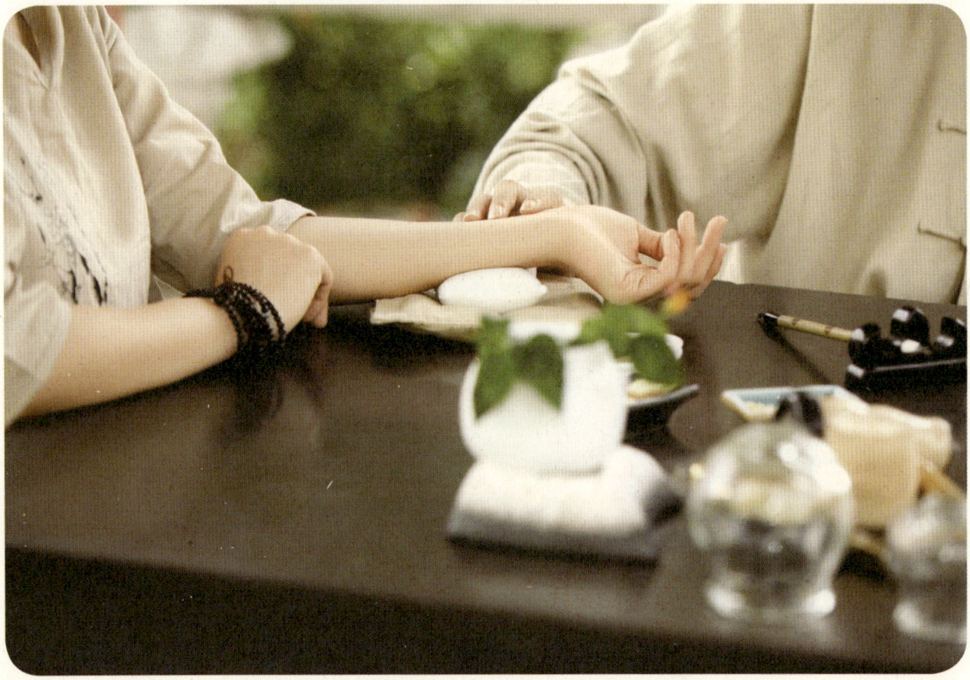

何为三伏灸和三九灸？

三伏灸

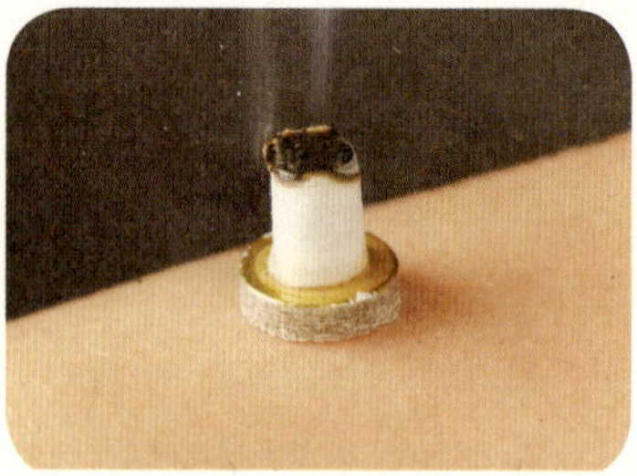

三伏灸是在三伏天时进行艾灸治病的方法，是中医时间医学、针灸学与中药外治相结合的一种疗法。早在清朝初期张璐的《张氏医通》中即有夏日“三伏”中，用白芥子涂法防止哮喘复发的记载。三伏灸是我国传统医学中最具特色的伏天保健疗法，与现代预防医学有异曲同工之处。

具体做法是，通过利用全年中阳气最盛的三伏天，根据所要预防的疾病，在对应穴位进行艾灸或者进行中药敷贴，此时，人体腠理疏松，气血畅通，药性易于深达脏腑，三伏灸乘其势而治疗，往往可获得良好的疗效，充分体现了天人合一的自然疗法。

提醒大家三伏灸的时间是有严格规定，即初伏、中伏、末伏。三伏天指的是夏至过后第三、四个庚日及立秋后第一个庚日。此时为温煦阳气，是祛散寒气的最佳时机。古医书载，伏日必是庚，庚属金，与肺相配，祖国医学认为，寒来暑往，时序变迁，对人体关系至大，《内经》提出，“春夏养阳”可以预防冬天疾病的发生，哮喘、过敏性鼻炎和体质虚弱易感冒者等都属于肺经范围的疾病，均宜在三伏天进行治疗。三伏灸是利用“冬病夏治”原理，在夏天治疗冬天好发的疾病，以预防和减少病症在冬季发作。

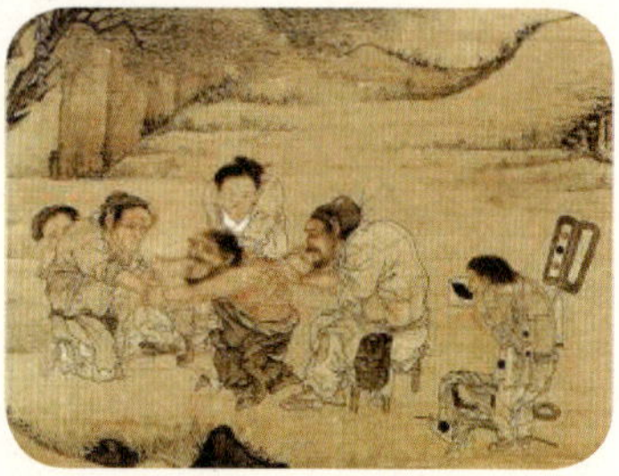

三伏灸是广受好评的传统中医疗法，但并不能包治百病，它主要适用于两类疾病：一是过敏性疾病，如哮喘、反复呼吸道感染（咽炎、扁桃体炎、支气管炎、支气管肺炎等）、老年慢性支气管炎及小孩冬天易得的感冒；一类是跟虚寒有关的疾病，如胃痛、结肠炎、关节痛、虚寒头痛、肾虚引起的腰痛及其他疾病。

注意：

三伏灸疗法虽然有较好的效果，但所用中药有些为有毒之品，有些对皮肤有强烈的刺激作用，故孕妇、年老体弱、2 岁以下的孩子（皮肤比较娇嫩，容易引起感染）以及皮肤过敏等患者应慎用或禁用。

三九灸

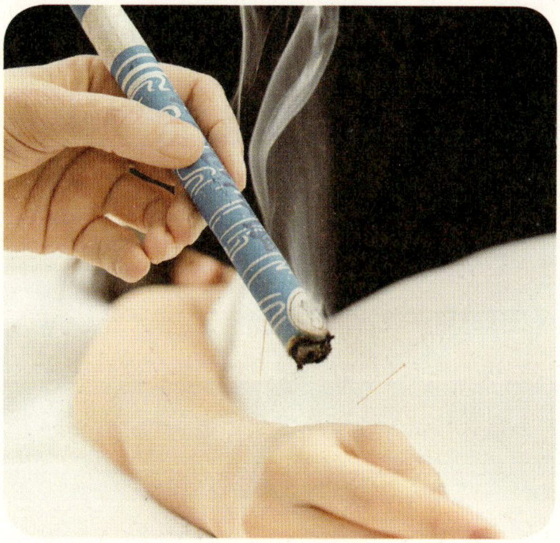

三九灸是天灸疗法中的一种。天灸则是中医传统灸法中非火热灸的一种，又名为自灸、冷灸，也称“药物发泡”或“敷贴发泡”。该法选用某些对皮肤有刺激作用的药物敷贴于人体的穴位，利用药物的刺激作用，引起穴位局部皮肤的充血，通过经络的调节，起到治疗疾病的作用。

三九灸疗法源远流长，最早文字记载在南北朝（公元420 ~ 589年间），早在北宋年间，民间就广泛应用，涉及内、外、妇、儿各领域。明朝李时珍《本草纲目》、清初张璐《张氏医通》均较为系统地介绍了用三九灸疗法治疗疟疾、哮喘等病。

“夏养三伏，冬补三九，冬夏共治，阴阳调衡，疗效相得益彰”，这是三九天艾灸的理论基础。三九天在相应的穴位或患处施灸，能达到“夏病冬防、冬病冬治”的效果。三九天艾灸是对三伏天艾灸疗效的补充和巩固，前者是冬病冬防，后者是冬病夏治，均是扶阳补虚疗法。冬至是阴寒盛极之日，也是一阳初生之时。因为阴气盛极而衰，阳气开始萌芽，之所以选冬至作为三九灸艾灸时间的开始，就是顺应这种自然界阳气初生的作用，以助人体阳气的生成。从冬至起，每九天为一九，至九九为止，是在全年最冷的时候进行。

三九灸对慢性支气管炎、过敏性鼻炎、支气管哮喘、慢性咽炎、慢性咳嗽、体虚、反复感冒等呼吸系统疾病；慢性腹泻、胃痛、厌食、消化不良等消化系统疾病；小儿咳嗽、消化不良、遗尿等儿科疾病；风湿与类风湿性关节炎、颈肩腰腿痛等运动系统疾病以及虚寒头痛、畏寒怕冷等慢性疾病具有一定的防治作用。

注意：

三九灸虽然好，但是仍有一些人群不适用。如孕妇、心脏病、疤痕体质、肺结核、支气管扩张、急性咽喉炎、实热体质、虚热体质的患者都不适合进行三九灸。另外提醒，接受三九灸治疗后，要忌食辛辣发物，尤其是海鲜，否则容易产生过敏反应。

节气施灸调整阴阳

“节气灸”是根据二十四节气，选择与各节气对人体脏腑功能有影响的腧穴进行艾灸，从而达到防病、治病的目的。根据节气的不同，对应治疗和预防的疾病也不同，节气灸最好能在节气当天或前后 15 天内进行艾灸。

节气	时间（农历）	艾灸穴位
立春：阳气生发	正月初二	大椎、肺俞、命门、中脘、关元、神阙
雨水：养肝莫忘调脾胃	正月十七	大椎、肝俞、脾俞、胃俞、期门、关元、神阙、太冲
惊蛰：排毒祛邪	二月初二	大椎、命门、肾俞、关元、神阙、足三里、丰隆、涌泉
春分：天门开户，顺时养阳正当时	二月十七	大椎、肝俞、脾俞、命门、膻中、中脘、关元、神阙
清明：与自然同气相求	三月初三	大椎、至阳、命门、关元、神阙、合谷、足三里
谷雨：健脾利湿喜迎夏	三月十八	脾俞、胃俞、环跳、丰隆、足三里、三阴交等
立夏：养护心脏	四月初四	大椎、心俞、至阳、命门，或督脉排灸，内关
小满：清热除湿	四月十九	大椎、肾俞、关元、神阙、足三里、阴陵泉、丰隆
芒种：健脾去湿	五月初十	脾俞、肾俞、中脘、足三里、丰隆

夏至：调养身心	五月二十一	心俞、至阳、命门、巨阙、关元、神阙、内关、神门
小暑：安神除烦	六月初七	心俞、肾俞、膻中、关元、神阙、合谷、神门、涌泉
大暑：谨防湿热	六月二十三	脾俞、膻中、关元、神阙、合谷、阴陵泉、丰隆、涌泉
立秋：益肺生津	七月初九	肺俞、中府、膻中、章门、尺泽、太渊
处暑：阴阳调和	七月二十四	大椎、心俞、肾俞、膻中、关元、神阙、合谷、涌泉
白露：养阴润燥	八月十一	大椎、肺俞、脾俞、肾俞、中府、关元、神阙、足三里
秋分：补益肺气	八月二十六	肺俞、肾俞、命门、中府、云门、气海、列缺
寒露：防寒清咽养阴	九月十二	大椎、肺俞、肾俞、八髎、中府、太渊
霜降：甘润温养	九月二十八	大椎、脾俞、肾俞、膻中、关元、神阙、涌泉
立冬：养好肾气	十月十四	肾俞、命门、京门、神阙、太溪、三阴交、涌泉
小雪：防寒健肾	十月二十八	大椎、心俞、至阳、肾俞、膻中、关元、神阙、涌泉
大雪：保暖藏神	十一月十三	大椎、心俞、至阳、肾俞、膻中、关元、神阙、涌泉
冬至：补肾填精	十一月二十八	大椎、脾俞、肾俞、太溪
小寒：温肾壮阳	十二月十三	至阳、肾俞、命门、膻中、气海、关元、神阙
大寒：壮腰健肾筋骨强	十二月二十八	肾俞、腰阳关、膻中、关元、神阙

艾灸常用的保健穴位

三阴交——调经止痛，妇科救星

三阴交穴是保健大穴之一，经常艾灸三阴交，具有健脾和胃化湿、疏肝益肾、调经血、主生殖的功能，对肝、脾、肾的疾病都有防治作用。中医认为妇女“少气多血”、“以血为本”。女性经常艾灸三阴交穴，除了防病保健外，还能起到美容的功效。

精确位置

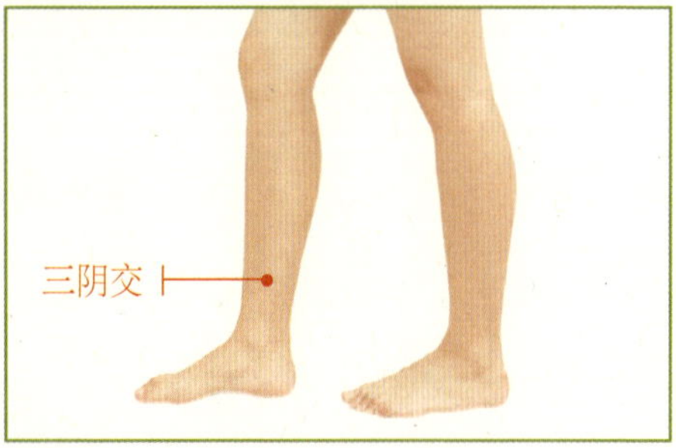

位于小腿内侧，当足内踝尖上 3 寸，胫骨内侧缘后方。

临床功效

1. 保养子宫和卵巢 。
2. 紧致脸部肌肉。
3. 调理经带，包括月经先期、月经后期、痛经、闭经、带下过多等。
4. 改善性冷淡。
5. 调治肌肤过敏，湿疹，荨麻疹。
6. 调节血压，改善失眠。

艾灸方法

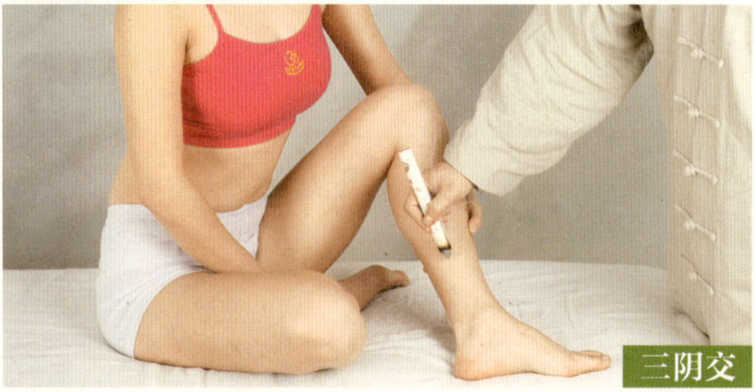

三阴交：用艾条温和灸三阴交穴 5 ~ 10 分钟，每日 1 次。

足三里——养生健脾长寿穴

古今大量的实践证实，足三里穴是一个能防治多种疾病、强身健体的重要穴位。中医认为，脾胃为后天之本、气血生化之源、五脏六腑赖之充养，是生命的根本。所以，调补脾胃的重要穴位足三里穴可以补益气血、扶正培元，达到保健防病、强身健体的目的。

精确位置

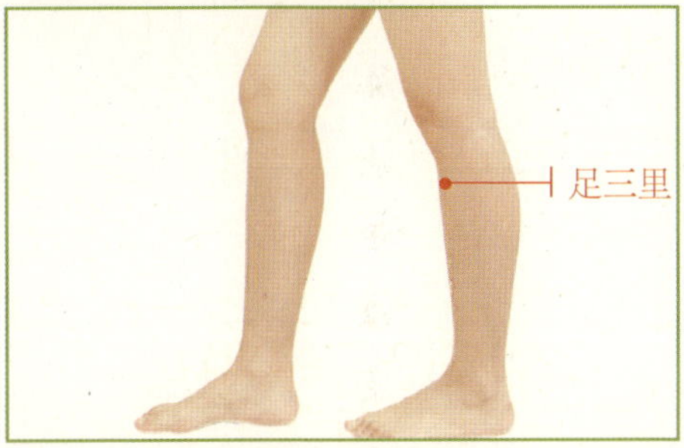

▶▶位于小腿前外侧，在犊鼻下3寸，距胫骨前缘一横指。

艾灸方法

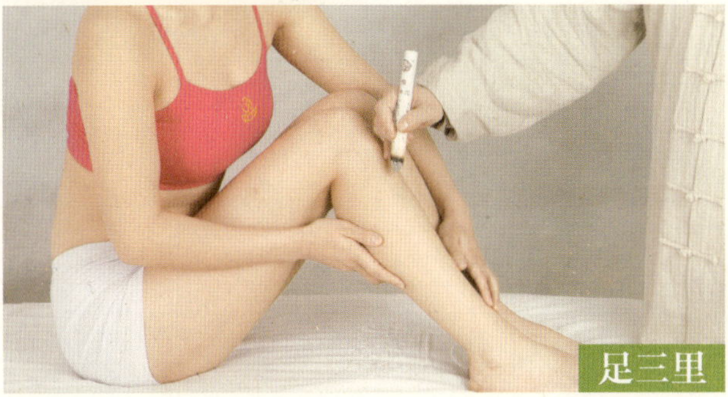

足三里: 用艾条温和灸10～15分钟，以皮肤感到温热为度。

临床功效

1. 常灸足三里可以养生保健，能增强体力，解除疲劳，强壮神经，预防衰老。

2. 防治肠胃病，如胃肠虚弱、消化功能低下、食欲不振、羸瘦。

3. 能加强下肢体力，防治四肢肿痛。

4. 有补益肾气的作用，改善耳鸣、眩晕、腰痛。

5. 一些疑难杂症，如头痛、失眠、贫血。

6. 其它各种慢性病，如眼疾、视力减退、鼻病、耳病。

涌泉——强身健心奇穴

本穴为肾经经脉的第一穴，它连通肾经的体内、体表经脉，肾经体内经脉中的高温高压的水液由此外涌而出体表，故名涌泉。涌泉穴为足少阴肾经的井穴，灸之可滋阴潜阳，有引火归元之妙，且有增精益髓、补肾壮阳、强筋壮骨之功效。涌泉穴最明显的作用是治疗失眠与调节血压。

精确位置

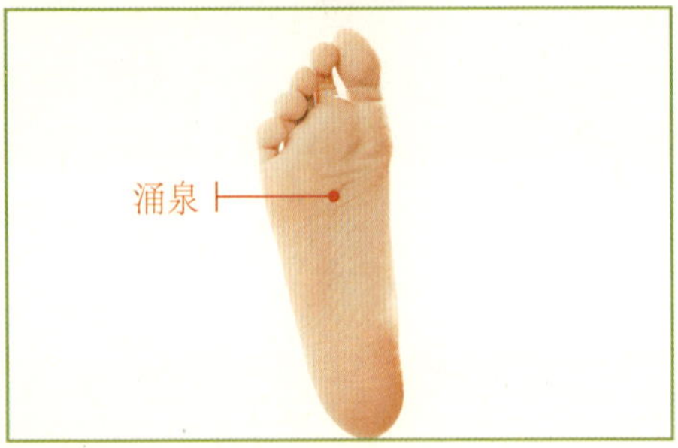

位于足底中线前、中 1/3 交点处，当足趾屈时，足底前凹陷处。

艾灸方法

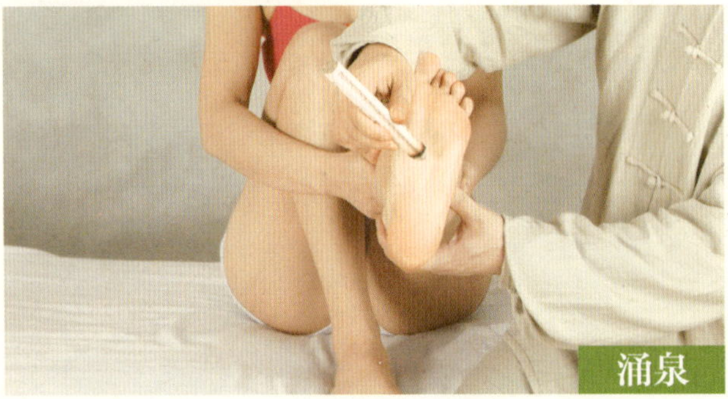

涌泉：将艾条点燃，对准脚底涌泉穴施灸，每次 10 ~ 20 分钟。

临床功效

1. 主治神经衰弱、精力减退、倦怠感、妇女病、失眠、多眠症、高血压、晕眩、焦躁、糖尿病、过敏性鼻炎、怕冷症、肾脏病等。

2. 现代常用于治疗休克、高血压、失眠、癔病、癫痫、小儿惊风、神经性头痛、遗尿、尿潴留等，为急救穴之一。涌泉穴药物敷贴是临床常用的治疗方法之一。

关元——培肾固本，活血通经

关元穴属任脉，又是小肠的募穴，小肠之气汇聚于此。小肠是人体吸收营养物质的主要器官，灸关元就能很好地促进肠道功能，增强其对营养物质的吸收能力。关元穴是自古的养生要穴，古今医家都认为刺激该穴的重要手段就是灸。坚持艾灸关元穴可以健康长寿、增强体质。

精确位置

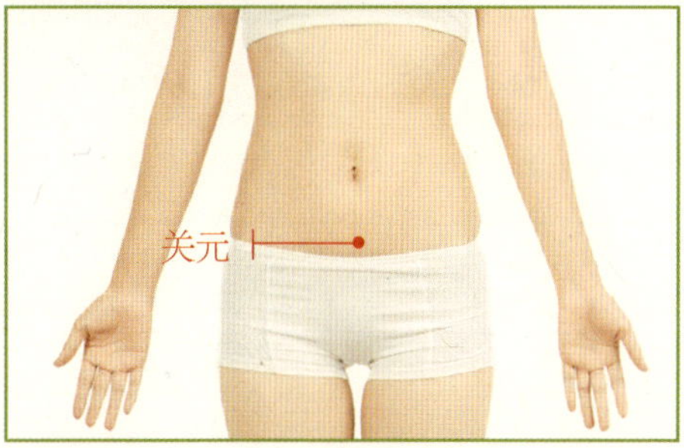

位于下腹部，前正中线上，脐中下 3 寸。

艾灸方法

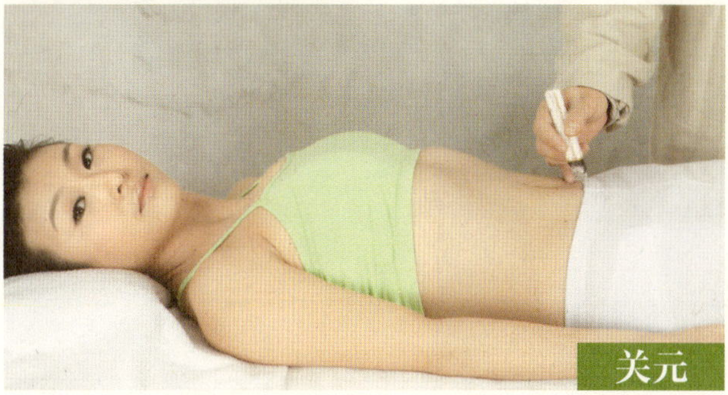

关元： 用艾条温和灸关元穴 5 ~ 10 分钟，以局部温热为宜。

临床功效

1. 用于治疗元气虚损的病症，如中风脱证、身体无力、易疲劳、怕冷等。

2. 男科病症，如遗精、阳痿、早泄、性功能低下等。

3. 妇科病症，如月经不调、闭经、痛经、白带异常、子宫脱垂、功能性子宫出血、外阴瘙痒及各种妇科炎症等。

4. 下焦病症，如痢疾、脱肛、疝气、便血、小便淋漓不尽、尿频、尿急、尿痛等。

中脘——健脾养胃的要穴

中脘穴为手太阳、手少阳、足阳明、任脉之会。中脘穴有调胃补气、化湿和中、降逆止呕的作用。艾灸中脘穴可直接调控胃腑气血，有利于提高脾胃功能，促进消化吸收和增强人的抵抗力，对于胃脘胀痛、呕吐、呃逆、吞酸、食欲不振等有较好的疗效。

精确位置

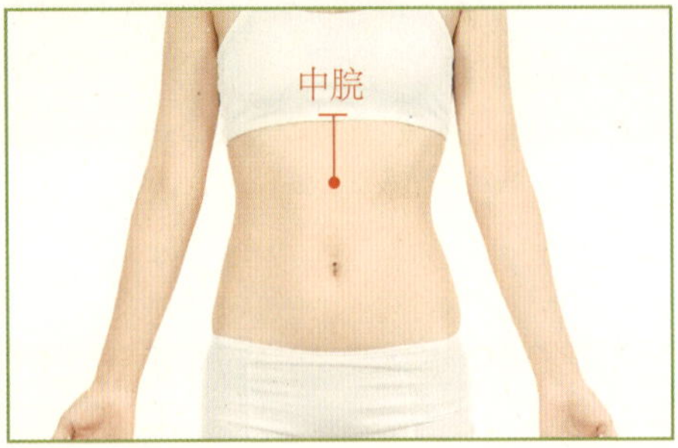

位于上腹部，前正中线上，脐中上 4 寸。

艾灸方法

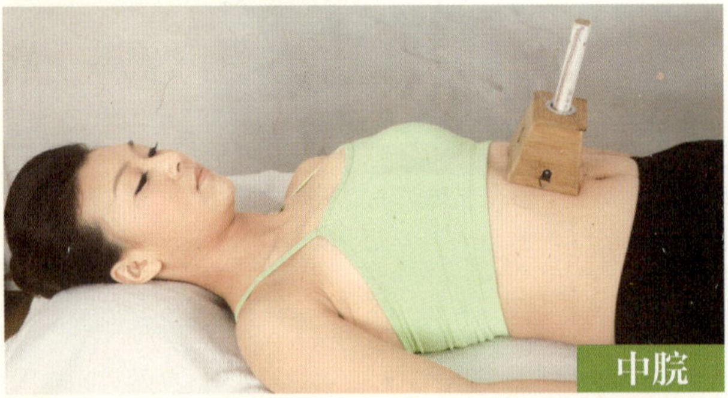

中脘：单孔艾灸盒施灸，将单孔艾灸盒置于中脘穴处，点燃艾条施灸，每次 10 ~ 15 分钟。

临床功效

1. 腹痛、腹胀、呕逆、反胃、食不化。
2. 胃痛、胃炎、胃溃疡、胃扩张。
3. 肠鸣、泄泻、便秘、便血、胁下坚痛。
4. 喘息不止、失眠、脏躁、癫痫、尸厥。
5. 子宫脱垂、荨麻疹、食物中毒。

神阙——益气补肾养生穴

神阙穴是人体任脉上的重要穴位之一，是人体的长寿大穴。它与人体的生命活动密切相关。经常艾灸神阙穴，可以使人体真气充盈、精神饱满、体力充沛、腰肌强壮、面色红润、耳聪目明、轻身延年，并对腹痛肠鸣、水肿膨胀、泻痢脱肛、中风脱证等有独特的疗效。

精确位置

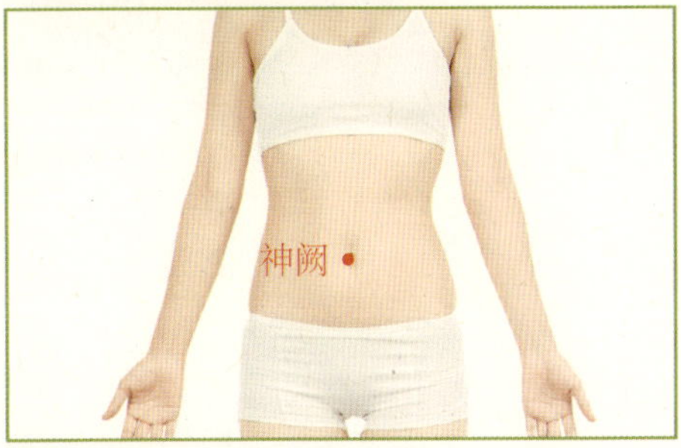

位于腹中部，脐中央。

艾灸方法

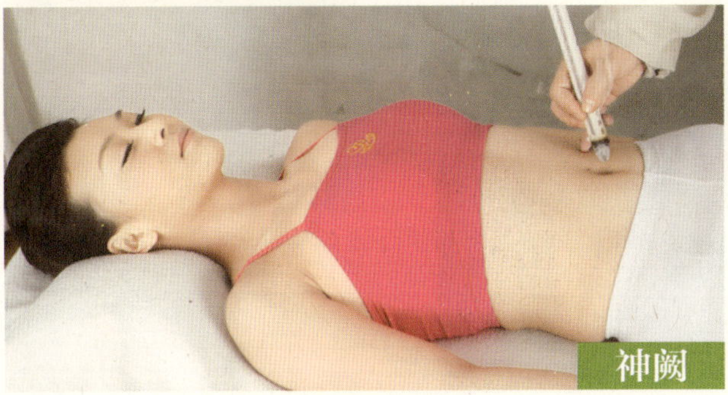

神阙： 用艾条温和灸法对准肚脐灸 10 ~ 15 分钟。

临床功效

1. 脾胃病症、泻痢、绕脐腹痛、肠鸣、腹胀。
2. 妇人血冷不受胎、子宫脱垂、带下病、滞产。
3. 中风脱证。
4. 水肿、小便不利、遗尿、疝气、阳痿、不孕。

命门——壮阳补肾的要穴

艾灸命门穴可强肾固本、温肾壮阳、强腰膝、固肾气，能治疗腰部虚冷疼痛、遗尿等疾病以及女性的虚寒性月经不调、习惯性流产等症，并能延缓人体衰老，疏通督脉上的气滞点，加强其与任脉的联系，促进真气在任、督二脉上的运行。

精确位置

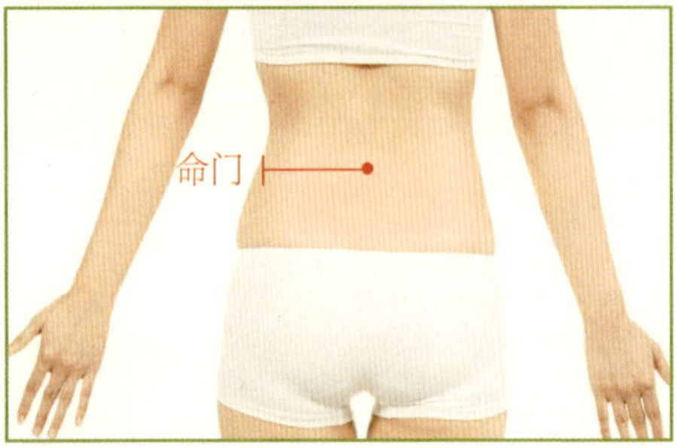

位于腰部，当后正中线上，第二腰椎棘突下凹陷中。

艾灸方法

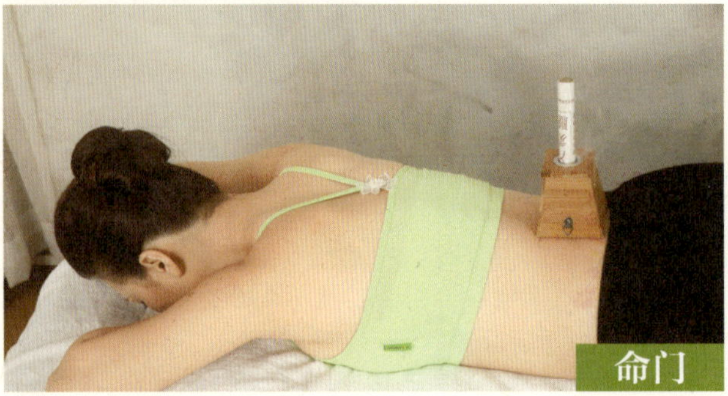

命门： 单孔艾灸盒施灸，将单孔艾灸盒置于命门穴处，点燃艾条施灸，每次 10 ~ 15 分钟。

临床功效

1. 男科疾病，如虚损腰痛、遗尿、泄泻、遗精、阳痿、早泄、前列腺炎、肾功能低下。
2. 妇科疾病，如赤白带下、月经不调、胎屡坠。
3. 汗不出、寒热痞、小儿发痫、胃下垂。
4. 现代常用于治疗性功能障碍、慢性肠炎、腰部疾患等。

大椎——祛风散寒，截疟止痫

大椎穴属于督脉，有通督行气，贯通督脉上下之作用，同时如果有感冒、过敏性疾病、热病、癫痫、颈椎病，治疗取穴大椎是首选。治疗寒凉的疾病大椎穴也是首选穴位。大椎穴还有明显的退热作用，艾灸大椎穴，能防治感冒、气管炎、肺炎等上呼吸道感染疾病，还可用于哮喘的防治。

精确位置

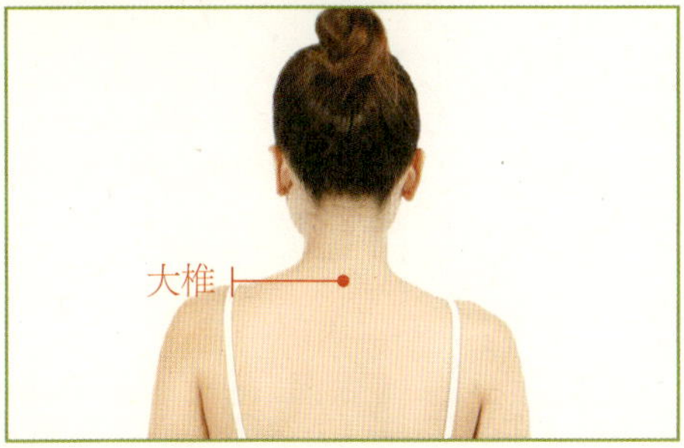

位于后正中线上，第七颈椎棘突下凹陷中。

艾灸方法

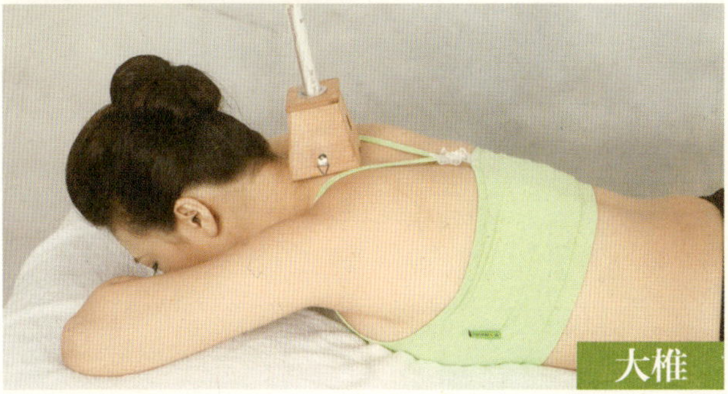

大椎： 单孔艾灸盒施灸，每次施灸 10 ~ 20 分钟。可以逐渐延长施灸时间。

临床功效

1. 颈项强直、角弓反张、肩颈疼痛、颈肩部肌肉痉挛、落枕。

2. 疟疾、风疹、癫痫、小儿惊风、黄疸。

3. 感冒、肺胀胁满、咳嗽喘急。

4. 小儿麻痹后遗症、小儿舞蹈病。

百会——人体最高处的穴位

"百会"意指手足三阳经及督脉的阳气在此交会。百会贯通诸阳经，内系于脑，在上能醒脑开窍，在中能宁心安神；既能升清阳举下陷，又能温阳以暖下元；既能平息内风，又能疏散外风。所以本穴是救急特效穴，为治疗神志病、风证、阳气虚损之要穴，临床上用于多种疾病。

精确位置

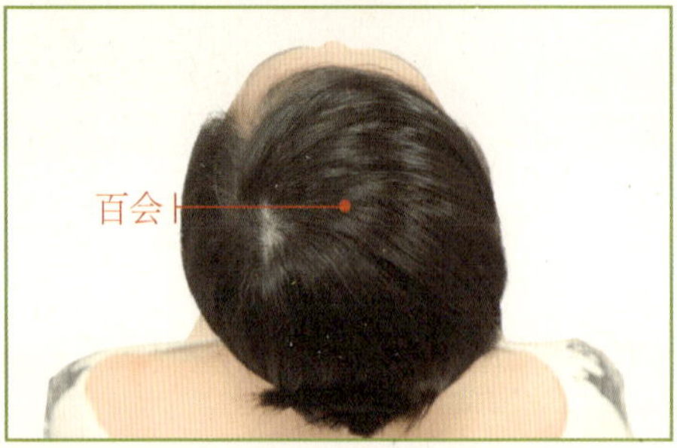

位于头部，当前发际正中直上 5 寸，或两耳尖连线的中点处。

艾灸方法

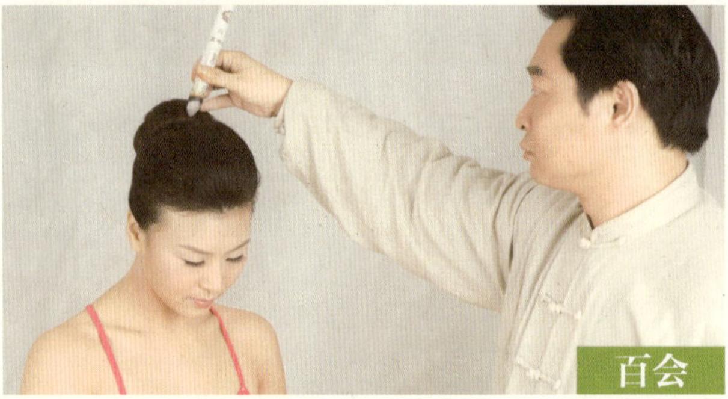

百会： 用艾条温和灸 3 ~ 5 分钟，或以局部温热舒适而不灼烫为宜。

临床功效

1. 百会能开窍醒脑、回阳固脱。

2. 治疗高血压，可舒缓肩井肌肉僵硬。

3. 预防头痛，提神醒脑，解除脱发危机。

4. 其他还可以治疗目眩、鼻塞、耳鸣、中风、失语、脱肛、阴挺、久泻久痢等。

第三章 保健养生灸

——从此『艾』上艾灸

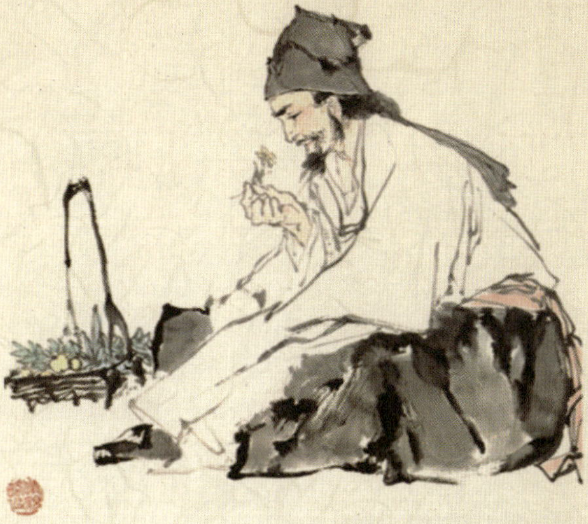

中医常说“正气存内，邪不可干”“邪之所凑，其气必虚”。一旦人的正气不足，不能克制邪气，人就会生病。所以补足正气很重要。对于上了岁数的老年人，阳气更加重要。老年阳气衰落，正气不足，就算不生病，也会觉得没精神，所以要补阳气。

其实艾灸不光可以治病，用艾灸来防病养生同样有很好的效果。现代人更容易出现身体虚弱的毛病，使用穴位艾灸养生的方法，每天给自己补补阳气、调调正气，对健康是十分有益的。

常做养生灸，不但可以强壮身体、增强抵抗力，更能使人的精力充沛，工作效率提高。

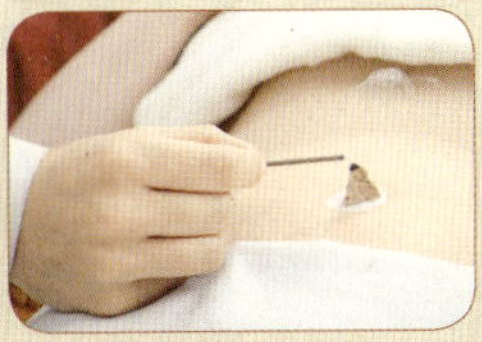

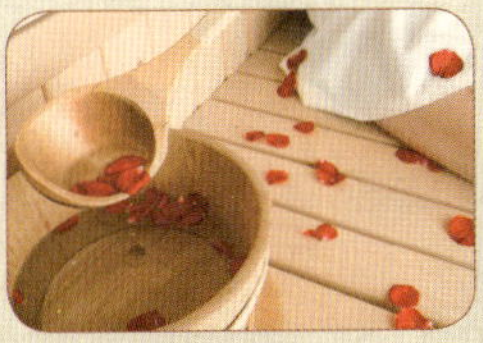

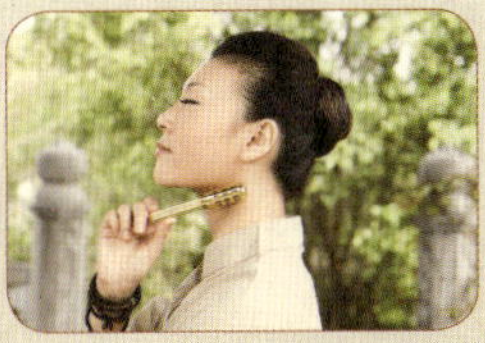

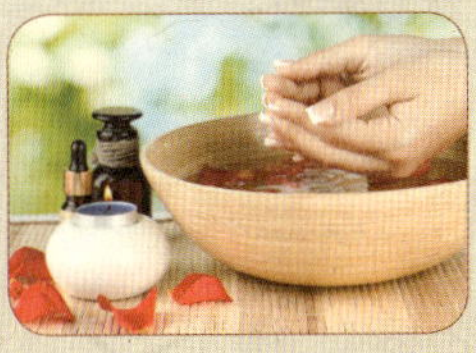

健脾养胃——让脾胃健康，气血充足

中医认为“饮食自倍，肠胃乃伤”，“脾胃为后天之本，气血生化之源”。脾胃受伤就会影响营养吸收，身体就会逐渐衰弱下去，故《脾胃论》云：“百病皆由脾胃衰而生”。健脾养胃灸主要是采用传统中医学的灸法结合独创手法，首先通过扶阳固本来补充人体一身的能量，再通过局部取穴施灸，来改善胃部的气血循环，增强肠的蠕动消化能力，快速地消除胃部的不适。健脾养胃灸具有温通经络气血、散寒解郁止痛的神奇功效，能有效的消除胃寒胃痛，改善脾胃不适。

选取穴位

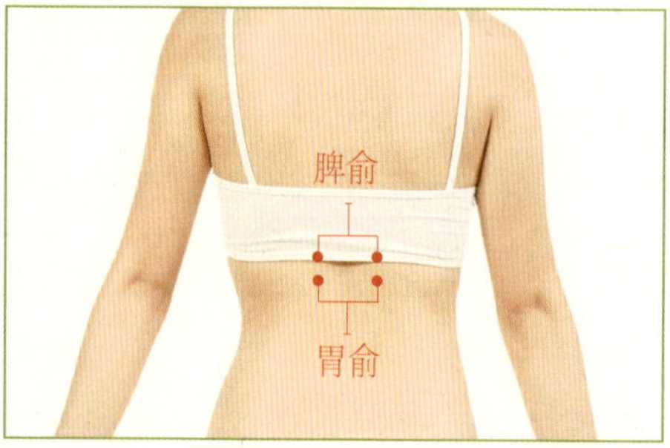

灸脾俞能使气血充足；灸胃俞能调理胃肠、补益和中。

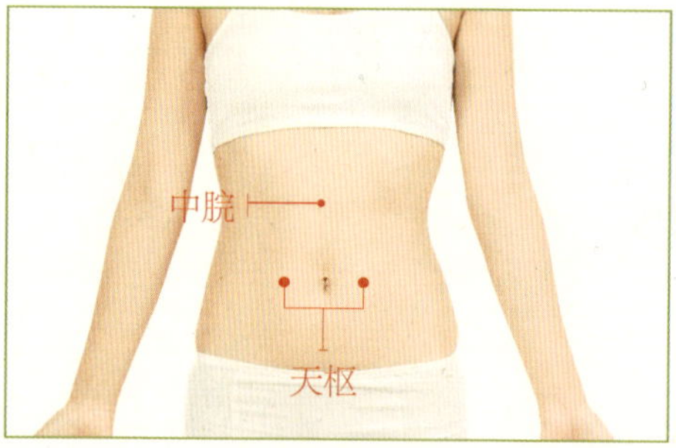

灸中脘能直接解除胃部虚寒症状；灸天枢能调中和胃、理气健脾。

艾灸操作方法步骤

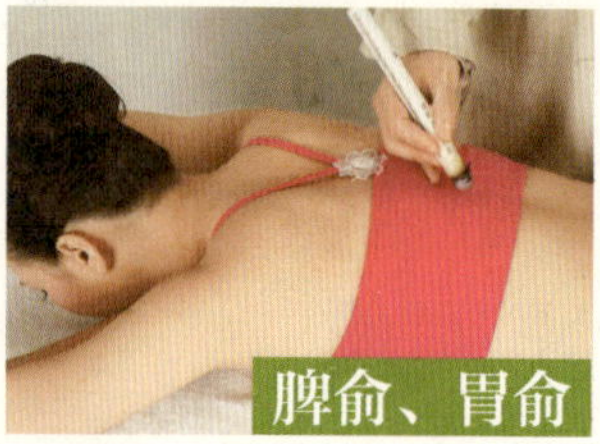

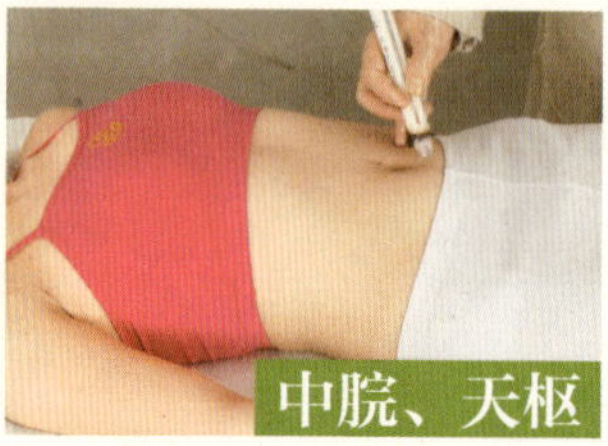

脾俞、胃俞： 艾条雀啄灸，每穴 10 ～ 15 分钟，以穴位处潮红灼热为度，每日 1 次。

中脘、天枢： 艾条温和灸，每穴 15 分钟，灸至局部潮红温热为度，每日 1 次。

养心安神——醒神开窍气血足

心烦意乱、睡眠表浅、焦虑以及精神恍惚等都是亚健康的表现，对工作和生活都会产生很严重的影响。刺激人体某些穴位可以疏解心烦气闷，有助于睡眠，能达到安神的效果，也可以帮助保持自己的身体健康。

选取穴位

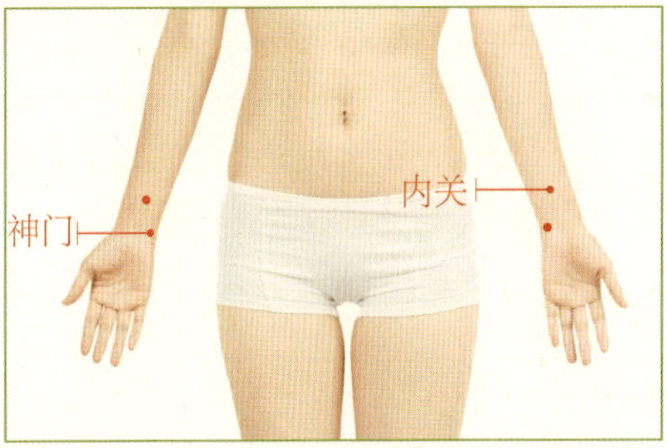

灸神门能益心安神、通经活络；灸内关能宁心安神。

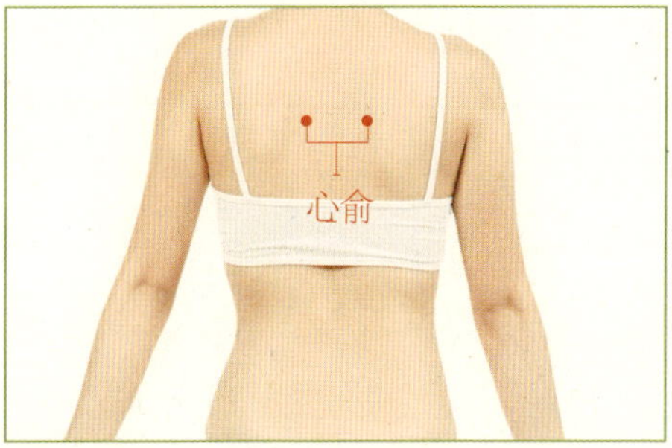

灸心俞能补益心经的气血，有宁心静气的功效。

艾灸操作方法步骤

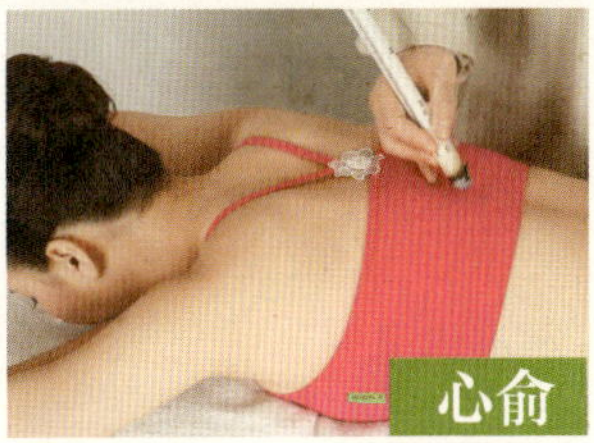
心俞

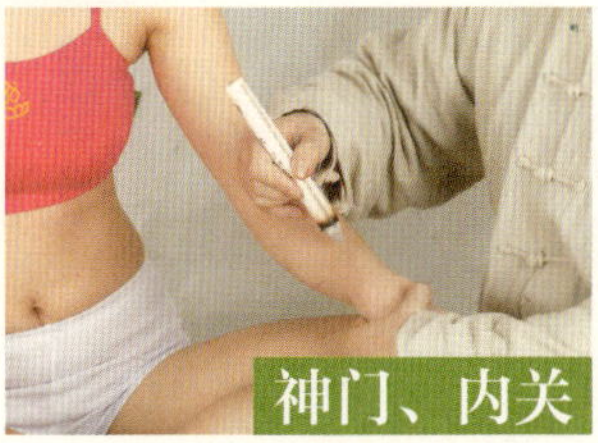
神门、内关

心俞： 艾条温和灸，灸治 10 分钟，至皮肤温热舒适即可，每日 1 次。

神门、内关： 艾条温和灸，每穴 5 分钟，灸至皮肤灼热为度，每日 1 次，10 次为 1 个疗程。

养肝明目——保护肝脏，明亮双眼

眼睛是五官之首，是人体重要器官，被人喻为“心灵的窗户”。眼睛与肝脏有着密切的关系，眼睛得到肝血的濡养才能保持正常的视力。在相关的穴位施灸可增强肝脏功能，疏通经络，从而保护眼睛、恢复视力，亦能防治多种眼疾，任何年龄均可用艾灸的方法保护眼睛。眼睛保健灸重在疏通眼部的经脉气血、养血明目。

选取穴位

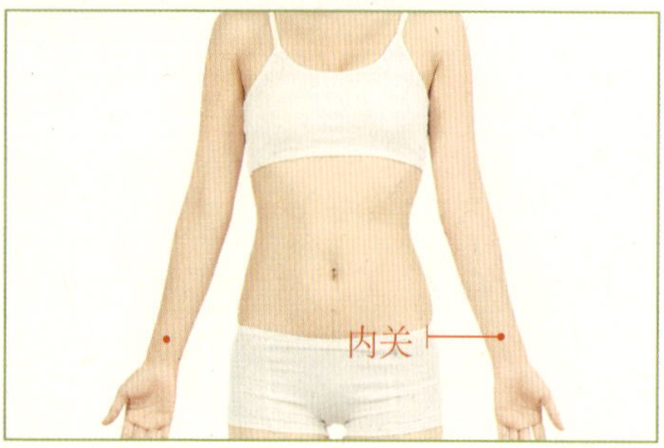

内关属于心包经上的穴位。灸内关能宁心安神。

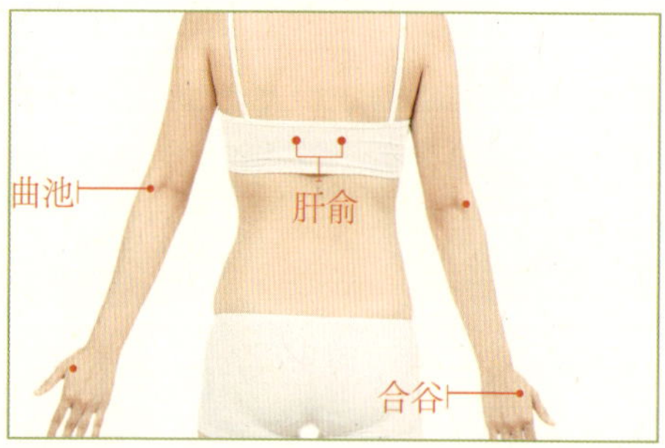

灸曲池燥化大肠湿热；灸肝俞能益肝明目；灸合谷能通经活络。

艾灸操作方法步骤

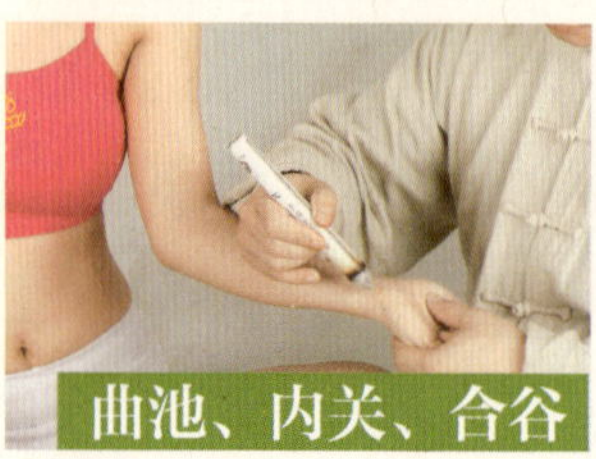

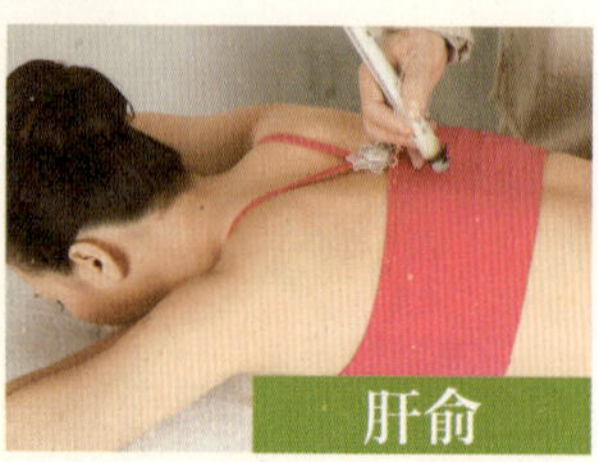

肝俞： 艾条雀啄灸，灸治 10 分钟，至穴位红润灼痛为度，每日 1 次，20 次为 1 个疗程。

曲池、内关、合谷： 艾条回旋灸，每穴 10 ~ 15 分钟，以局部温热为度，每日 1 次。

排毒通便——通调水道，润肠通便

肠道是人体最大的排毒器官，肠道的状态决定人的健康状态。从生理学、解剖学以及细胞学的角度来看，大肠排毒占人体排毒的85% 以上。因此，调理肠道，排出宿便是身体排毒的最佳方式。患便秘的中青年人呈明显上升趋势，工作压力大，心理上过度紧张，缺乏身体锻炼，都是导致便秘的主要原因。刺激人体穴位可以调理肠胃、行气活血、舒经活络，对防治便秘有良好的效果。

选取穴位

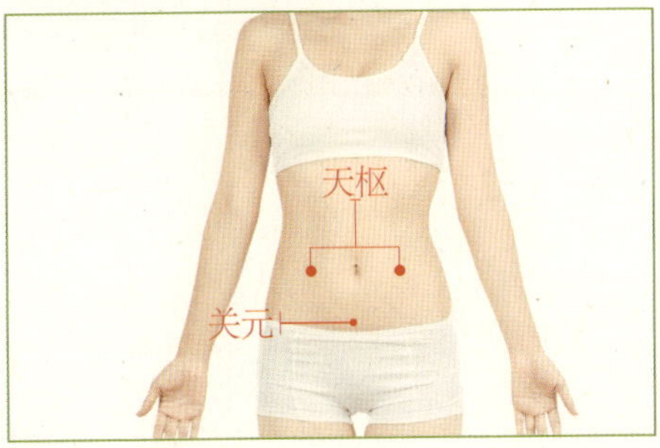

灸天枢能疏通胃的气机，使气机通路畅顺；灸关元能增强脾的升举功能。

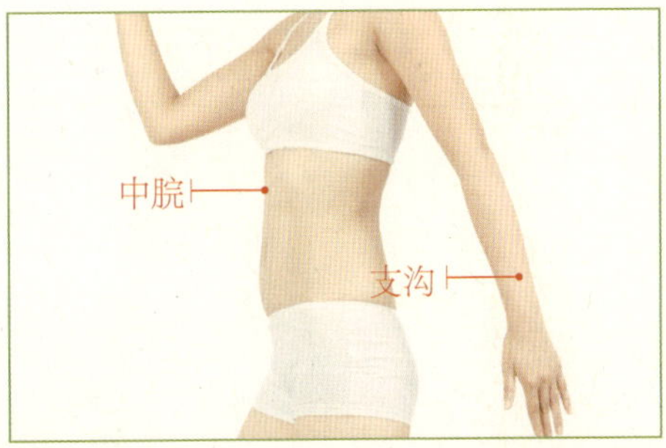

灸中脘能补脾益气，增强脾的升举功能；支沟为治疗便秘的要穴，能润肠通便。

艾灸操作方法步骤

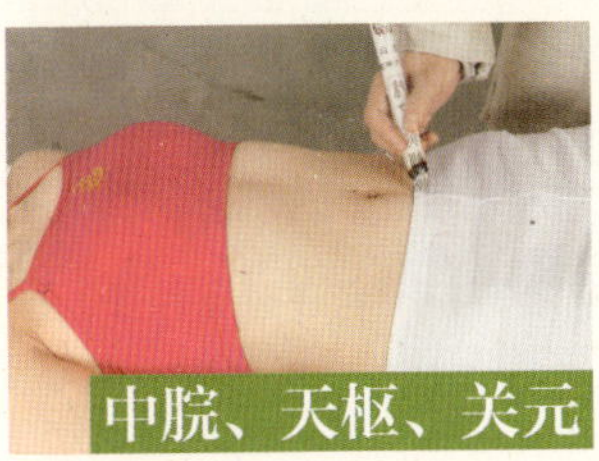

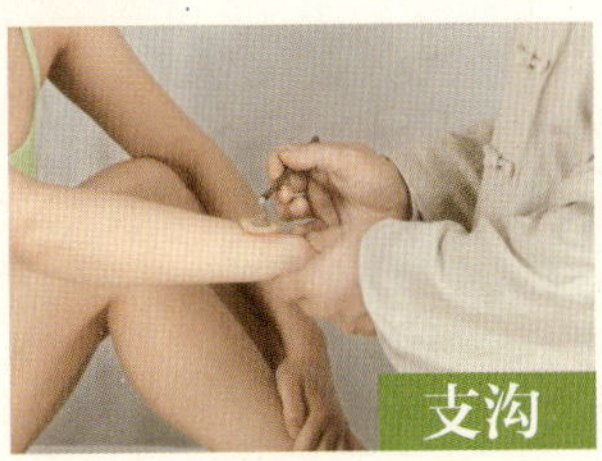

中脘、天枢、关元： 艾条温和灸，每穴 15 ~ 20 分钟，灸至皮肤红润、温热，以局部灼热为度，每日 1 次。

支沟： 艾条雀啄灸，艾条距皮肤 0.5 ~ 1 厘米，从而产生一阵阵的灼热感，操作 10 ~ 15 分钟，以穴位温热为度，每日 1 次，7 次为 1 个疗程。

补肾强身——滋补肾阴，身体强壮

补肾强身灸，小儿、中年人、老年人皆可使用。小儿常灸能促进发育，中年人常灸可强壮筋骨，老年人常灸可防老抗衰。“肾气足”，则“百病除”。肾是人的先天之本，能够维持人体内环境稳定，使新陈代谢正常进行，与健康有着密切关系。肾精充足则精力充沛、筋骨强健、行动自如，身体感觉非常轻松而强壮。刺激相应穴位可以疏通经络，调理人体内部的精气神，补充肾气。

选取穴位

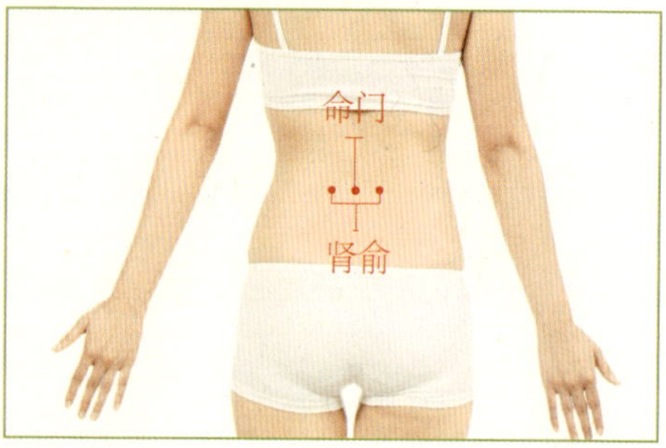

命门属于督脉，灸命门能温肾壮阳；灸肾俞能温补肾经气血。

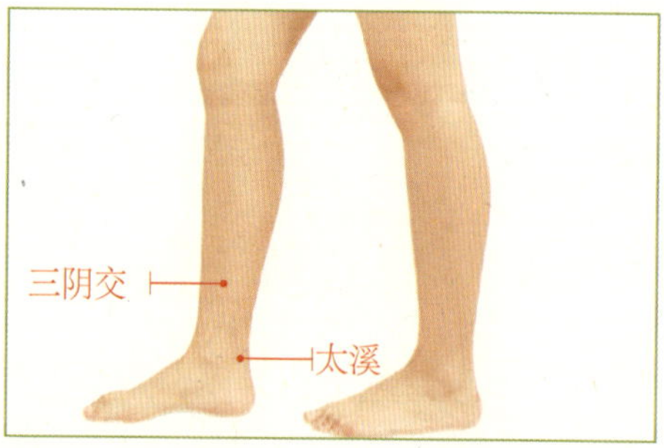

灸三阴交能疏肝益肾、调经血；灸太溪能益气壮阳、滋阴补肾。

艾灸操作方法步骤

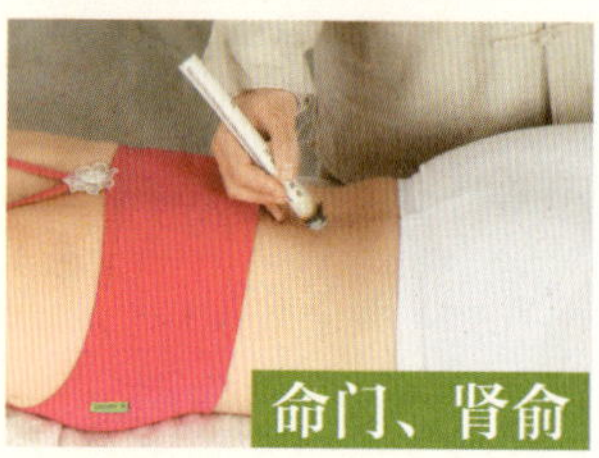
命门、肾俞

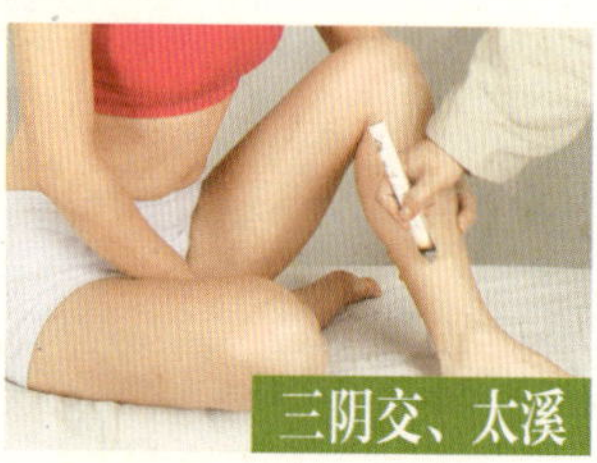
三阴交、太溪

命门、肾俞：用艾灸回旋灸法在命门穴和肾俞穴上施灸10分钟，以局部感觉温热舒适为宜。

三阴交、太溪：艾条温和灸，感觉温热即可，以微红为度，每穴8～10分钟，每日1次。

中老年保健——身体健康，延年益寿

研究结果表明，受试老人外周血中白细胞介素 II（IL—2）的活性有明显提高，而静息期淋巴细胞的白细胞介素 II 受体的水平有所下降，这说明适当的艾灸对老人的细胞免疫功能有一定的调整作用，这也是临床上用艾灸疗法治疗老年性疾病有效的重要因素之一，因而在一定程度上起到防病、抗病、延年益寿的作用。

选取穴位

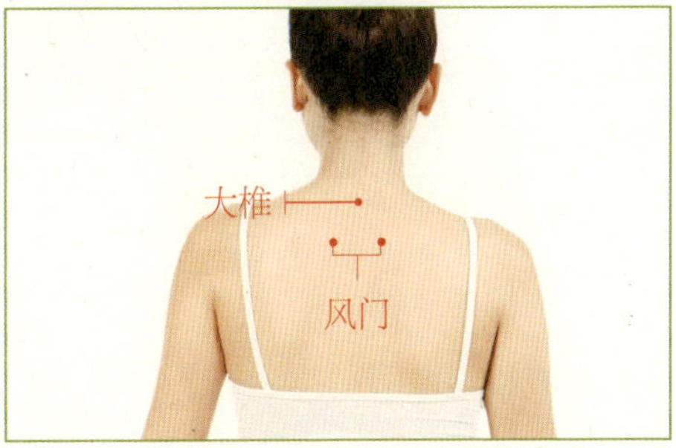

灸大椎能清解蕴热；灸风门能驱风寒、调肺气。

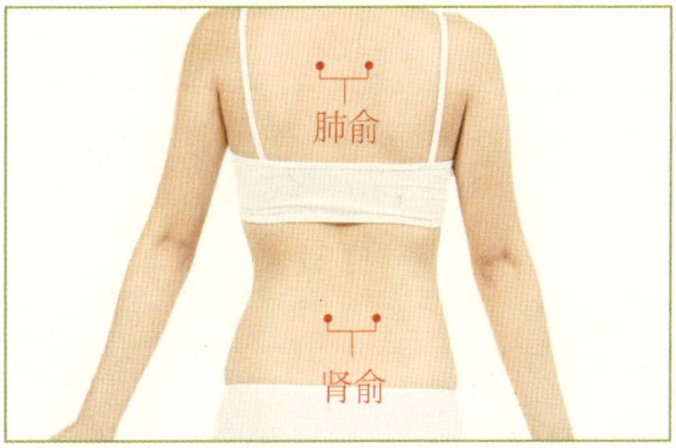

灸肺俞能增强肺的清降功能，并能引热外行；灸肾俞能补肾益精。

艾灸操作方法步骤

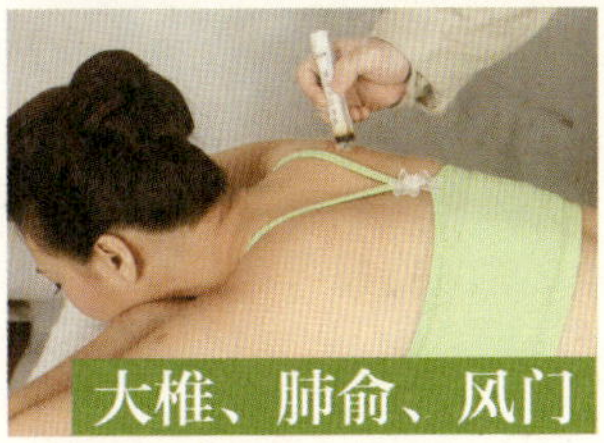

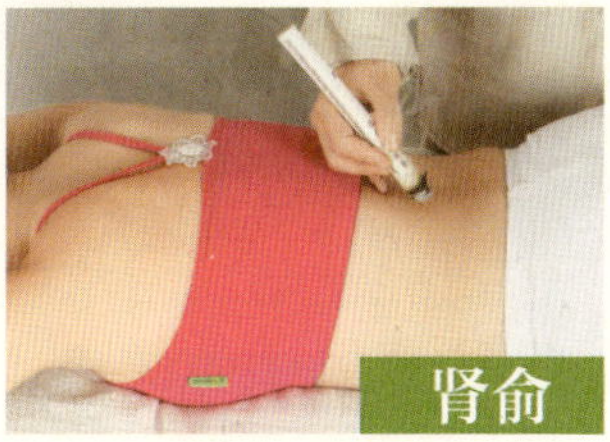

大椎、肺俞、风门：艾条温和灸，每穴 15 分钟，灸至穴位温热为度，每日 1 次。

肾俞：艾条雀啄灸或回旋灸，操作 10 分钟，以局部灼热为宜，每日 1 次，10 次为 1 个疗程。

青壮年保健——精力充足，气血旺盛

青壮年一般学习，生活，工作压力较大，很多人处于亚健康的状态，更需要养生保健。在青壮年时期坚持保健灸可通调气血、滋阴壮阳，使人气血旺盛。在人体的相关穴位施灸，如果长期坚持可以调和气血、增强脏腑功能、滋补阴精、提高机体免疫力，从而使人精力充沛、气血旺盛、筋骨坚实，还能缓解工作压力。

选取穴位

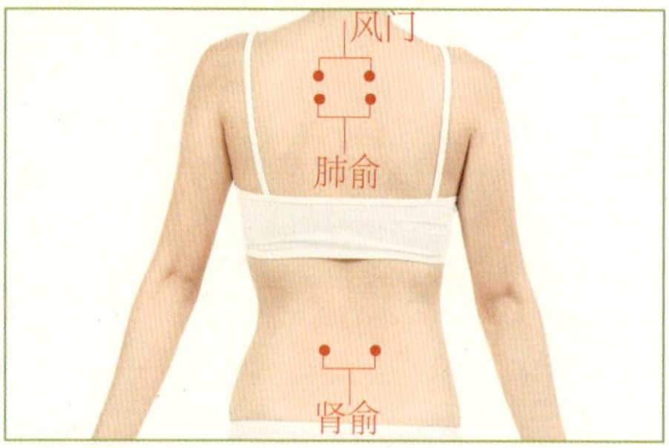

灸风门能驱风寒、调肺气；灸肺俞可以补肺气；灸肾俞能补益肾经气血。

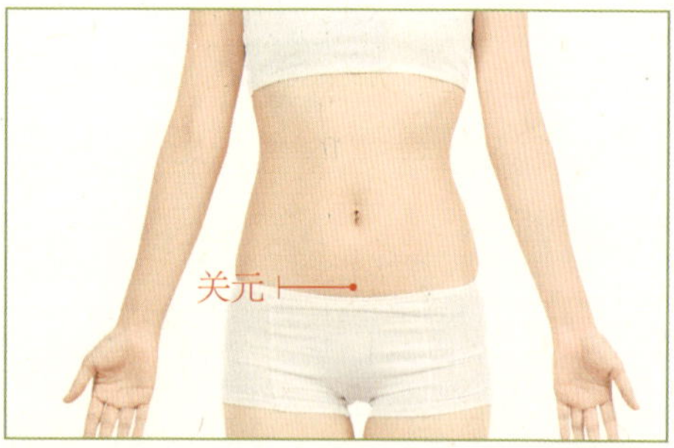

灸关元能治疗一切气虚证，并能增强小肠对营养物质的吸收。

艾灸操作方法步骤

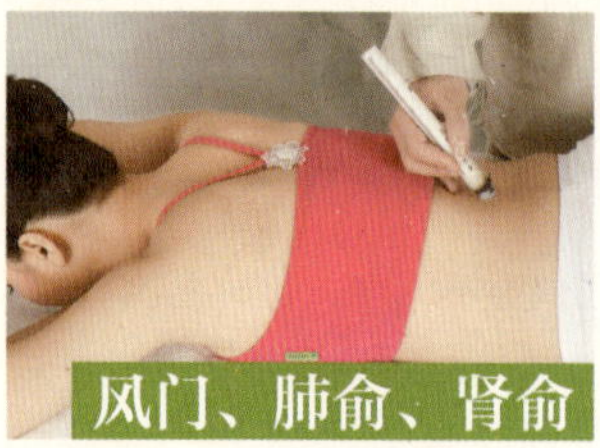
风门、肺俞、肾俞

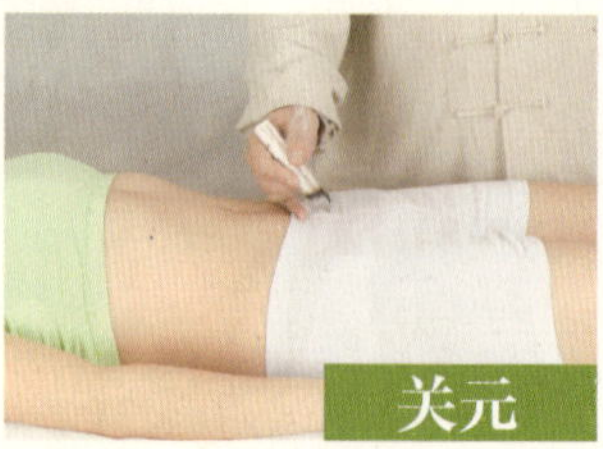
关元

风门、肺俞、肾俞：用艾条雀啄灸，每穴 10 ~ 15 分钟，每日 1 次。

关元：艾条回旋灸，操作 15 分钟，以局部灼热为度，每日 1 次，10 次为 1 个疗程，疗程间隔 3 ~ 5 天。

小儿保健——提高免疫力，增强抵抗力

小儿在生长发育过程中，许多脏腑的功能还不够健全，中医称之为“稚阴稚阳”之体，脏腑娇嫩，形气未充。其中小儿脏腑娇嫩特别以肺、脾、胃为主。正因为如此，幼儿非常容易患病，如感冒、发热、咳嗽、消化不良。在小儿身体的相关穴位施灸可增强脏腑功能，提高身体免疫力，从而可以补肺益气、健脾和胃、健脑益智，促进儿童生长发育。

选取穴位

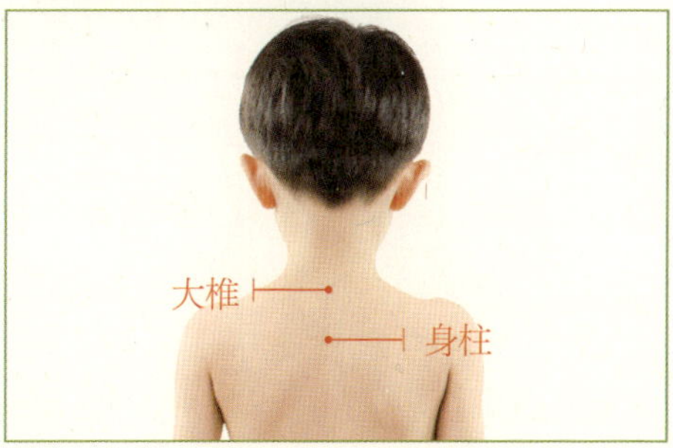

灸大椎能清热解表，达到表里同治；灸身柱能宣肺、清热。

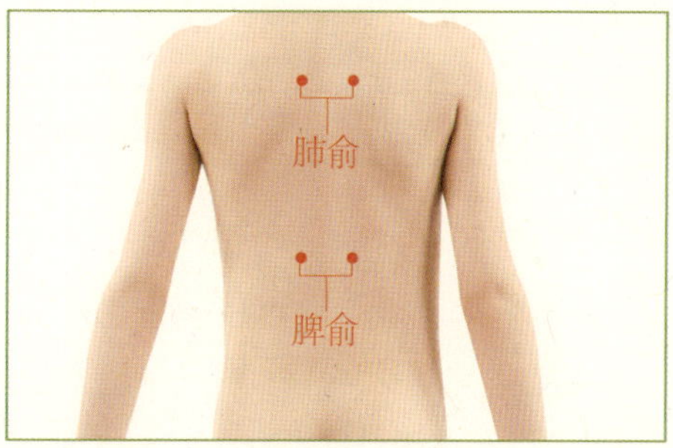

灸肺俞能增强肺的发散功能；灸脾俞能使气血充足，健脾和胃。

艾灸操作方法步骤

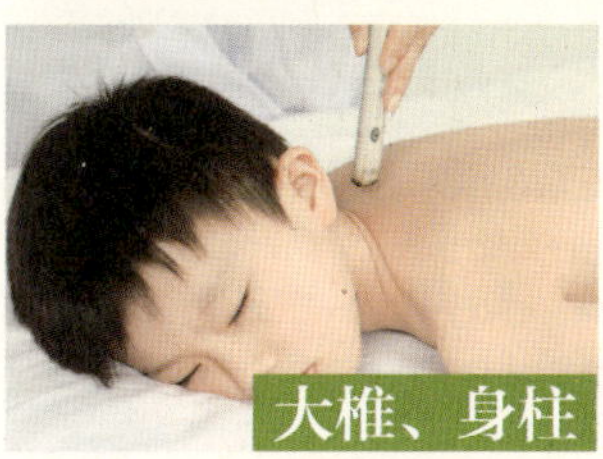

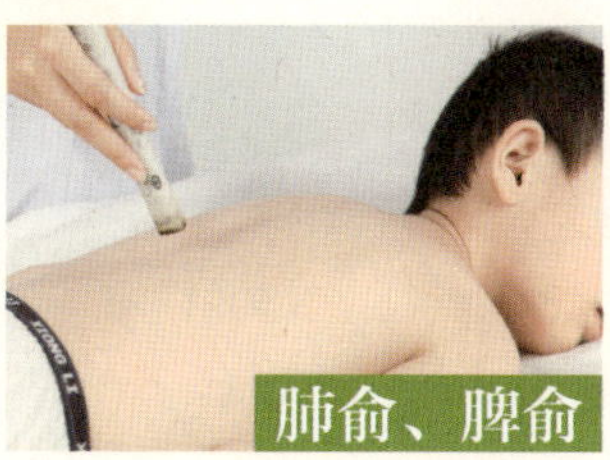

大椎、身柱：从大椎穴顺着往下灸至身柱穴，顺着一条直线温和灸 15 ~ 20 分钟。

肺俞、脾俞：用艾条分别温和灸治背部肺俞穴和脾俞穴 10 ~ 15 分钟，以局部感觉温热舒适为度。

女人保健——提高颜值，绽放光彩

艾灸可谓是女性健康的大救星。很多女性疾病和亚健康问题困扰着我们，如痛经，月经不调，宫寒，乳腺增生，妇科炎症，早衰，更年期以及各种皮肤问题长痘、长斑等。这些让我们很头痛或是经久不愈的问题都可以用一种古老神奇的中医疗法——艾灸来解决。艾灸的功效有通经活络、行气活血、祛湿逐寒、消肿散结等，是通过补充人体阳气，疏通经络，补充肾阳，增强卵巢功能，排除病邪来达到养生防病的效果。

选取穴位

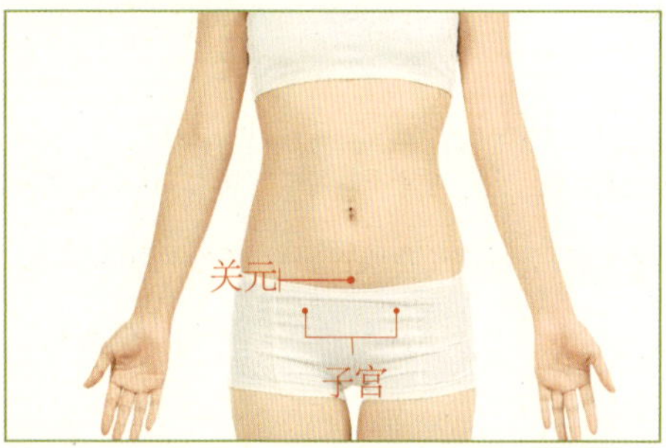

灸关元能培补元气固本；灸子宫能温补胞宫。

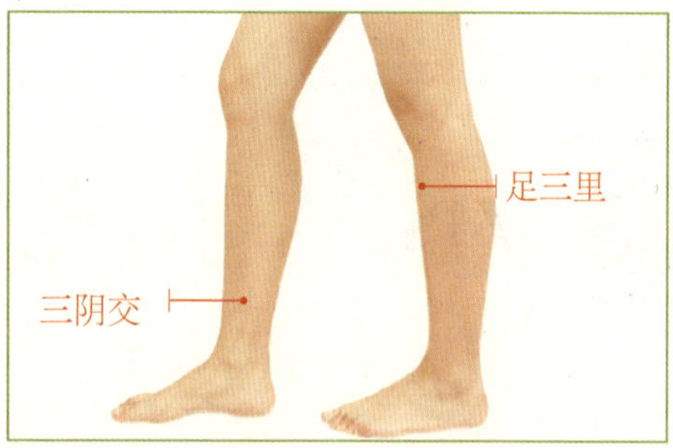

灸三阴交能健脾胃、疏肝益肾、调经血；灸足三里能补脾益气、活血行气。

艾灸操作方法步骤

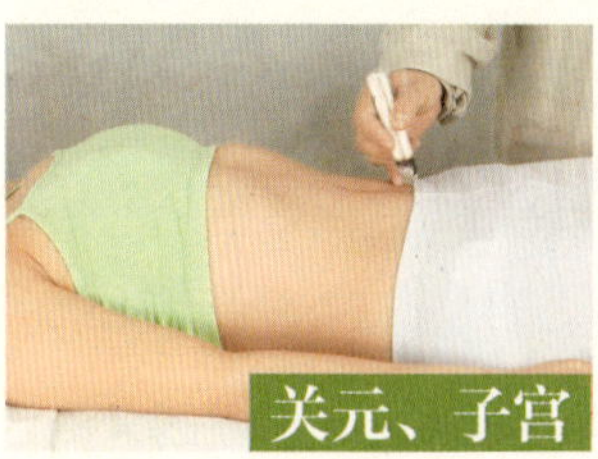

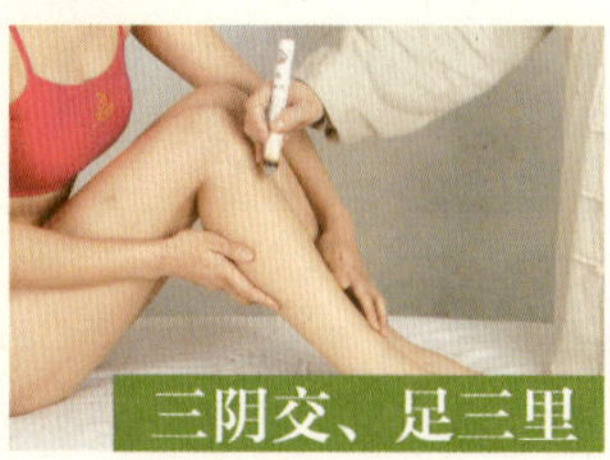

关元、子宫: 用艾条温和灸，灸至局部灼热潮红，每日或隔日1次，10次为1个疗程。

三阴交、足三里: 用艾条温和灸，每穴15分钟，以局部灼热为度，每日1次，10次为1个疗程。

第四章

常见的小病小痛

——艾灸轻松治疗

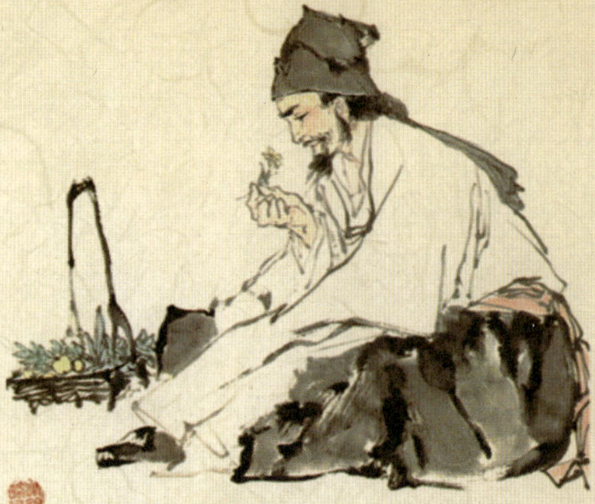

感冒，发热，头痛，腹痛这些小病痛不算急重症，但是发作起来真要命。去医院要排长队，不去医院又会影响工作、生活，该怎么办？

学会艾灸疗法，生了小病不用愁。根据不同病症的不同症状，运用艾灸多种施灸方法简单轻松祛除小病痛。很多日常的小疾病其实可以在家运用艾灸的方法轻松治疗，不仅可以省时间还可以省很多医药费用。

艾灸具有调和阴阳、温通经络、驱散寒邪、行气活血、消肿散瘀、温阳补虚、补中益气的作用，非常适合各种常见的小病小痛，因此艾灸是日常生活中必不可少的治疗方法。

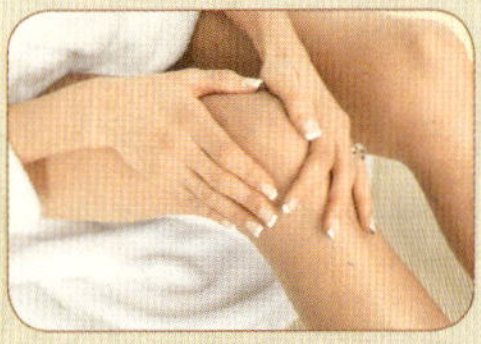
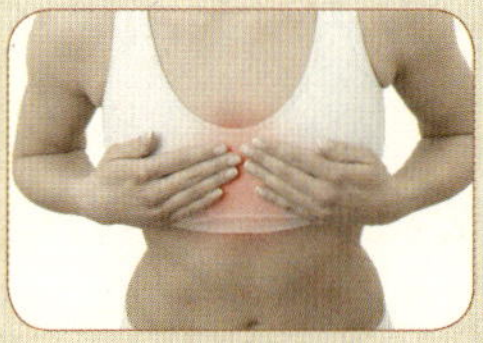
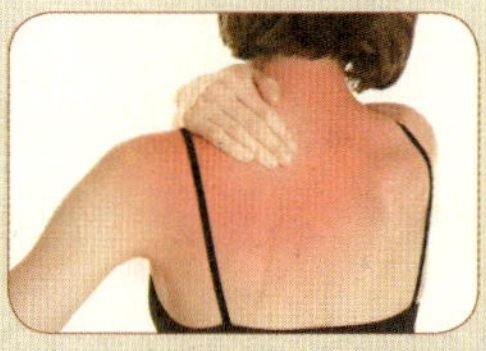
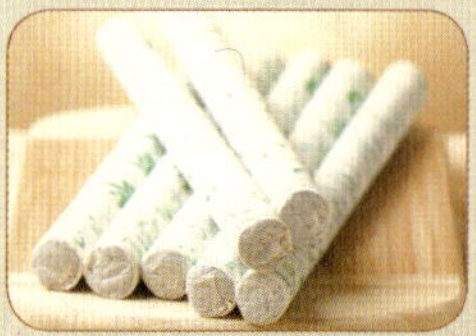

咳嗽

典型案例

琴蓝，女，24岁。琴蓝是一个上班族，前些日子天气突然降温，很多人都扛不住了，办公室里咳嗽声一片。小琴也是咳嗽频繁，喉咙痒得厉害，咳得一声比一声重，并且咳嗽的声音比较重，咳出的痰较稀薄，痰的颜色是白色的。有时候鼻塞不通，偶尔流鼻涕为清涕。肢体感觉酸痛，怕冷，或见发热，无汗。周边的同事也开始出现小琴一样的症状。经医院医生检查发现，小琴舌质为淡红色，舌苔薄、白色，脉象浮紧。根据嗓子发痒，流清涕，咳白色的痰等症状，分析小琴是风邪犯肺，而导致风寒咳嗽。

病案分析

咳嗽是因外感六淫，脏腑内伤，影响于肺所致有声有痰之症。见《素问病机气宜保命集》："咳谓无痰而有声，肺气伤而不清也；嗽是无声而有痰，脾湿动而为痰也。咳嗽谓有痰而有声，盖因伤于肺气动于脾湿，咳而为嗽也"。

风寒咳嗽为风寒犯肺，肺失宣肃导致的。属于表证、寒证。随着天气的变化很多人被风邪所侵犯，在气温变化的的季节，应该注意防寒保暖。首先饮食要规律，要多喝水，不要吃生冷和油腻的食物。在咳嗽感冒流行时，少去人群密集的公共场所，像琴女士这种情况也有可能是被同事传染所致。

对于风寒咳嗽我们可以用艾灸方法治疗，效果极佳。可选用大椎、风门、肺俞、合谷、太渊、列缺。**咳嗽频繁且有痰，要先止咳化痰，因此选用列缺、太渊等穴。列缺可以宣肺解表，而太渊是肺经上的重要穴位，艾灸太渊可以止咳，还可以补足气血；嗓子发痒选取大椎，大椎正好在咽喉后壁，艾灸的热量可以通过大椎，渗透到咽喉部以缓解咽喉的不适；鼻塞不通、流鼻涕选用肺俞，灸肺俞可以通鼻窍，补肺气，调肺脏；对于风寒咳嗽选风门可以祛风寒，调肺气；合谷能增强肺气以抵御外邪侵袭，平时可以当做预防保健穴来灸，效果甚佳。**

艾灸取穴

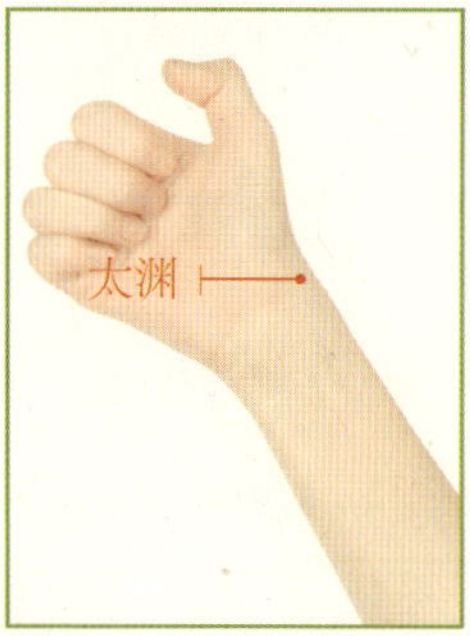

主治咳嗽气喘、痰多气短、支气管炎。

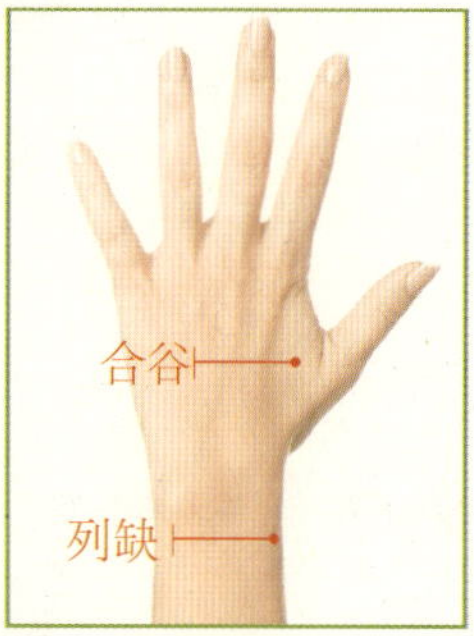

均可治疗咽干、咽痛、风寒咳嗽。

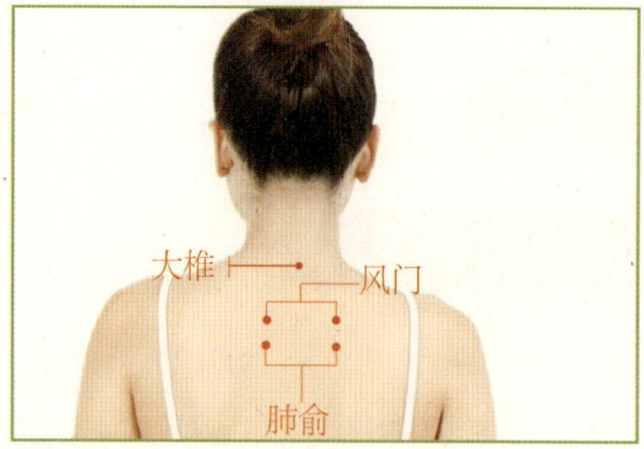

均可治疗感冒、咳嗽、发热、头痛、肌肉酸痛。

施灸方法

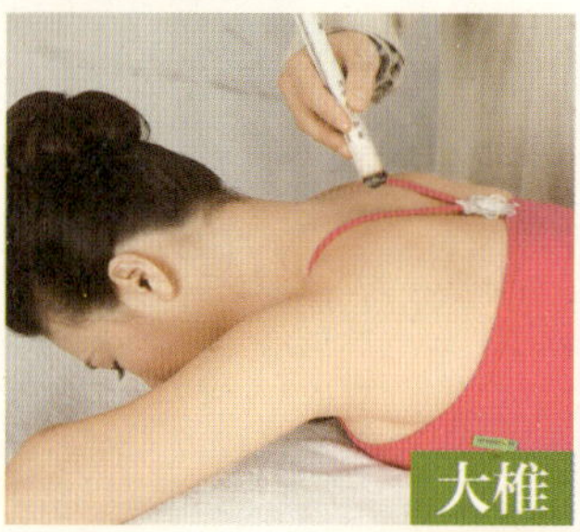

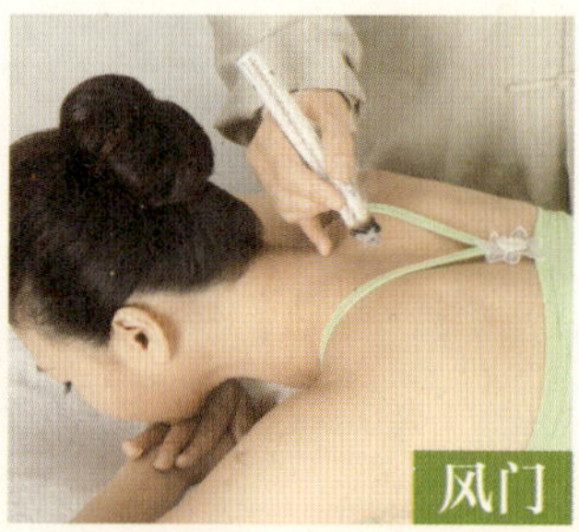

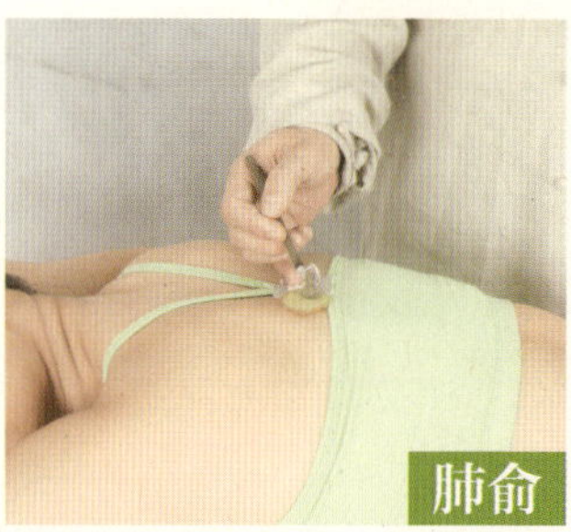

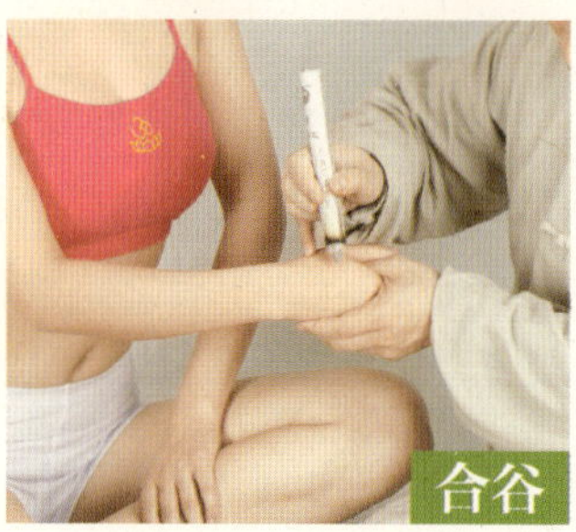

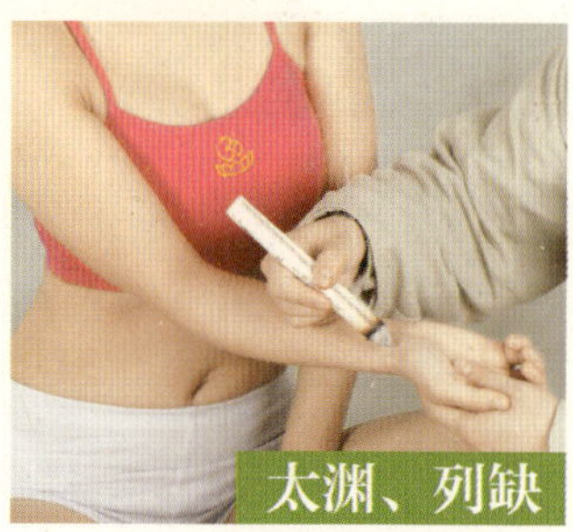

大椎： 艾条温和灸大椎穴 5 ~ 15 分钟，以局部温热舒适为宜。

风门： 用艾条温和灸风门穴 5 ~ 10 分钟，有温热感为度。

肺俞： 用艾炷隔姜灸肺俞穴，操作 5 ~ 7 壮，热力要能够深入体内，直达病所。

合谷： 艾条雀啄灸合谷穴 10 ~ 15 分钟，每日 1 次，症状消失后再施灸 1 ~ 2 次即可停止。

太渊、列缺： 用艾条温和灸太渊穴和列缺穴各 5 ~ 10 分钟，以穴位皮肤潮红为度。

哮喘

典型案例

多多，男，6 岁。多多妈妈带着多多在小区附近的公园散步，突然多多上气不接下气，还不停地大口喘气，脸色很难看。这时，他的妈妈慌忙从包里拿出气管扩张剂，喷入孩子的嘴里。几分钟过后，多多的呼吸才渐渐地平缓下来了。多多妈妈说她的儿子在四岁左右就查出患有轻度哮喘，现在情况越来越严重了。每次发病之时，都是靠气管扩张剂来缓解。去了多家医院治疗，儿子的哮喘还是经常复发。一个星期后，多多妈妈带着儿子来到中医院。据医生观察，多多看上去特别活泼，完全不像发病时候那番模样。医生把了脉，看了舌苔，发现多多舌苔薄白，脉象细而无力。多多妈妈说，哮喘发作时，孩子会突然面色苍白，胸闷气短，容易出汗；缓过神来后，又像一个正常健康的孩子。说着说着，就哭了，一个劲地恳求医生想办法治好儿子的哮喘。医生告诉她哮喘属于一种慢性疾病，一般是突然发作，发作前会有鼻塞、喷嚏、干咳等症状，发作时会出现呼吸困难、胸闷、胸痛、咳嗽，还会咳出大量白色的泡沫痰。上次多多发病的过程正是哮喘的常见症状，综合刚才了解的情况来看，他属于肺气虚弱型哮喘。

病案分析

其实不仅是多多，很多孩子都患有哮喘病。每年夏季的三伏天和冬季的三九天，各大医院、门诊都有很多哮喘患者排着长队进行穴位贴敷以防治哮喘发作。其实只要运用艾灸，我们在家就能轻松防治哮喘，选穴得当还可以取得与在医院治疗同样良好的效果，还省去到医院排队的麻烦。艾灸治疗主要在缓解期应用，哮喘患者急性发作期，建议去医院治疗。

我们可以选用相关穴位治疗，多多哮喘是由于宿痰伏肺，遇诱因引发，导致痰阻气道、气道挛急、肺失肃降、肺气上逆所致的发作性痰鸣气喘，这时可以选用至阳、定喘、命门、肺俞、膻中等穴。**至阳是阳气最盛之处，灸至阳能补阳，增强抗寒能力；定喘是宣肺理气的特效穴位，灸定喘对寒性咳嗽、哮喘均有很好的疗效；灸命门、肺俞、膻中能调理一身气机，气机升降得宜，自然哮喘得除；膻中能吸热散气，艾灸膻中能使中元温暖，气机得理；肺主气、司呼吸，而肺俞是肺脏经气输注于背部的穴位，艾灸肺俞能调理一身气机，使呼吸顺畅。**

艾灸取穴

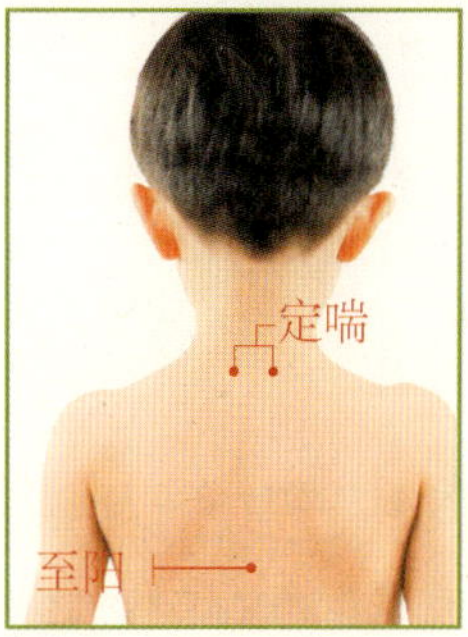

均可治疗哮喘、咳嗽、胸胁胀痛。

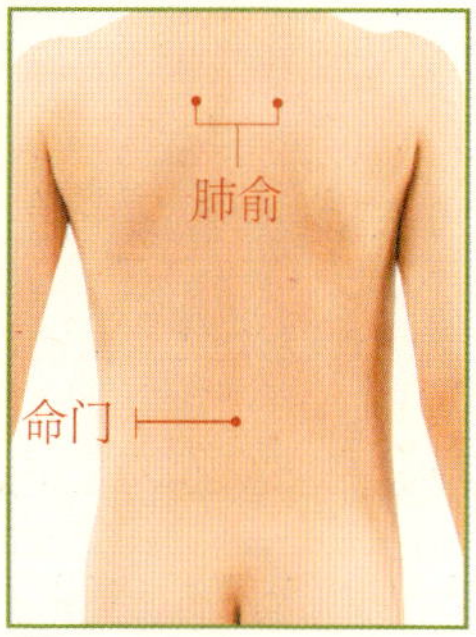

肺俞治气喘；命门可培元补肾。

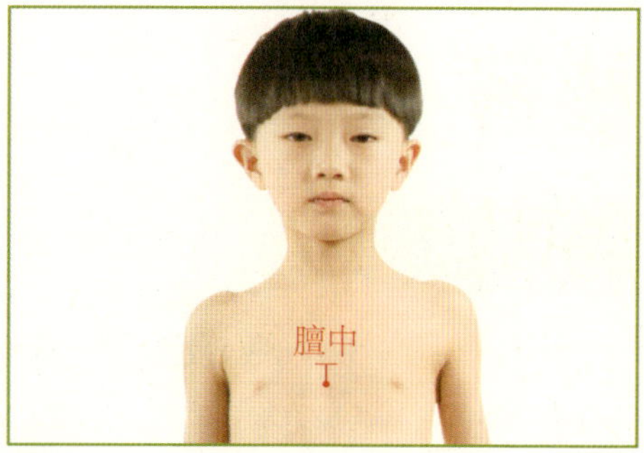

主治支气管哮喘、支气管炎、胸闷、胸痛、肋间神经痛等。

施灸方法

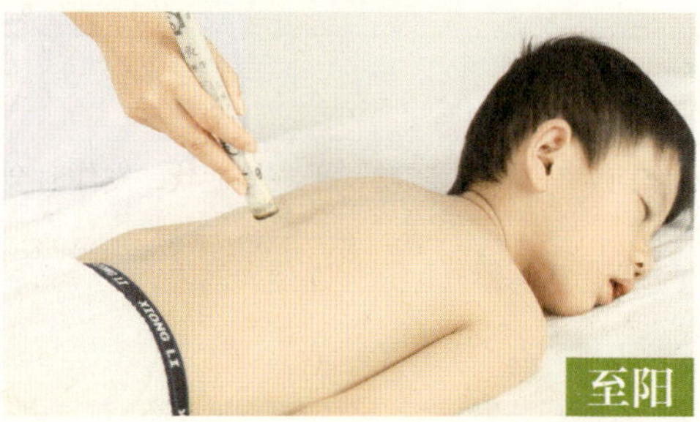
至阳

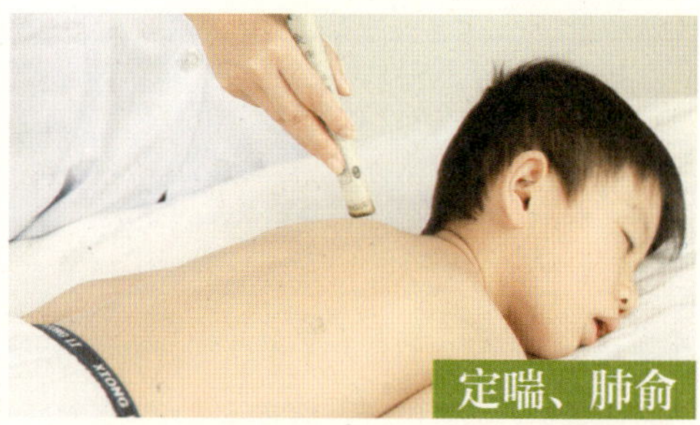
定喘、肺俞

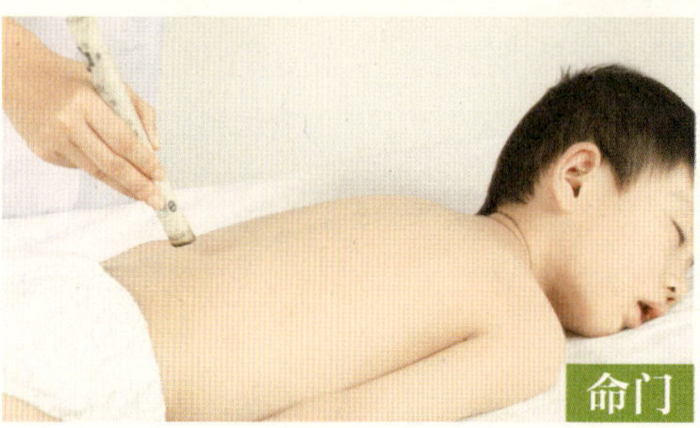
命门

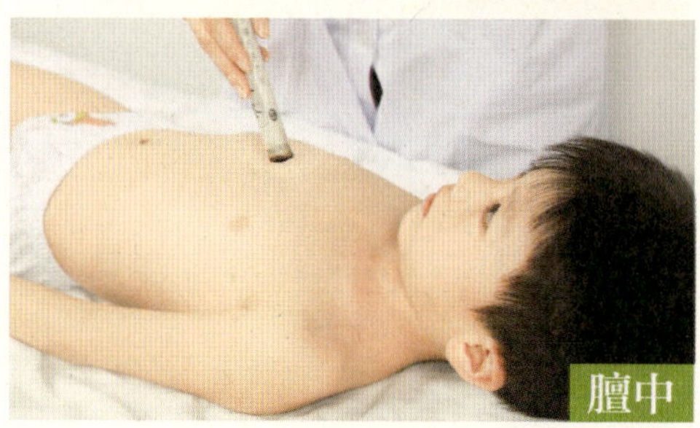
膻中

至阳： 艾条温和灸至阳穴 10 ~ 15 分钟，以施灸部位出现红晕为宜，每日 1 次。

定喘、肺俞： 分别用艾条温和灸定喘穴和肺俞穴，每穴 10 ~ 15 分钟，灸至皮肤温热即可，每日 1 次。

命门： 艾条雀啄灸命门穴 10 ~ 15 分钟，以穴位皮肤潮红为度，每日 1 次。

膻中： 艾条雀啄灸膻中穴 10 ~ 15 分钟，注意不可灼伤皮肤，每日 1 次。

感冒

典型案例

王强，男，22 岁，某大学体育学院大二学生。小王平常特别喜欢打篮球，一有时间就出去与同学们整个篮球比赛打篮球。有一天，小王打完篮球之后满头大汗，于是直接进教室对着空调吹，喝冷饮。之后回寝室发现开始鼻塞、流涕、咳嗽、头痛，并伴有肢体酸痛，食欲差。于是去学校医务室经检查发现，体温 38.2 度，医生告诉他得了风寒感冒。

病案分析

感冒是由于感受六淫之邪伤及肺卫所引起的外感疾病。本病四时皆有，以春冬季较多见，临床上以头痛、恶风寒、发热、鼻塞、流清涕、脉浮为特征。艾灸疗法对于感冒及流行性感冒，疗效快捷明显，轻者一次治愈，重者也可达到良好效果。感冒最重要的关键在于预防，很多人流完汗直接吹空调，却不知道流汗的同时人体毛孔会舒张开，这时候外邪最容易侵入体内，导致肺气失宣而引起感冒。感冒看似不严重，但是如果不及时治疗会容易引起多种疾病，如感冒会导致肠胃的不适形成肠胃感冒；病邪侵入呼吸系统形成支气管炎；或者感冒引起流鼻涕头痛形成外邪感冒。因此不能忽视感冒，要时刻预防感冒，注意保暖。正常的机体由于风、寒、暑、湿、燥、火“六淫”的侵袭或跌打损伤，导致局部气血凝滞，经络受阻，会出现上述病例的症状和其他一系列功能障碍。

艾灸可以利用艾芳香走窜经络的特性，快速地打通人体受阻的经络，调节免疫，释放能量，增强人体抗病和抗疲劳的能力，从而达到治疗感冒的目的。从中医观点来看王某由于运动后吹了空调而使风寒之邪侵入体内，而导致鼻塞、流涕、头痛、四肢酸痛等症状，是由风寒而引起的感冒。我们可以用艾灸相关穴位来治疗，如艾灸大椎、风池、肺俞、合谷、列缺等穴均有良好的疗效。**大椎，可以通达卫阳、抵御外邪，风池可以疏风解表、益气壮阳，二者合用，温阳驱邪解表；肺俞是肺脏经气输注于背部的穴位，艾灸肺俞可以补肺气、调肺脏；合谷能增强肺气以抵御外邪侵袭；列缺是肺经的络穴，艾灸列缺可以宣肺解表。**

艾灸取穴

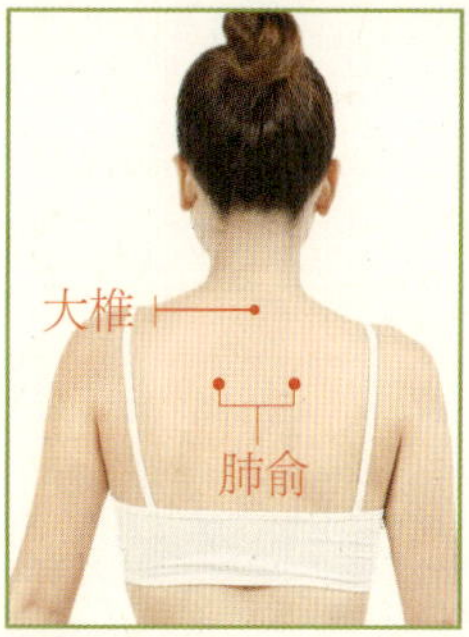

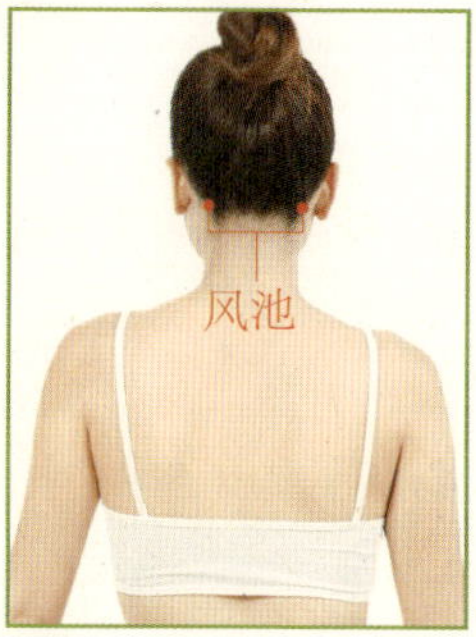

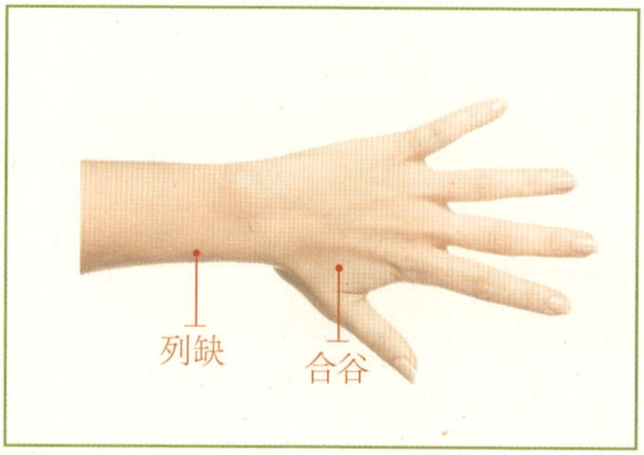

大椎治发热、热证；肺俞治咳嗽。

风池治头痛、头重脚轻、颈部酸痛。

列缺治伤风外感、咳嗽、气喘、咽喉肿痛；合谷治身热、头痛、无汗或多汗。

施灸方法

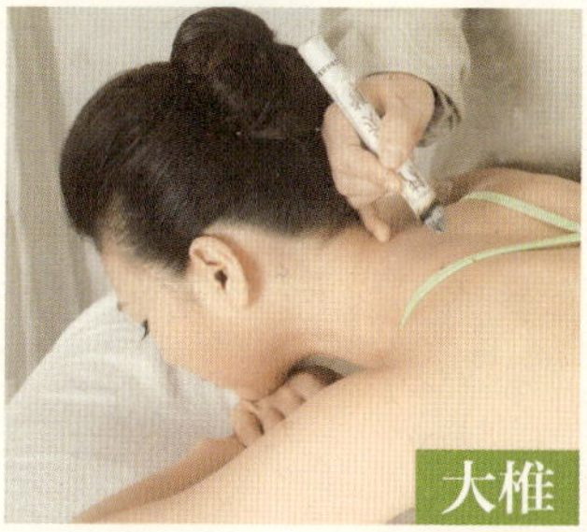

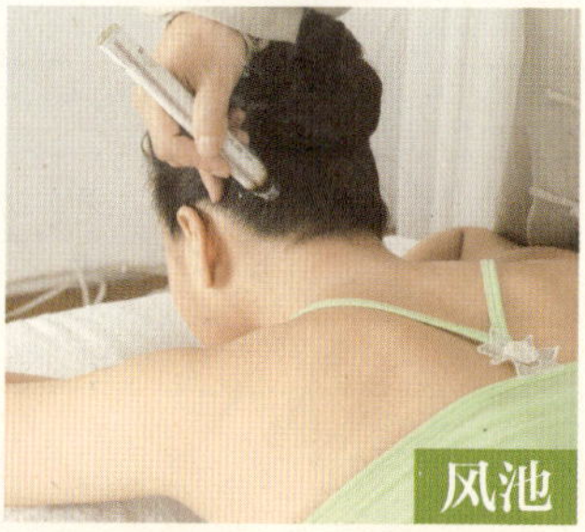

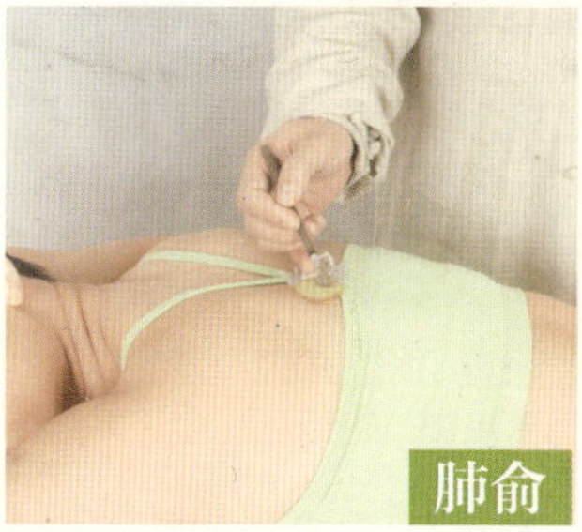

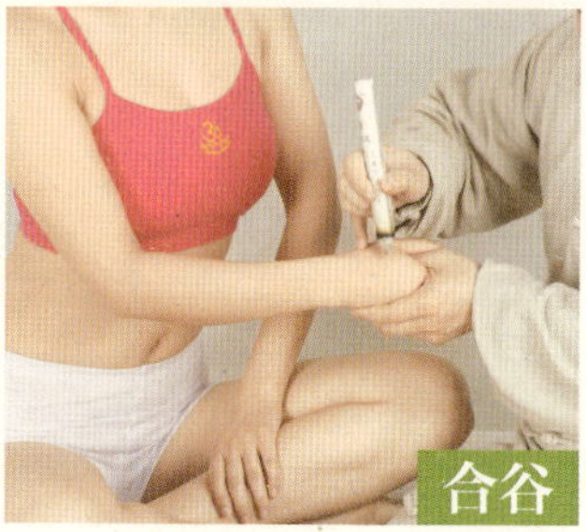

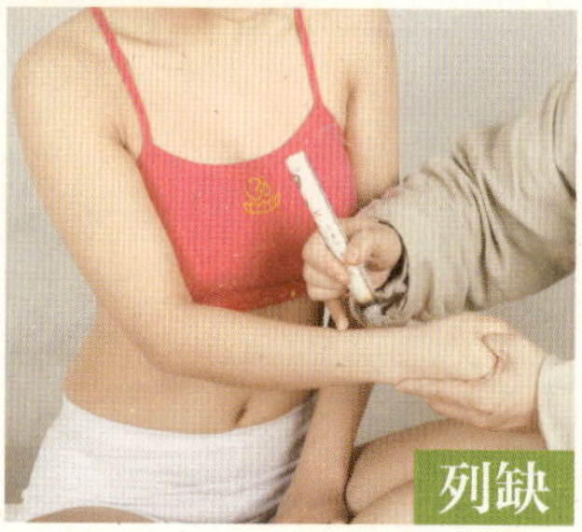

大椎： 艾条啄雀灸 5 分钟，以局部皮肤出现红晕为宜，每日 1 次。

风池： 艾条温和灸 10 分钟，灸至穴位温热为度，每日 1 次。

肺俞： 艾炷隔姜灸 3 ~ 5 壮，令脊背温暖舒适为宜，每日 1 次。

合谷： 艾条啄雀灸 10 分钟，至患者感觉局部温热舒适而不灼烫为宜，每日 1 次。

列缺： 艾条啄雀灸 10 分钟，灸至穴位温热为度，每日 1 次。

预防和护理

增强机体自身抗病能力是预防急性上呼吸道感染最好的办法。如坚持有规律的身体锻炼、坚持冷水浴，可提高机体预防疾病的能力及对寒冷的适应能力。做好防寒保暖工作，避免发病诱因。生活有规律，避免过劳，特别是避免晚上过度劳累。注意呼吸道感染病人的隔离，防止交叉感染。

民间偏方

葱白敷贴

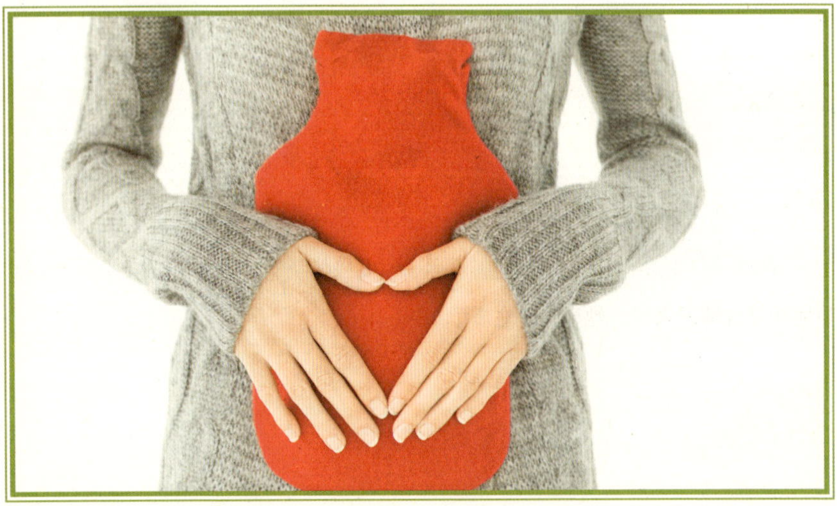

材料：葱白 60 克

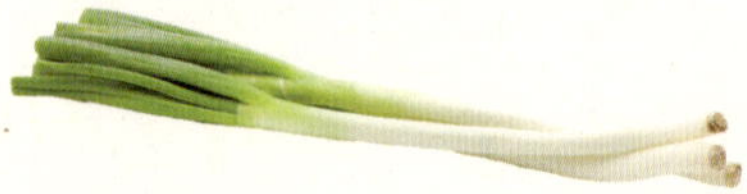

主治：风寒感冒、发热、无汗、头痛、身体酸痛。

治法：发汗解表，疏散风寒。

用法：将捣烂的葱白敷于肚脐上，外以纱布、胶布固定。再用暖水袋在肚脐上温一下，同时服热姜茶 1 杯。每日用药 1 次。

头痛

典型案例

张白春，女，38岁。她是一名银行职员，患头痛将近2年，刚开始只是轻微的、间歇性的头痛。所以她并没有在意，以为是工作太累的原因，多休息休息就会好的。没想到，几个月过后，她的头痛非但没有见好，反而愈发严重了。头痛的次数也比以前多了，每次发作时，她都感觉头部隐隐作痛，像千万只蚂蚁在爬，还时不时昏昏欲睡，晚上经常失眠；工作稍微累点，就头痛得无法忍受，根本无法专心工作；经常乱发脾气，心情极其低落，生活工作变得一团糟。后来，她去了趟医院，医生开了一些止痛药。吃了一个多星期，头痛发作时倒是没有之前厉害了，可是一发作就得吃药。她也知道长期依靠药物支撑，副作用大，不是长远之计。

后来张女士去看了一位老中医，经医生检查发现张女士舌质淡，苔薄白，脉象细弱。加上情绪低落，头痛等症状综合情况来看，她患的是血虚型头痛。

病案分析

中医认为，头痛由于感受外邪、情志不和、久病体虚及饮食不节，影响头部络脉或脑髓失养所致，可分为风寒头痛、风热头痛、肝阳头痛、血虚头痛、痰浊头痛及血瘀头痛。而血虚型头痛多因阴血亏虚，不能上荣，窍络失养所致。此外，气能生血，气旺则血充，气虚则血少。故在临床治疗血虚疾患时，常配合补气。因此治疗张女士的头痛要先从补气血，调理气机开始。

我们可以选用百会、头维、脾俞、肾俞、足三里、太冲、太溪。**百会能活络止痛，而头维可以增强及维护头部和四肢阳气的功效；情绪低落，爱生气，并且身感疲惫可选用太冲跟肾俞，太冲属于肝经上的穴位，能平肝泄热、舒肝养血，肾俞可以补肾壮阳，提高机体的抵抗力，增强体质；足三里是保健养生要穴，可以促进气血运行、增强正气、强壮身心；灸太溪能益气壮阳、滋阴益肾。**

艾灸取穴

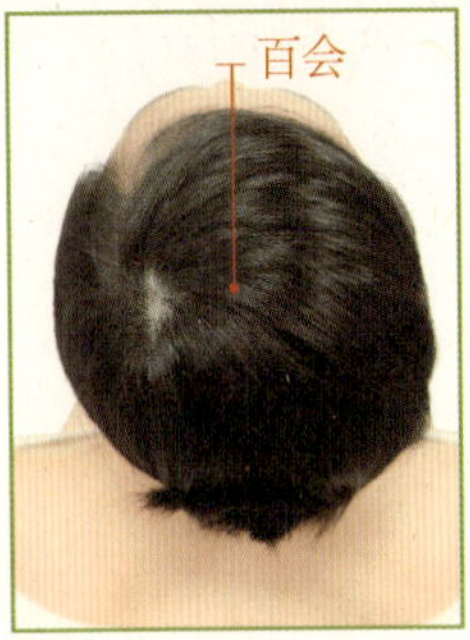

主治头痛、失眠、多梦、健忘。

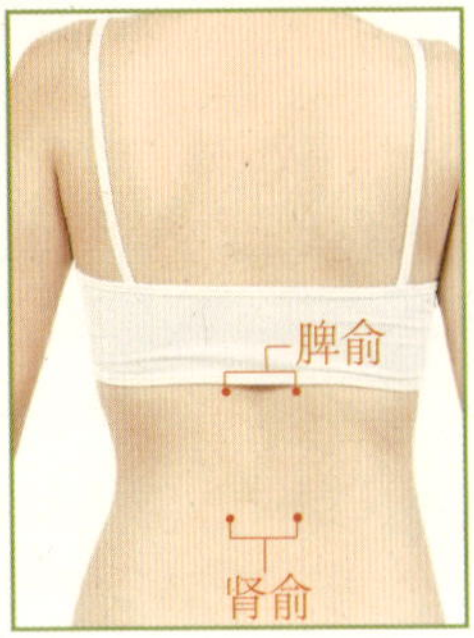

均可治疗腹胀、纳呆、水肿。

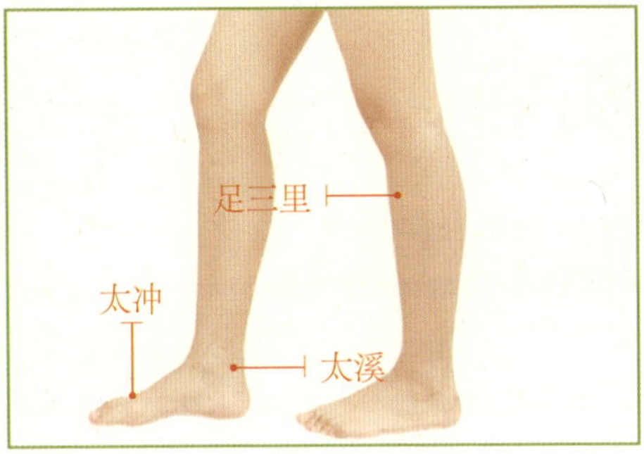

足三里治失眠、头晕；太冲治头痛、眩晕、易怒；太溪治肝阳上亢之头痛。

施灸方法

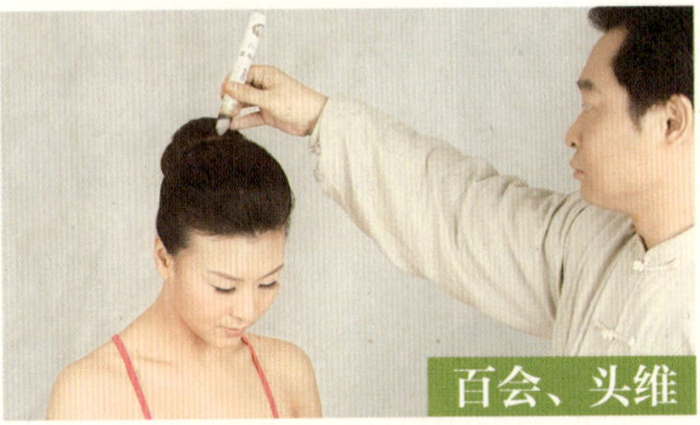
百会、头维

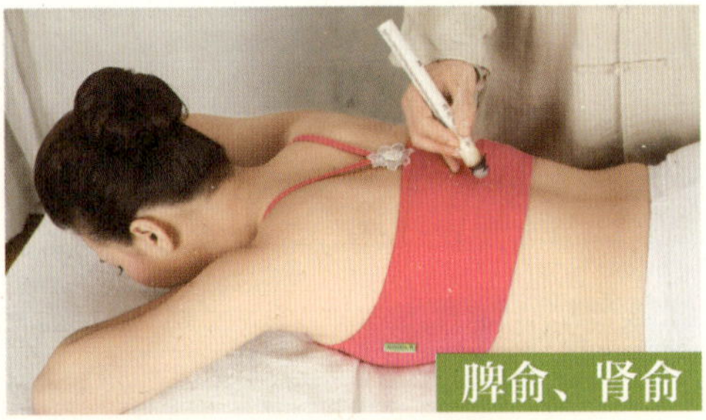
脾俞、肾俞

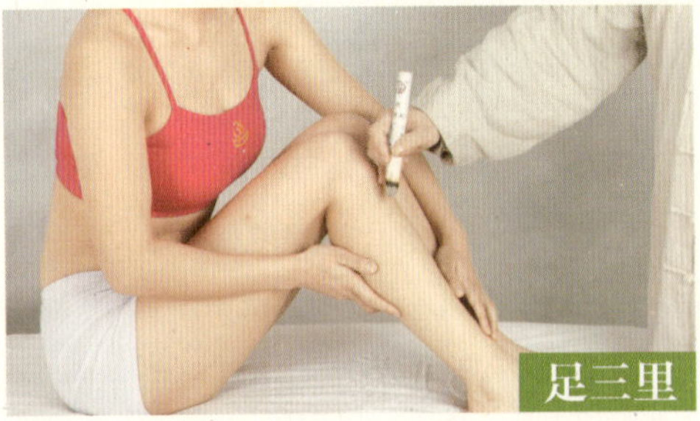
足三里

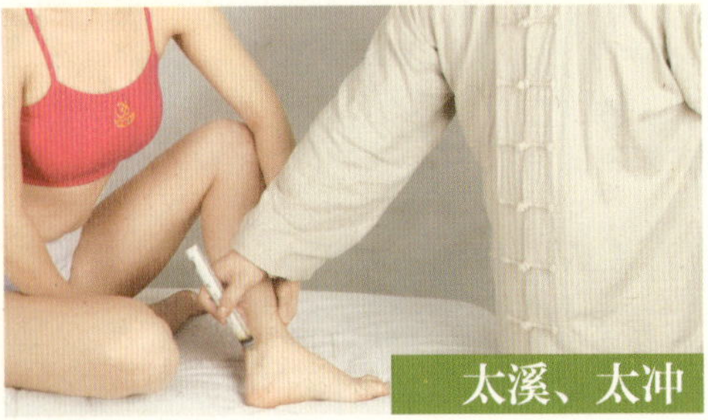
太溪、太冲

百会、头维：用艾条回旋灸百会穴和头维穴各 10 ~ 15 分钟，1 天 1 次。

脾俞、肾俞：用艾灸温和灸两穴各 15 ~ 20 分钟，注意不可灼伤皮肤。

足三里：艾灸足三里以温和灸为主，灸治 5 ~ 10 分钟，尽量不要出现灸疮。

太冲、太溪：艾条温和灸，每穴 15 分钟，灸至局部温热为度，每日 1 次，10 次为 1 个疗程，平时可保健施灸。

预防和护理

头痛患者应减少巧克力、乳酪、酒、咖啡、茶叶等易诱发疼痛的食物。同时饮食应清淡，忌食辛辣刺激、生冷的食物，头痛发作期应禁食火腿、干奶酪、保存过久的野味等食物。此外头痛的防治应包括减少可能引发头痛的一切病因，包括避免头、颈部的软组织损伤等。

民间偏方

芹菜粥

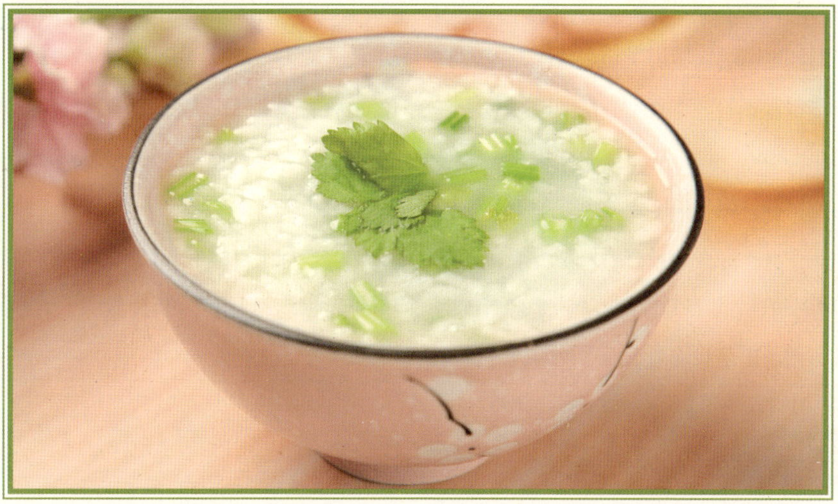

材料：芹菜 12 克，粳米 250 克

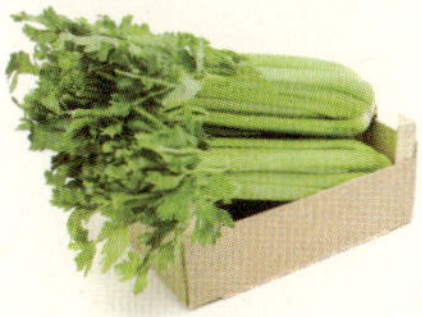

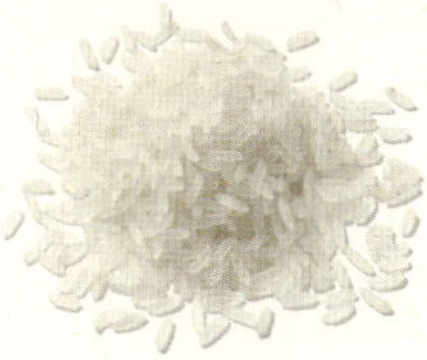

做法：首先将芹菜洗干净后连根一起切成细小的碎末。待米洗干净之后将其放入锅中，加入适量的清水熬成粥。在米煮熟后加入切好的芹菜再煮 3 分钟即可。

主治：此方具有清热止痛的功效，尤其适合因心烦易怒、血压升高等引起的头痛患者食用。

用法：每天 1 次或隔天 1 次。

神经衰弱

典型案例

李莹莹，女，40岁，和丈夫共同经营饭店，虽说规模不大，但通过多年的打拼，可以说小有成就。俩人不仅事业有成，感情也一直很好，结婚多年来很少吵架，被街坊邻居称为“模范夫妻”。可就在前段时间，夫妻俩大吵了一架。

由于前段时间经营的饭店出了一点状况，损失了一大笔钱。丈夫将所有原因都怪在她身上，说她连这点小事都做不好。李女士心里很不好受，一方面为饭店的损失而自责，另一方面也为丈夫毫不体谅自己而伤心。最近在工作上李女士总感觉有心无力，晚上睡不着，白天一到公司就昏昏欲睡，抬不起精神，脾气也比之前火爆了不少，稍有不如意就生气，偶尔出现头晕头痛，并且没有什么胃口。李女士经医生检查后发现舌淡，苔薄白，脉细弱。加上心神失于濡养，还有心慌不安，失眠，睡眠较轻，多梦易惊醒等症状；脾胃虚弱，则口中无味，不思饮食，且疲倦易于乏力。通过以上症状可判断出是心脾两虚而导致的神经衰弱。

病案分析

神经衰弱是指由于长期处于紧张和压力下，出现精神易兴奋和脑力易疲乏现象，常伴有心烦易怒、易激惹、睡眠障碍、肌肉紧张性疼痛等。中医学认为神经衰弱可由体质虚弱、思虑太过、惊恐郁怒、劳逸失调等原因引起。

对于神经衰弱我们可以选择以下几个穴位来改善问题。对于心脾两虚的神经衰弱可选百会、脾俞、肾俞、足三里、内关、神门等穴来治疗。

李女士心慌不安多是由于心神失养所致，因此我们可以选择心包经与心经上的内关与神门，灸内关能宁心安神，灸神门可以安神定志；失眠可以选择百会来镇静安神，改善失眠的问题；脾胃虚弱而导致没胃口可选用脾俞来健脾和胃，选择肾俞可以温补肾阳，补肾生髓；足三里为强壮的要穴，灸足三里可以补益脏腑及全身气血。

艾灸取穴

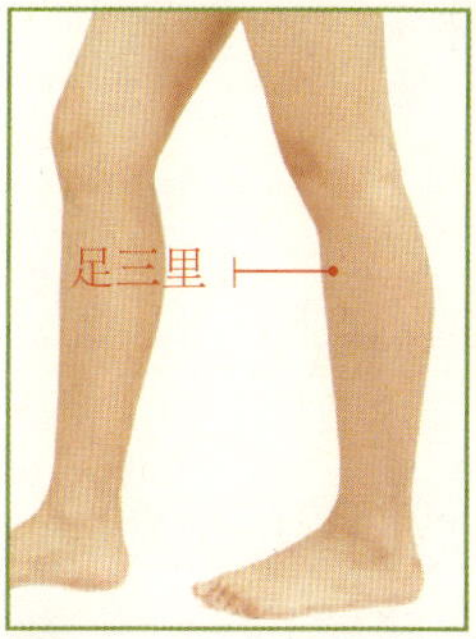

主治失眠、癫痫、头晕。

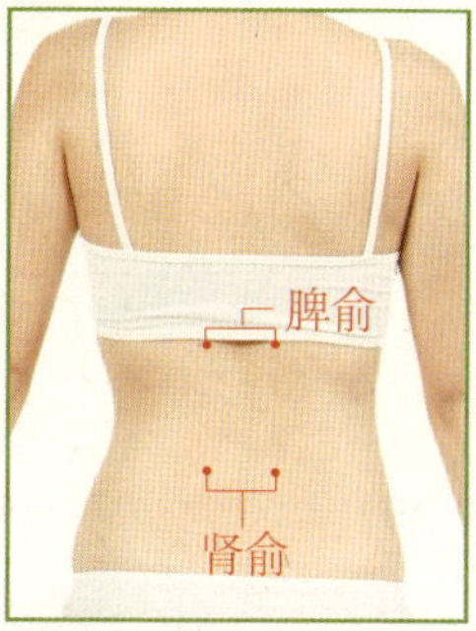

脾俞治腹胀、腹泻；肾俞治阳虚。

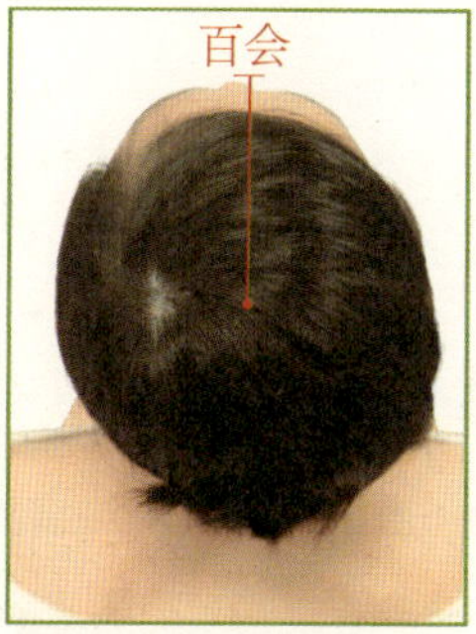

百会治神经衰弱、头晕、头痛。

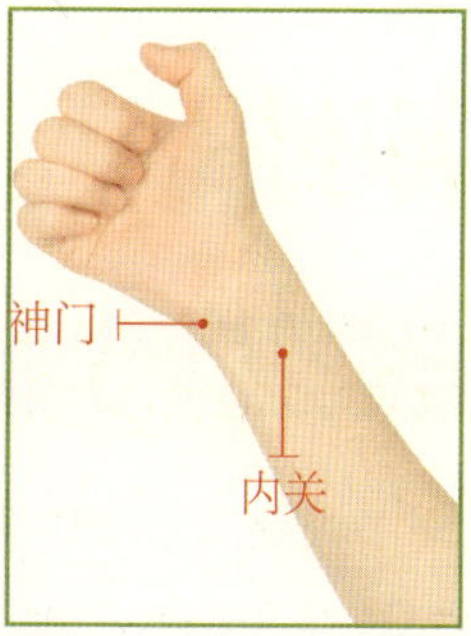

内关治疗失眠；神门治疗心慌、多梦。

施灸方法

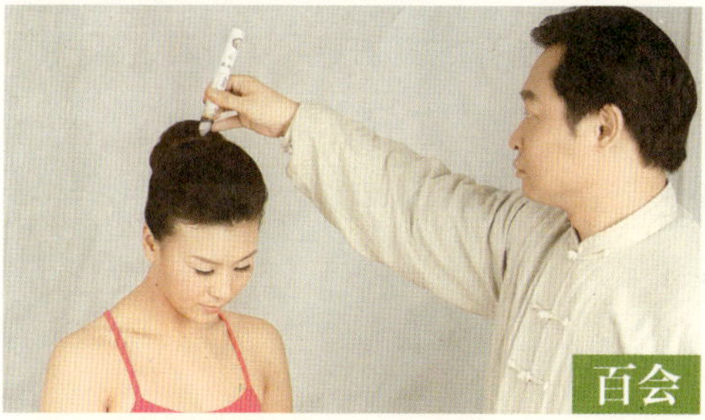

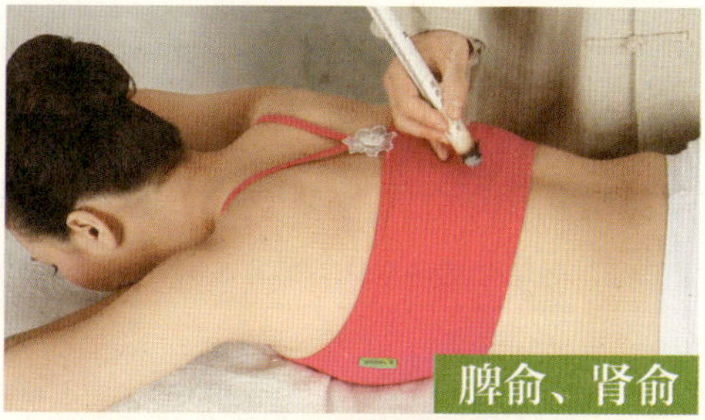

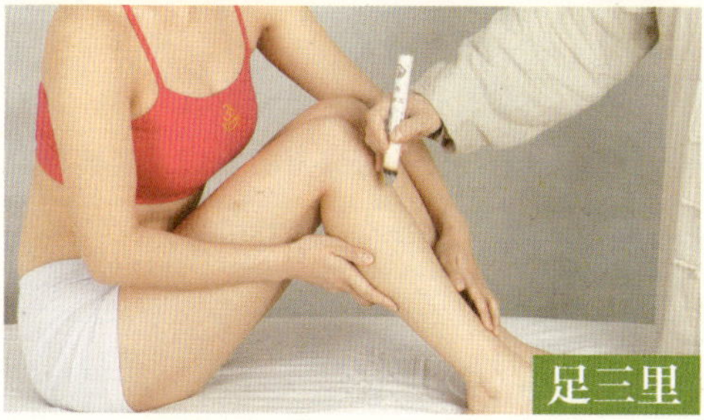

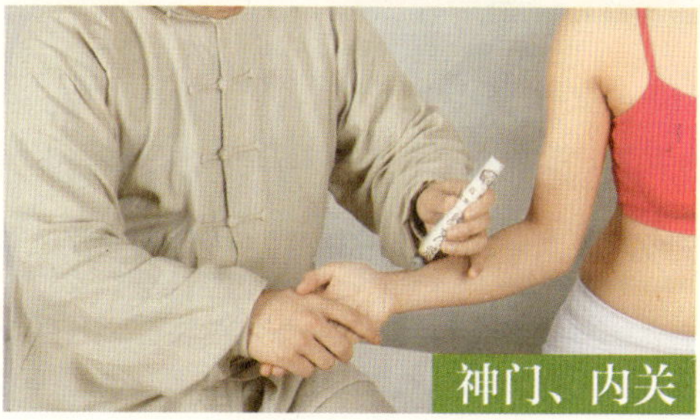

百会： 用艾条回旋灸百会穴 10 ~ 15 分钟，1 天 1 次。

脾俞、肾俞： 艾条温和灸，每穴 10 分钟，灸至皮肤灼热为度，每日 1 次，10 次为 1 个疗程，缓解时或发作时都可以施灸。

足三里： 艾条温和灸足三里穴 5 分钟，尽量不要发生灸疮。

神门、内关： 用艾条温和灸神门穴和内关穴各 5 ~ 10 分钟，每天 1 次。

惊悸

典型案例

马丹凤，女，40岁。她做服装生意，经常要去不同的城市进货，途中免不了舟车劳顿、日晒雨淋。她是一个女强人，也从不说累，还说要把生意扩大到全国。不过，她最近遇到了一件烦心事，经常觉得心慌不安，心跳加剧，有时候胸前突然感到阵阵闷痛。特别是外出进货的时候，这种感觉更强烈，还有点透不过气来，要深呼吸好几下才会舒服点。晚上睡觉总是频繁做梦，易惊醒，并且这几天也没有什么食欲，吃什么都不香。后来，马女士去医院做了24小时的动态心电图检查，结果显示没有太大的异常，只是有阵发性心率失常，也就是偶尔出现心脏跳动得不规则。医生说她是长期工作劳累引起的惊悸，让她多休息，并没有开药。马女士不太放心，觉得还是找中医瞧瞧保险点。

经医生检查发现，马女士面无光泽，口唇色淡，舌淡红，苔白，脉细弱。根据马女士症状综合判断，这是心脾两虚而导致的惊悸。

病案分析

心脾两虚型惊悸是由于长期的忧思不解，或素体虚弱，导致脾胃虚损，气血生化不足。马女士由于心肌供血不足，而导致心跳加剧、心慌不安；心神失养则导致失眠多梦；气虚，则稍有活动即乏力倦怠；气血虚，则导致面色无光泽，口唇色淡；脾气虚，则食少，不易饥饿。

根据马女士这些症状我们可以选心俞、脾俞、中脘、神门、足三里来治疗。**心慌不安，心跳加剧，胸前闷痛可以选用心俞，心俞能补益心经的气血，有宁心静气的功效；多梦，睡眠质量不好可以选神门来益心安神；脾气虚而致没有胃口，食少可以灸脾俞，脾为气血生化之源，灸脾俞能使气血充足；中脘可以促进脾的健运；足三里是保健大穴，灸足三里能促进气血运行，增强正气，强壮身心。**

艾灸取穴

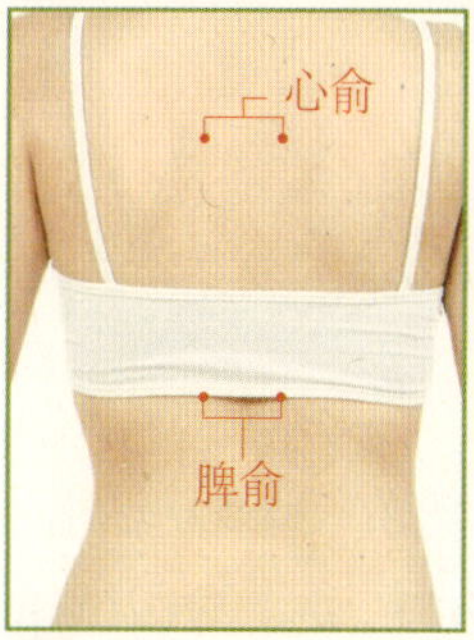

心俞治心痛、惊悸；脾俞治脾胃病。

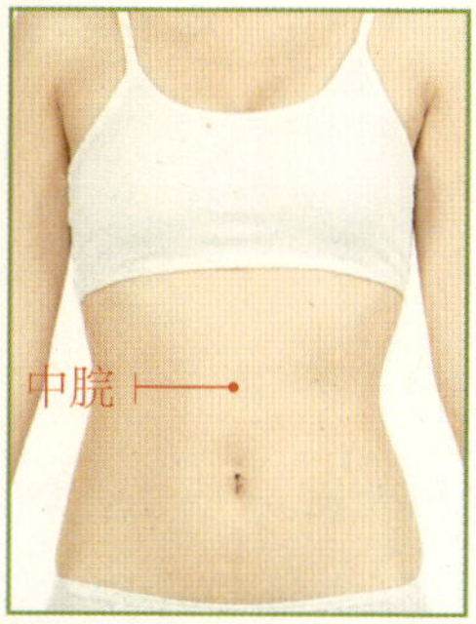

中脘治腹胀、食欲不振、消化不良。

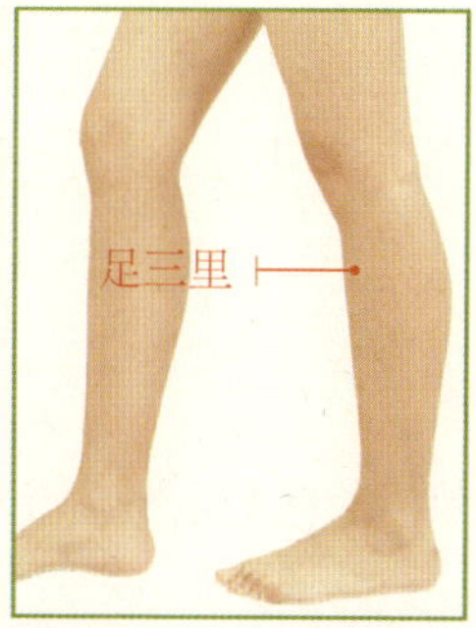

足三里治脾虚引起的食欲不振、口淡。

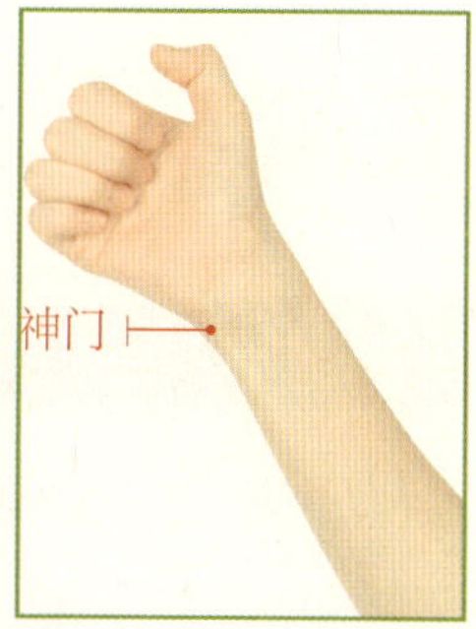

神门治心痛、心烦、惊悸、怔忡、健忘。

施灸方法

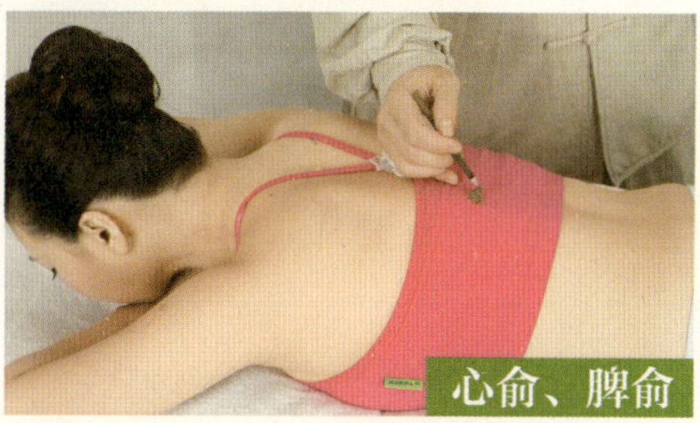

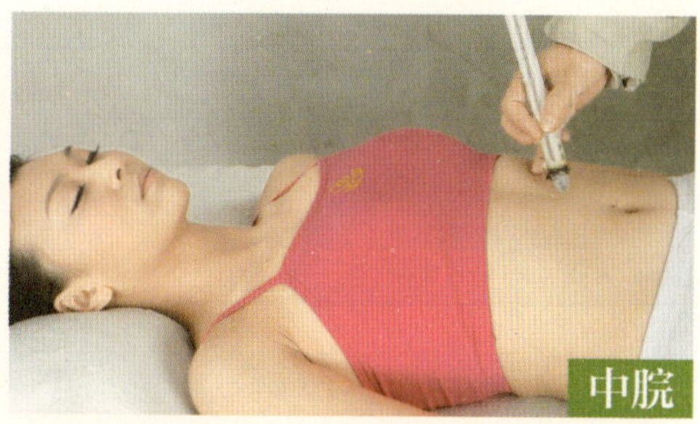

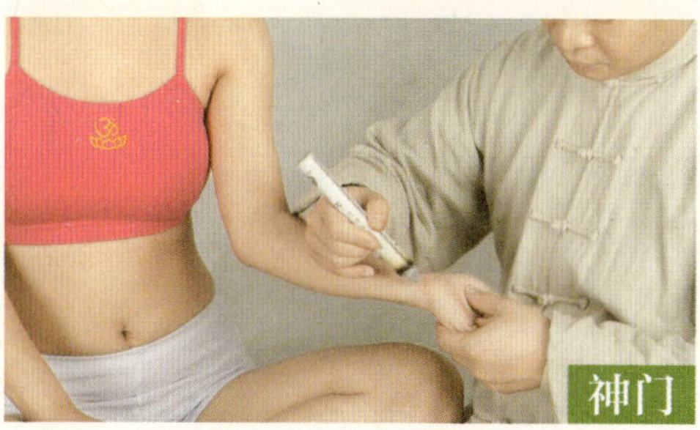

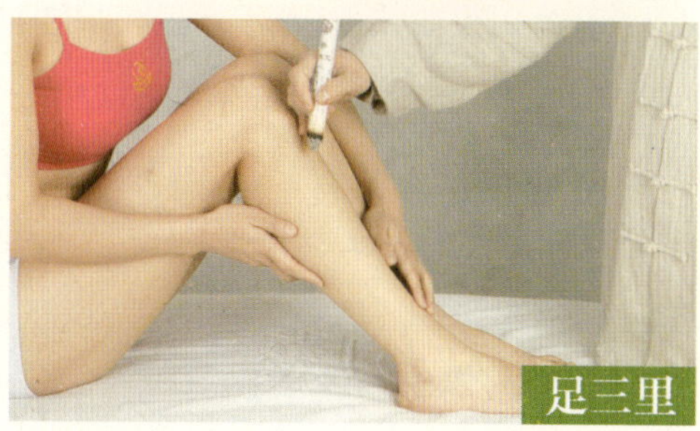

心俞、脾俞： 艾炷无瘢痕灸，用黄豆大艾炷，每穴 10 壮，以皮肤有灼热感为度，每日 1 次，10 次为 1 个疗程，缓解时或发作时都可以施灸。

中脘： 用艾条温和灸 5 ~ 10 分钟，以皮肤有灼热感为度，每日 1 次。

神门： 用艾条温和灸神门穴 5 ~ 10 分钟，每天 1 次。

足三里： 用艾条温和灸足三里穴 10 分钟，以皮肤有灼热感为度，每日 1 次。

失眠

典型案例

陈金陵，女，34 岁，白领。陈女士一直被失眠所困扰，白天由于没睡好觉，总是无精打采，干什么事都是力不从心，她已经失眠两年多了。两年前无明显诱因下出现失眠，主要表现为入睡困难，入睡需 1 ~ 2 小时，甚至整夜睡不着，晚上睡觉多梦，易醒，醒后需较长时间方能入睡，晚上睡觉 4 ~ 5 小时，日间乏力，心烦急躁，情绪控制尚可。平日陈女士出现口干口苦，并且早晨起来更明显，偶尔出现眼睛酸胀干涩，容易劳累。由于长时间的失眠，现在严重影响陈女士的生活，每次晨起感觉脑袋沉沉的，眼袋非常重，同事们都非常担心陈女士，让她赶紧去医院看看，于是她决定去找老中医治疗失眠。听医生说艾灸治疗失眠效果非常好，于是她每天睡前坚持做艾灸。陈女士现在睡觉特别香，不仅失眠治好了，而且还让她气色显得更加饱满，让她开心不已。

病案分析

陈女士失眠多梦，心烦急躁，眼睛干涩酸胀，是由于心肝火旺，惹扰心神之象。眼睛干涩是由于肝开窍于目，肝阴不足则虚火上炎，而引起眼睛干涩酸胀，甚则迎风流泪。心肝火旺，热扰心神，则心神不宁，心烦急躁，夜间难以入睡，艰难入睡后心火仍在，因此晚上睡觉多梦，且入睡时间短、易醒。失眠的产生，可能来源于年龄增长与工作压力的综合因素。

随着年龄的增长，肝肾阴阳日见衰退，女性以阴血为本，且存在每月生理性损耗，更易加重肝肾阴血不足。其次，陈女士为上班族，压力较大，日常思虑过多，也容易损耗机体阴血。诸多因素结合，导致陈女士反复失眠。

对于失眠可以选取以下穴位艾灸来改善。如神门、太溪、三阴交、大陵、脾俞、心俞、足三里等均可以有效调节睡眠。**神门可以宁心安神；太溪可以滋阴益肾；三阴交能补益三阴气血，阴盛自然安眠；心俞可以补益心经气血；大陵可以清心通络；脾俞可以调节气血，补气虚；足三里可以强身健体，提高免疫力。**

艾灸取穴

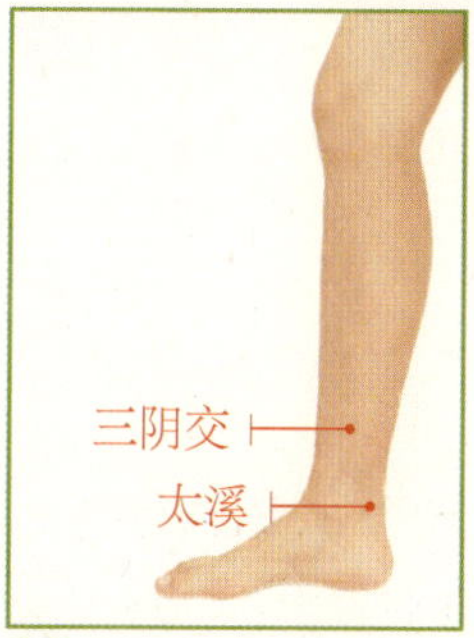

均可治疗失眠、多梦、健忘。

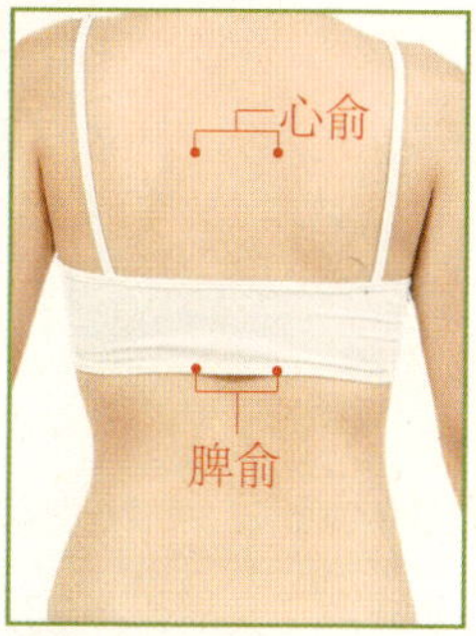

均可治疗失眠、心悸等心神疾病。

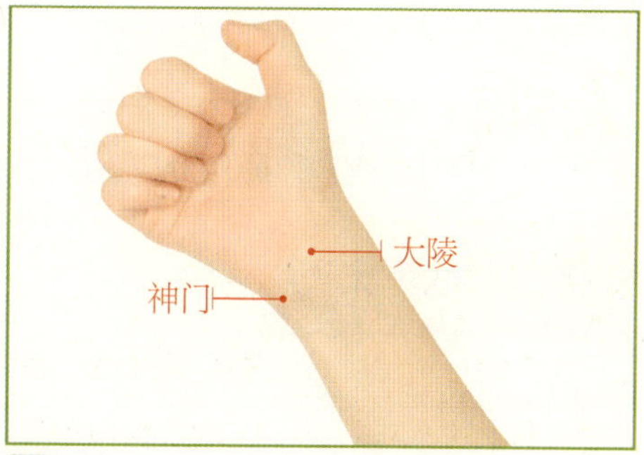

神门治失眠、痴呆、癫痫等心与神志病症；大陵治心痛、心悸、惊悸。

施灸方法

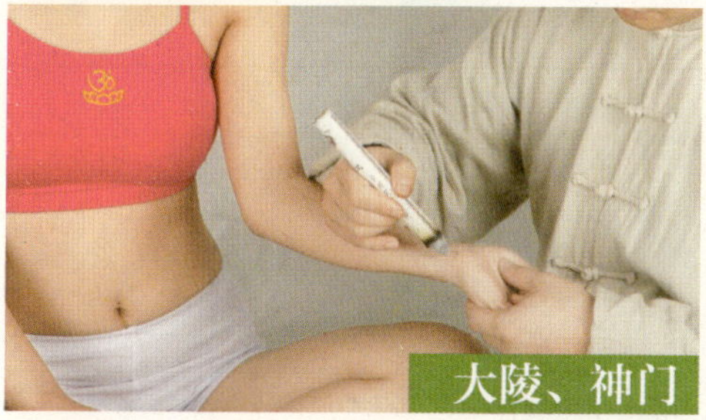

大陵、神门

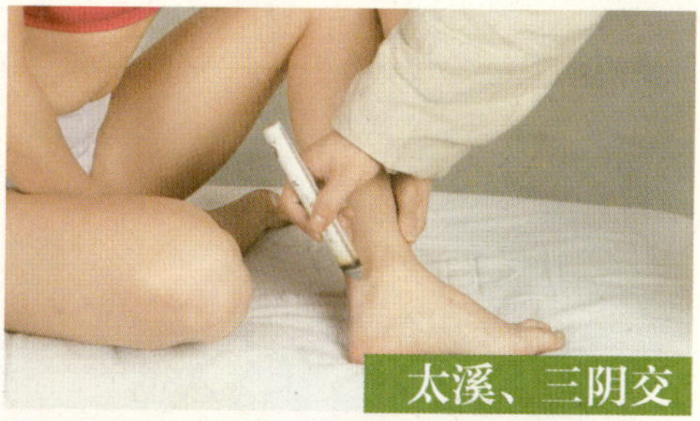

太溪、三阴交

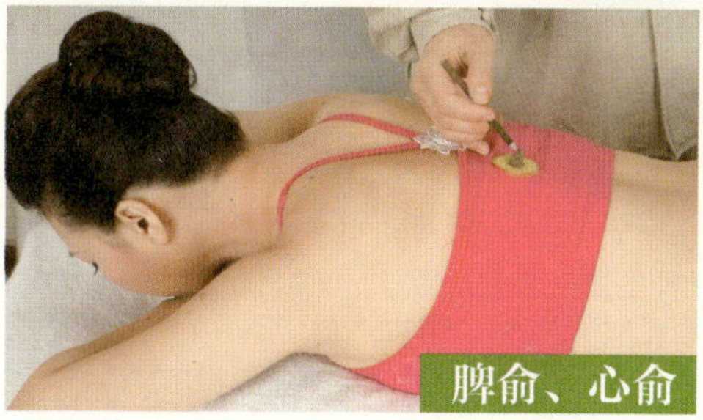

脾俞、心俞

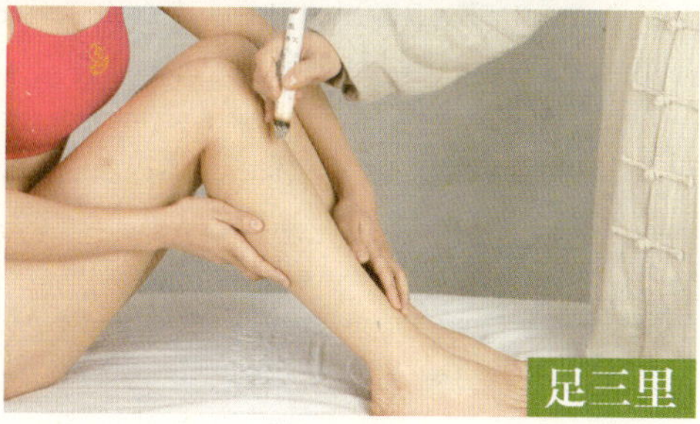

足三里

神门、大陵： 用艾条温和灸神门穴和大陵穴各 5 ~ 10 分钟，每天 1 次。

太溪、三阴交： 艾条温和灸，每穴 15 分钟，灸至局部温热为度，每日 1 次，10 次为 1 个疗程，精神紧张或身体劳累时可以灸 1 ~ 2 个疗程。

脾俞、心俞： 艾炷隔姜灸，用黄豆大小艾炷，每穴灸 5 ~ 7 壮，至皮肤有灼热感时移除。

足三里： 用艾条温和灸足三里穴 10 分钟，至皮肤有灼热感时移除。

预防和护理

睡觉时选择舒适、有利于病情的睡姿，有助于安睡。睡眠时间一般应维持 7 ~ 8 小时，但不一定强求，应视个体差异而定。长期失眠者可以适当的泡脚，脚被称为人的“第二心脏”，专家指出，在冬季坚持泡脚和足部按摩，对治疗失眠效果很好。

民间偏方

醋泡脚

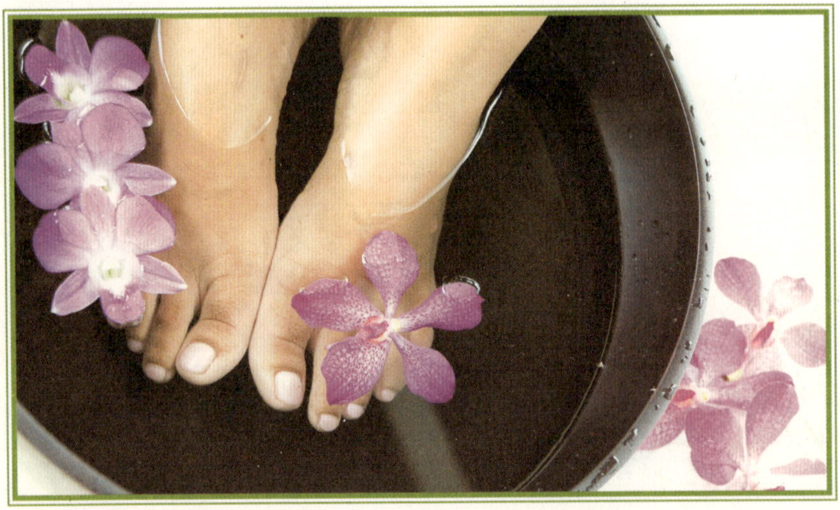

材料：白醋或苹果醋

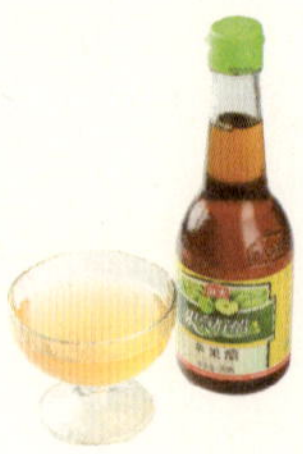

主治：促进血液循环，改善失眠、多梦、健忘等症。

治法：在温水中滴入醋，放入双足浸泡 20 ~ 30 分钟，以足部温暖舒适为宜。同时可以放一些舒缓的音乐，有助于睡眠。

用法：每天睡前 1 次。

便秘

典型案例

林佳于，女，29 岁，话务员。林女士比较懒，平日不愿意运动，一直坐着，并且上厕所还总爱玩手机。近些日子她发现在厕所蹲上半个小时都排不出大便，就算排出来，也是费了很大的力气，而且大便又硬又臭。严重的时候，连续三四天都排不出大便。每次便秘，总感觉肚子胀胀的，吃不下任何东西，脸上的痘痘也渐渐冒出来了。无奈之下，她只好去药店买了一盒清肠药，吃完后大便顺利排出来了。本以为好了，谁知几天后，她又便秘了！因为害怕老吃药对身体有损害，林女士不敢再吃了，心里很焦虑。经医生检查发现，她有点口臭，舌红苔黄；通过把脉，发现她脉弦数，属于胃肠燥热型便秘。这种便秘多表现为大便干结，数日排一次，腹胀腹痛，口干口臭等。

病案分析

大多数便秘与不良的生活习惯、饮食习惯和工作性质等因素有关。中医认为燥热内结，肠胃积热，或热病伤肠，肠道津枯，或乳食积滞，结积中焦，或气血不足，肠道失于濡润等，均可引起大便秘结。林女士如果想治疗便秘，就得改善饮食结构，改正不良的生活习惯。

平日林女士不喜欢运动而且上厕所玩手机，这些生活陋习，都是导致便秘的因素，艾灸治疗的同时要改善生活习惯才能彻底治好。

治疗便秘我们可以选肾俞、天枢、大肠俞、支沟、足三里。**肾俞和大肠俞可以促进肠胃的蠕动，有效预防便秘，起到润肠通便的作用；天枢可以养血润燥，适用于热结便秘，化下焦湿热；支沟是治疗便秘的经验穴，支沟属于三焦经，它可以化下焦之热，清利三焦、通利肠腑，对于热结之便秘疗效极佳，因此这是便秘必备穴；足三里可以保护肠道，促进消化，帮助肠胃蠕动，防止便秘。**

艾灸取穴

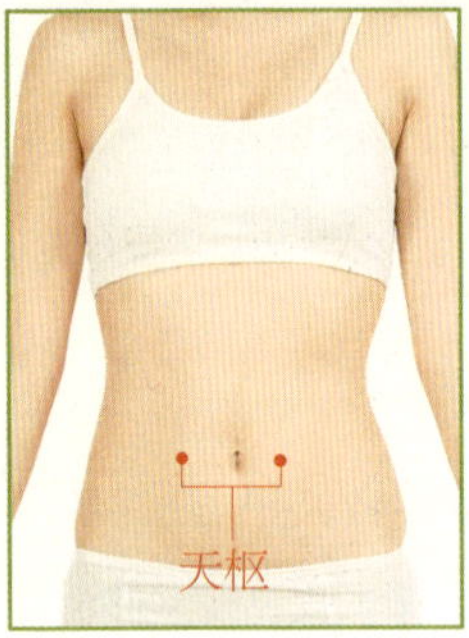

主治腹痛、腹胀、便秘、腹泻等胃肠病。

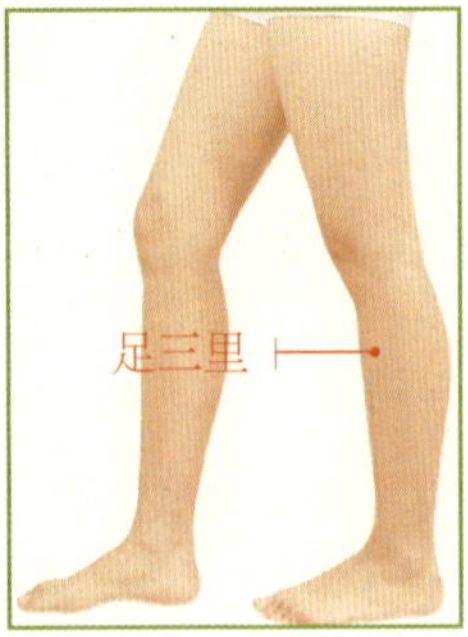

主治消化不良、泄泻、便秘、痢疾。

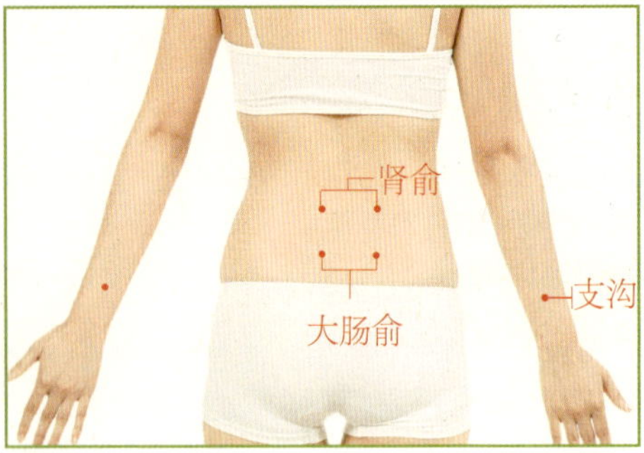

肾俞治肾阳虚；支沟治便秘；大肠俞治腹胀、腹泻、便秘、痔疮。

施灸方法

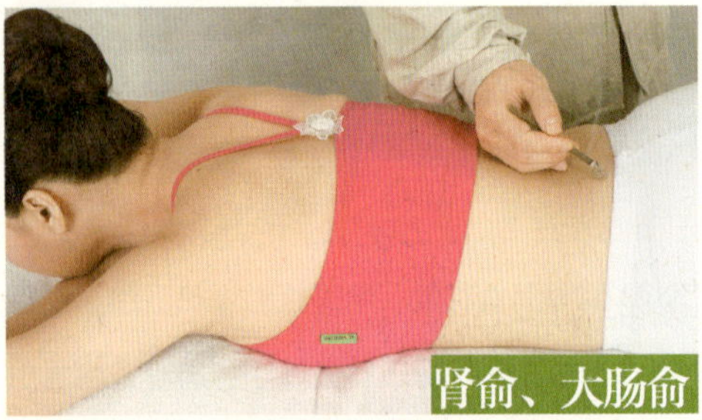

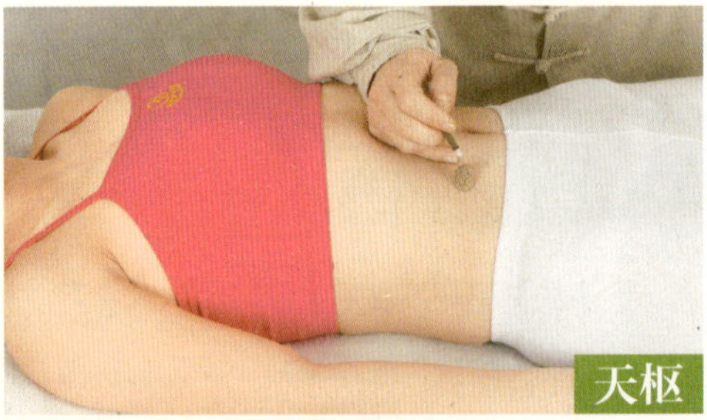

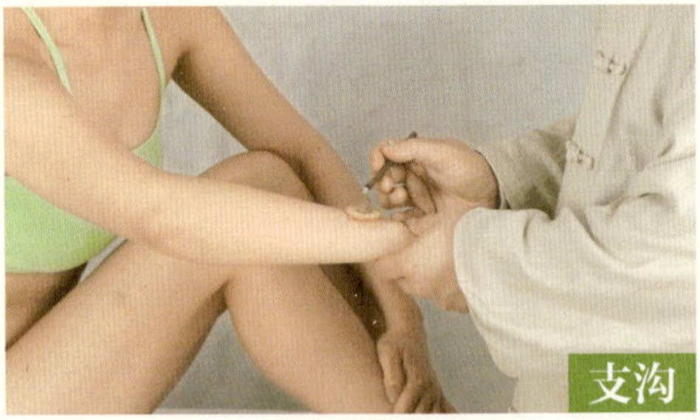

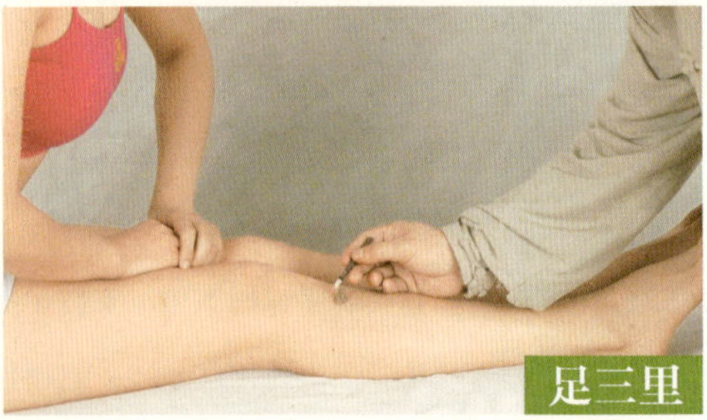

肾俞、大肠俞：艾炷无瘢痕灸，用黄豆大艾炷，每穴10壮，每灸完1壮即按压所灸穴位1次，每日1次。

天枢：艾炷无瘢痕灸，用黄豆大艾炷，灸治10壮，每灸完1壮即按压所灸穴位1次，每日1次。

支沟：艾炷隔姜灸，用黄豆大小艾炷施灸，灸治3～5壮，灸至局部潮红稍有辣感为度。

足三里：艾炷无瘢痕灸，用黄豆大艾炷，每穴10壮，每灸完1壮即按压所灸穴位1次。

预防和护理

避免进食过少或过于精细的食物，这些食物会减少对结肠运动的刺激造成便秘。避免排便习惯受到干扰，由于精神因素、生活规律的改变、长途旅行过度疲劳等未能及时排便的情况下，易引起便秘。避免滥用泻药，滥用泻药会使肠道的敏感性减弱，形成对某些泻药的依赖性，造成便秘。

民间偏方

银菊粥

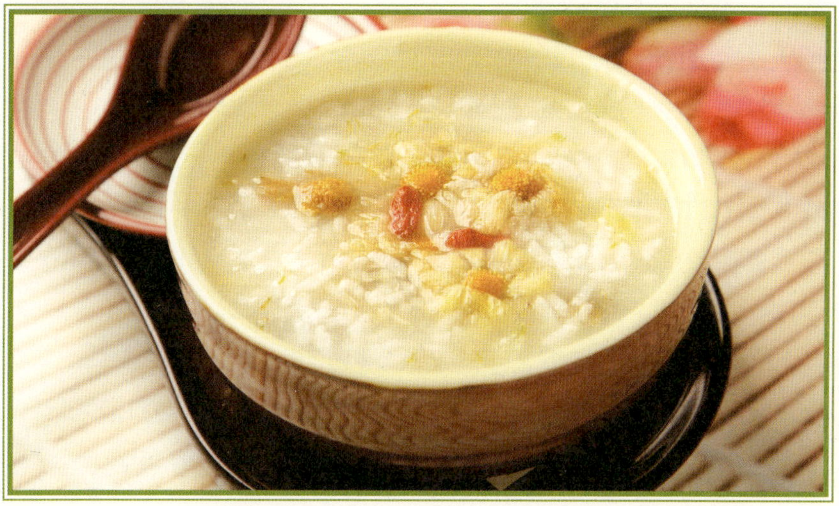

材料：金银花、杭菊花各 10 克，大米 50 克，枸杞 5 克

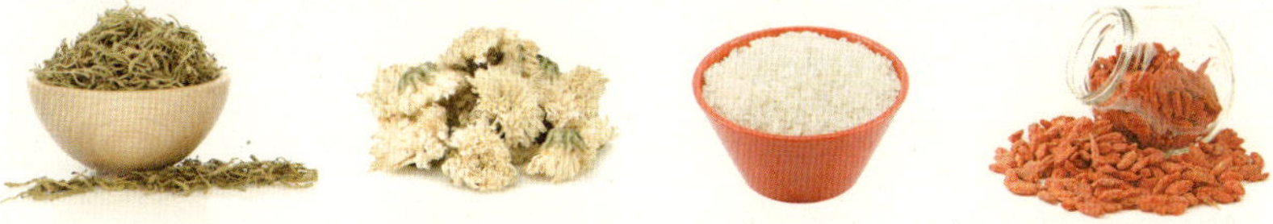

做法：将金银花、杭菊花择净，水煎取汁，纳入淘净的大米煮粥，待熟时调入白糖，放入枸杞，再煮沸即成。

主治：养血润燥，适用于热结便秘。

用法：每日 1 剂，连续服用 5 天。

消化不良

典型案例

徐莉，女，30 岁，销售部门经理。随着时代的发展，人们的生活节奏越来越快，所承受的压力也越来越大。压力，不仅给人们带来了心理上的负担，同时也带来了身体上的影响，消化不良就是其中最常见的问题之一。近年来出现消化不良症状的人日渐增多，尤其多发于从事金融、销售等工作压力较大行业的白领。徐女士从事销售工作有 3 年了，靠着自己的打拼，坐上了部门经理的位子。在旁人看来，她外表光鲜，收入可观，是人们羡慕的白领一族。可销售行业竞争激烈，压力大，她经常加班到深夜，没有固定的休息时间，为了节省时间多跑业务，她常常啃点面包应付一日三餐，饮食极其不规律，吃了这顿，忘记下顿。每个周末还要陪客户，餐桌上免不了大鱼大肉和酒水。慢慢地，她发现自己经常腹部鼓胀，吃不下饭，有时还会恶心、呕吐。刚开始她觉得不是什么大事，也未重视。等到严重时去买药吃，暂时好了，但没过几天，又出现消化不良。一个同事听说徐女士反复出现这种情况，便建议她找个中医想想办法。同事的建议下，徐女士去看了老中医。她跟医生说隔三差五地感到腹部胀痛、恶心，还没吃饭就打饱嗝。经医生检查发现她舌淡红，舌苔白，脉细弱，并告诉她由于中气不足而引起食欲不振导致的消化不良。

病案分析

消化不良在中医学属于“脘痞”“胃痛”“嘈杂”等范畴，常由于先天禀赋不足、饮食失节、外感湿邪等引起。多表现为饮食无味，食后上腹饱胀，恶心呕吐等。徐女士由于不良的生活习惯与饮食不规律而引发消化不良，虽然做了一个成功的白领，但是她日积月累的加班，没有固定休息时间，一日三餐应付，并且又暴饮暴食，这些习惯都会引起肠胃的伤害。

中医艾灸对于徐女士的消化不良具有良好的帮助，选取相关穴位坚持做艾灸，能改善消化不良，并且能够健脾养胃。如神阙、天枢、梁门、脾俞、足三里等穴对消化不良都有很好的疗效。**灸神阙能调理一身气血；灸天枢能调中和胃、理气健脾；梁门是胃经上的重要穴位，灸梁门能调理胃经经气；灸脾俞能调理脾胃机能，助消化；灸足三里能健脾补胃，增强脾胃运化水湿的功能，促进脾胃的消化。**

艾灸取穴

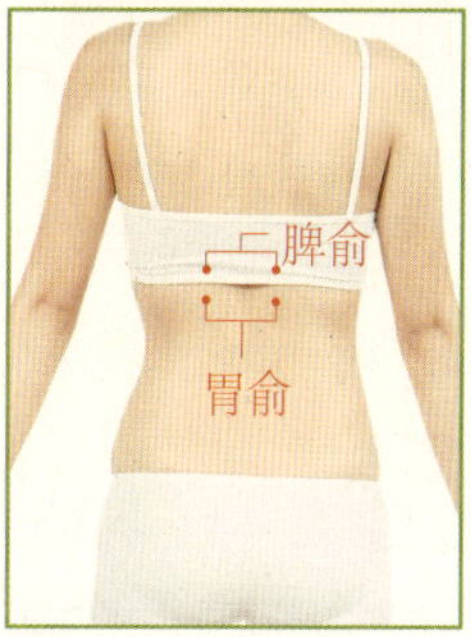

均可治疗消化不良、恶心、呕吐。

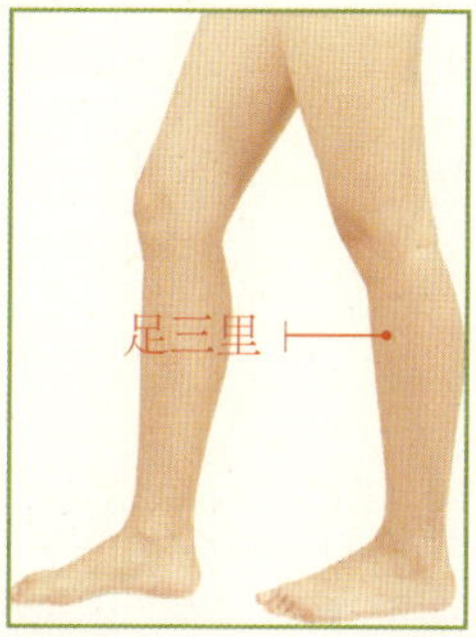

足三里可作为保健穴保护肠胃。

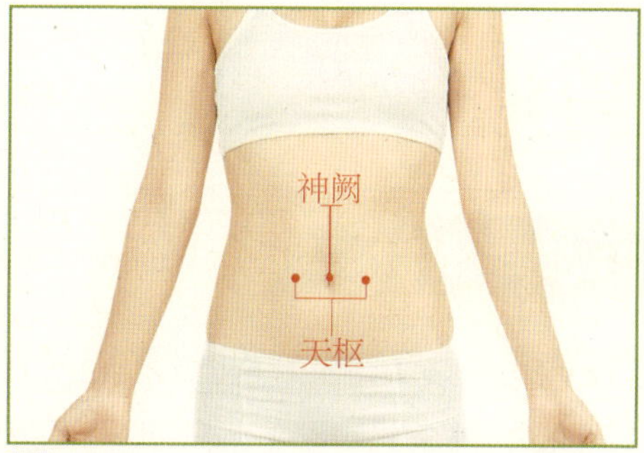

神阙治疗胃炎、肠炎、痢疾、尿潴留；天枢治疗急慢性胃炎、急慢性肠炎、阑尾炎。

施灸方法

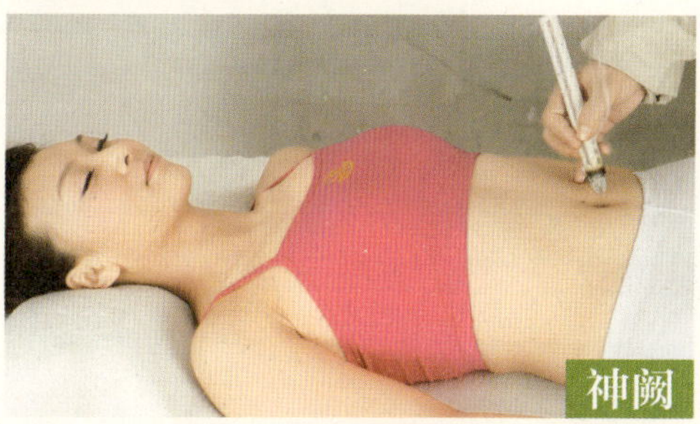
神阙

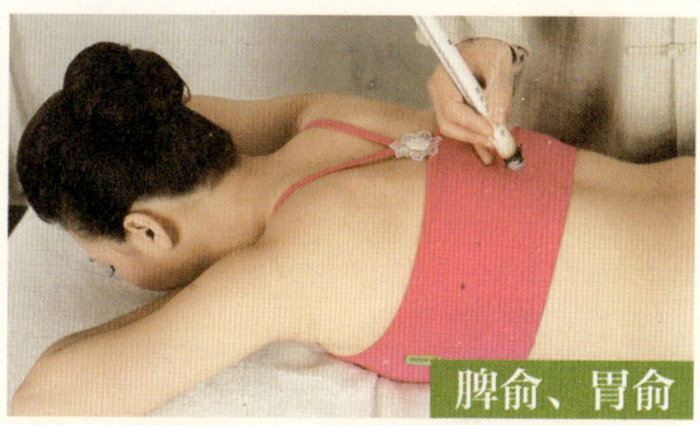
脾俞、胃俞

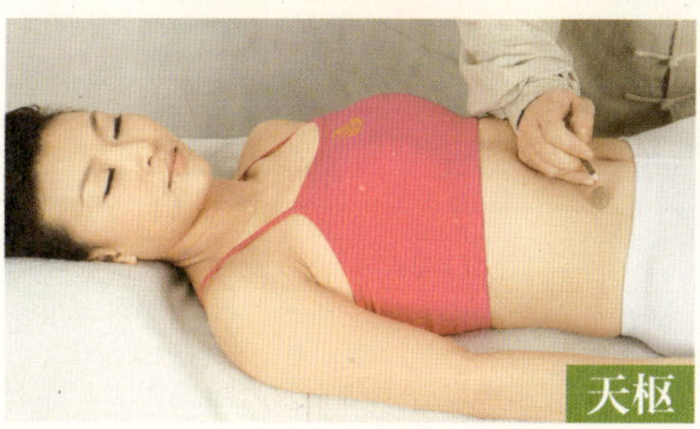
天枢

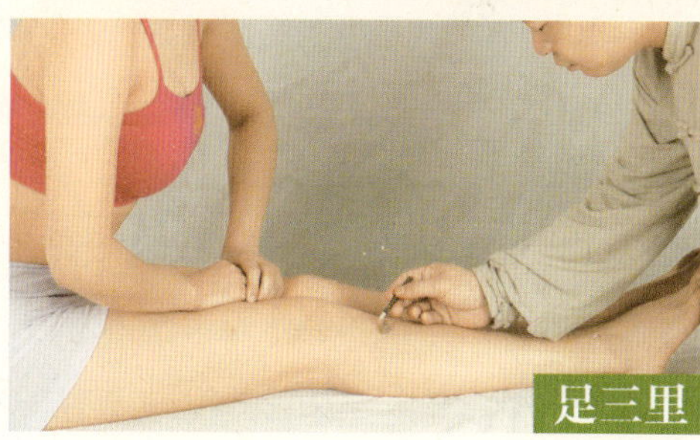
足三里

神阙：艾条回旋灸，每穴 10 ~ 15 分钟，以局部红晕温热为度，每日 1 次。

脾俞、胃俞：用艾条温和灸脾俞穴和胃俞穴 5 ~ 10 分钟，每日 1 次。

天枢：艾炷无瘢痕灸，用黄豆大艾炷，每穴 10 壮，以皮肤有灼热感时为度，每日 1 次，10 次为 1 个疗程，缓解时或发作时都可以施灸。

足三里：艾柱无瘢痕灸，用黄豆大艾炷，每穴 10 壮，以皮肤有灼热感时为度，每日 1 次。

胃痛

典型案例

芳芳，女，19 岁，学生。芳芳从小脾胃虚弱，稍不注意就会胃痛，经常痛得她难以忍受。刚开始父母带去医院看，跑遍所有医院，治疗的效果都不理想，痛的厉害的时候只能靠止痛片缓解。无奈之下，芳芳父母尝试用艾灸给女儿治疗。

第一次用艾灸给女儿治疗，效果特别的好。芳芳喝了几次凉酸奶之后，终于在一次吃完蒸面之后胃痛爆发了。胃痛的时候连水都不能喝，蜷在床上两天。平日芳芳胃脘隐痛，遇寒冷或饥饿时疼痛加剧，得温暖或进食后则缓解。而且喜温暖，喜按揉，或稍食生冷食物，即有腹泻、腹痛严重。并且伴有面色差，稍有活动即感神疲，平日芳芳手脚总是冰凉，怕冷。

经医生检查，芳芳舌淡，苔白，感觉到虚弱的脉象。综上症状所分析芳芳是因为胃寒引起的脾胃功能失调，而引起脾胃虚寒型胃痛。

病案分析

脾胃虚寒型胃痛是由于频繁地过食生冷，或长期服用寒凉药物，或素体阳虚，导致脾胃阳虚，为寒证。芳芳胃中寒冷，就会导致脉络凝滞不通，引起胃脘隐痛，遇寒冷或饥饿时疼痛加剧，得温暖或进食后则缓解。

平日要多注意寒凉食物，像芳芳这种体质的人不适宜吃凉的，并且做艾灸重在坚持，艾灸期间避免寒凉食物，要不然会加重病情。根据芳芳病情我们可以选取神阙、中脘、胃俞、足三里来治疗。**中脘位于腹部，灸中脘能直接缓解胃部虚寒症状；神阙可以补阳气，芳芳阳虚体质，导致脾胃阳虚，因此要温补脾阳；灸胃俞能调理胃肠、补益和中、调理脾胃；足三里作为保健穴，在治疗胃痛时候必不可少，灸足三里能补益脾胃气血，保护和预防胃痛的复发。**

艾灸取穴

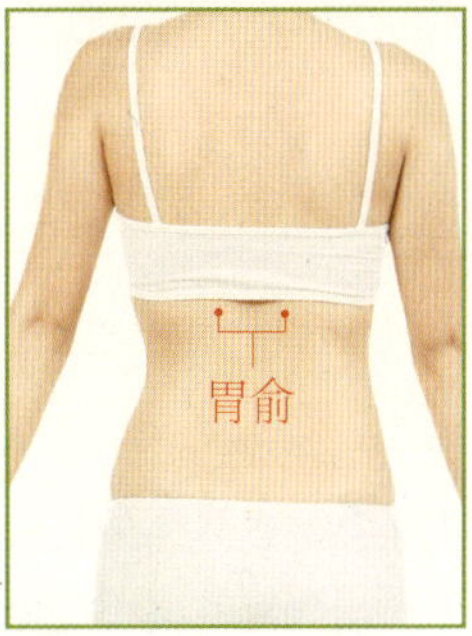

主治胃脘痛、呕吐、肠鸣等脾胃疾患。

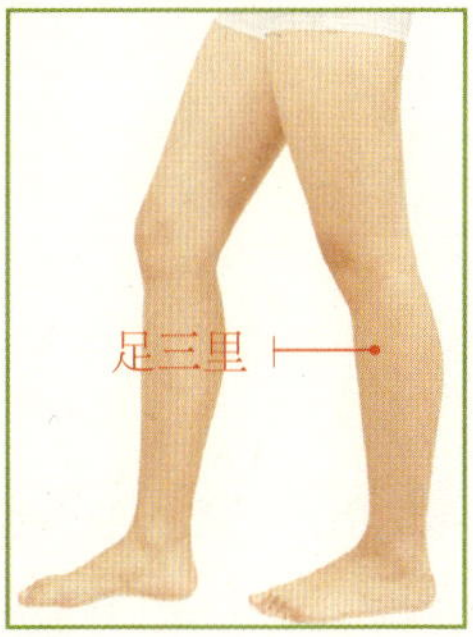

主治胃痛、呕吐、消化不良、便秘、痢疾。

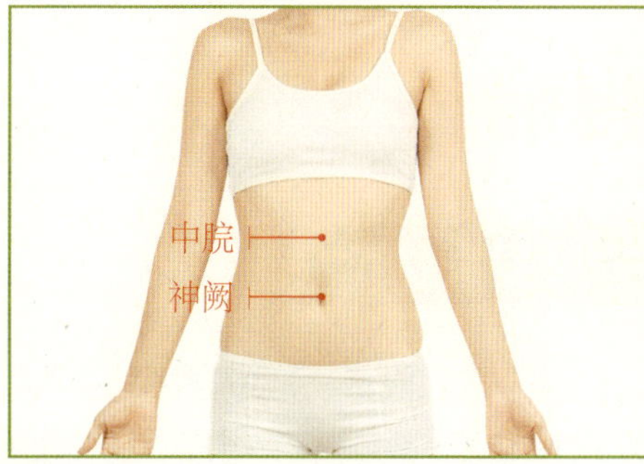

中脘主治消化不良、胃脘疼痛、胃炎；神阙治疗胃炎、肠炎、痢疾、尿潴留。

施灸方法

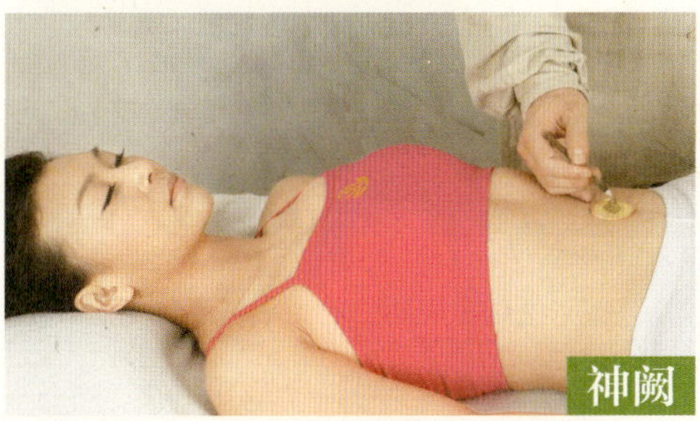

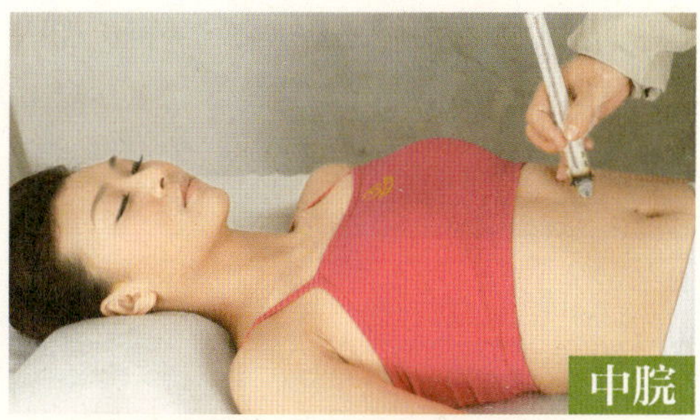

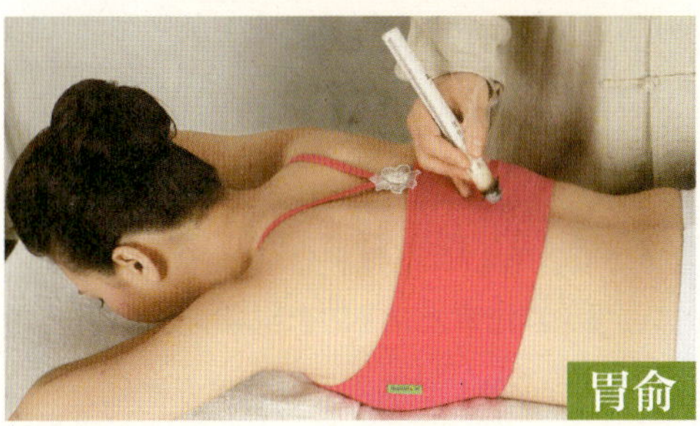

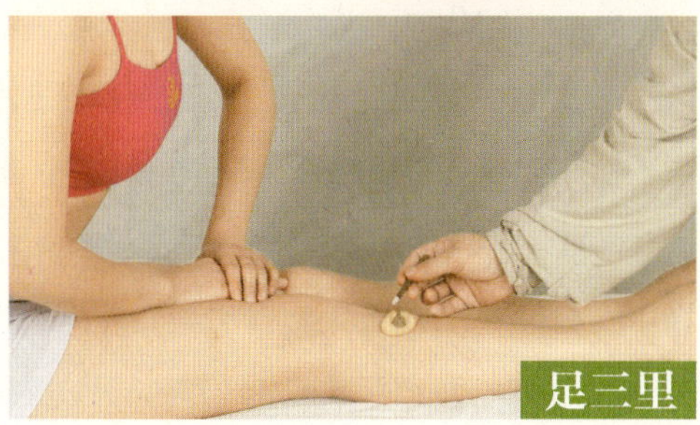

神阙：艾炷隔姜灸，用黄豆大小艾炷施灸，每穴 3 ～ 5 壮，灸至局部红晕稍有辣感为度，每日或隔日 1 次。

中脘：艾条回旋灸 10 分钟，以局部红晕温热为度，每日 1 次。

胃俞：艾条温和灸 10 分钟，以患者感到舒适无灼痛感、皮肤潮红为度，每日 1 次。

足三里：艾炷隔姜灸，用黄豆大小艾炷施灸，每穴 3 ～ 5 壮，灸至局部红晕稍有辣感为度。

腹痛

典型案例

段成，男，30 岁，杂志社编辑。每天坐在电脑面前工作八个小时以上，平时喜欢吃辛辣、油炸的食品，不爱运动。有一天下班回家，外面下了一场大雨，段先生回家的时候着凉了，导致那天晚上肚子疼的直打滚，还加上便秘，整个人都显得非常憔悴。随后在家休息几天，见好转就没有太在意，继续暴饮暴食。近些日子他发现身体出现了一点小毛病，时不时的腹痛，并且还发现便秘更加严重，还有口臭。

经上医院医生检查，发现段先生面色委黄，舌红，苔黄腻，并且脉滑数。综上症状表示段先生是湿热壅滞型腹痛。

病案分析

腹中有肝、胆、脾、肾、大小肠、膀胱、胞宫等脏腑，也是足三阴、足少阳、手足阳明、冲、任、带等经脉循行之处，任何一脏或一经失调，即可引发腹痛。虽然腹痛的病因很多，但最常见的多为外感风寒，邪入腹中，凝滞经脉，不通则痛；或像段先生一样暴饮暴食，导致脾胃运化无权，阻滞中焦气机，不通则痛；还有可能是进食不洁，寒凝经脉，不通则痛；脾胃阳气虚弱，气血产生不足，经脉脏腑失其温养，不荣则痛所致。湿热壅滞型腹痛为热证、实证，其发生或由于过食肥甘厚腻或辛辣食物，滋生湿热，蕴结胃肠；或本属湿热体质，湿热又流注下焦，发为腹痛。

段先生平时喜欢吃辛辣、油炸的食品，导致湿热内生，蕴结胃肠，又加上回家的时候着凉了，寒邪侵入体内，因而导致腹痛。此外，湿热壅滞肠胃还出现便秘、口臭等症状，而便秘也会导致腹痛症状。

我们可以选中脘、天枢、足三里、阴陵泉、公孙来做艾灸，缓解腹痛，调理肠胃。**腹痛难忍可以选择天枢穴来缓解疼痛，天枢位于腹部，灸天枢能让热量直达病处，缓解腹痛症状；中脘改善便秘，还可以治疗慢性腹痛，有效增强脾胃功能，从而运化有力，解决湿热壅滞；阴陵泉是脾经的合穴，灸阴陵泉可以起到健脾除湿的作用；公孙能健脾胃，还能降郁热；足三里健脾补胃，增强脾胃运化水湿的功能。**

艾灸取穴

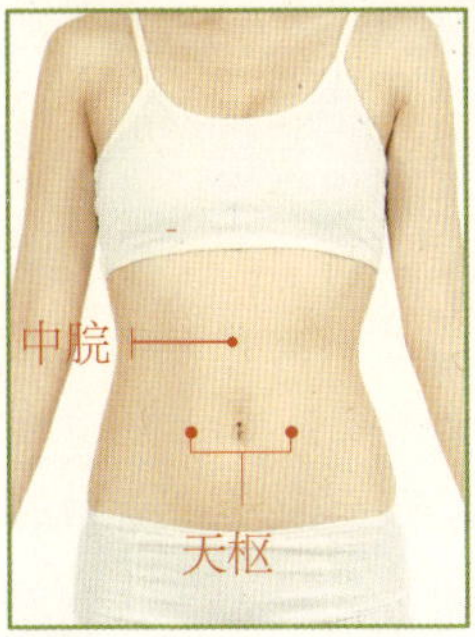

均可以治疗腹痛、腹泻、腹胀。

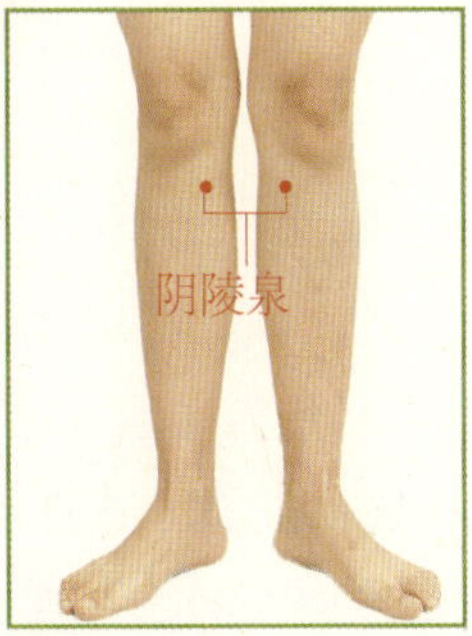

主治腹胀、腹泻、水肿、黄疸。

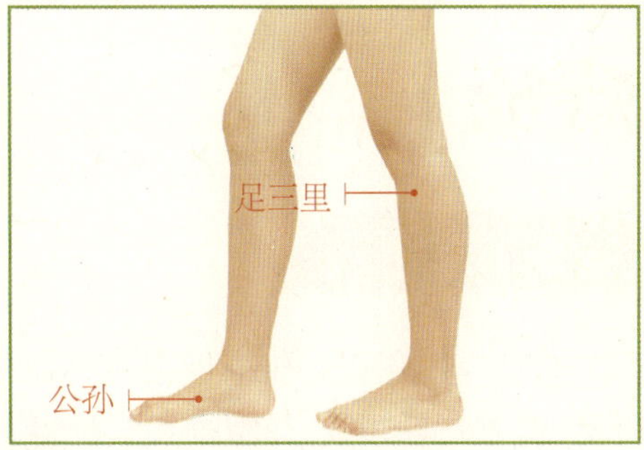

足三里主治肠鸣、消化不良、泄泻、便秘、痢疾；公孙治胃痛等脾胃肠腑病症。

施灸方法

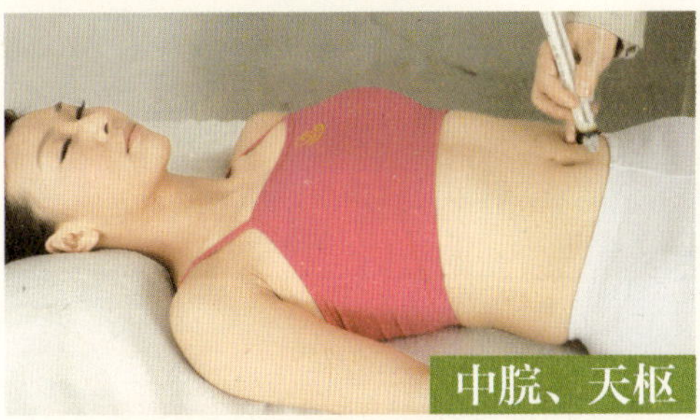
中脘、天枢

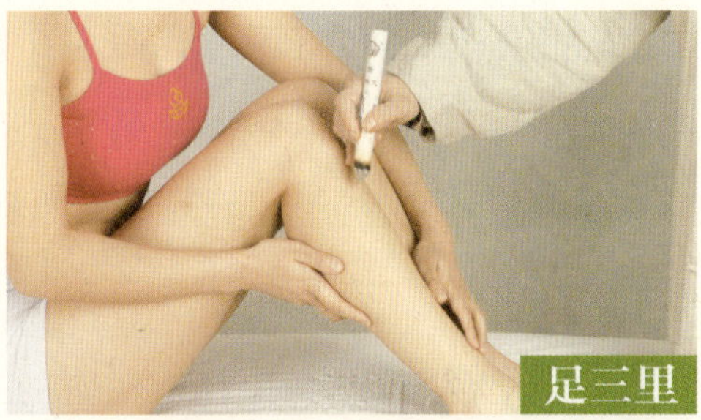
足三里

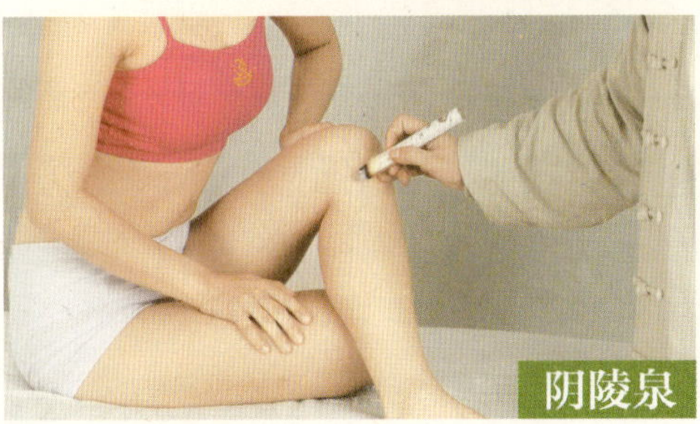
阴陵泉

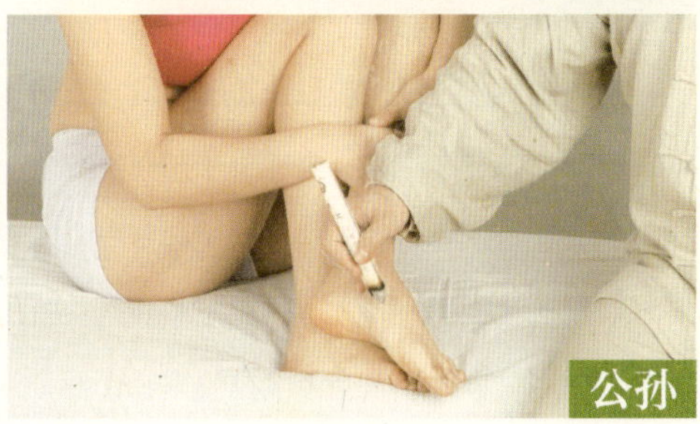
公孙

中脘、天枢： 艾条温和灸，每穴15分钟，灸至局部温热为度，每日1次，情绪不稳定时施灸以预防，平时应长期坚持施灸保健。

足三里： 艾灸足三里是以温和灸为主，尽量不要发生灸疮。

阴陵泉： 用艾条温和灸阴陵泉穴5～10分钟，每日1次。

公孙： 用艾条温和灸公孙穴5～10分钟，每日1次。

痔疮

典型案例

张丽，女，28岁。离开大学有5年时间了。毕业后，她一直在一家外企上班，长相标致的她是公司里公认的美女。与许多上班族一样，她每天工作8小时，除了喝水、上厕所之外，基本上不运动。但最近却发生了一件让她难以启齿的事，她感觉肛门周围有轻微的胀痛，大便时还出血，更让她无法接受的是有时肛门处会有东西突出来。通过上网查询，才知道自己得了痔疮。这下，她急得不知所措，本打算抽空到附近的医院检查一下，但是一想到要在医生面前脱裤子，害羞的她又打消了这个念头。就这样，一拖就是几个月。这段时间里，缠人的痔疮没少让张丽遭罪，工作上也变得心不在焉。在朋友的鼓励和陪同下，她鼓起勇气去了中医院接受治疗。一进门，张丽就问医生："医生，痔疮需要动手术吗？"医生说："痔疮主要是胃肠燥热，湿热下注，瘀血积聚不得以散发的结果，如果改变饮食结构，保持大便通畅，辅以适度锻炼，并通过艾灸慢慢改善，便可彻底摆脱痔疮，不用承受手术的折磨和风险。"张丽长长地舒了一口气。

病案分析

痔疮是人体直肠末端黏膜下和肛管皮肤下静脉丛发生扩张和屈曲所形成的柔软静脉团。多见于经常站立者和久坐者。张丽由于长时间坐着，并且不善于运动也是导致痔疮的重要原因。患了痔疮后要注意饮食规律，尽量避免痔疮发作。要多吃水果、蔬菜等含膳食纤维的食品，多喝水，多吃菠菜、黑木耳、番薯、金针菇、香蕉等；忌食辛辣、肥腻、煎炒、熏烤之品及发物，如辣椒、蒜、葱、羊肉等，忌食烟酒。久坐办公室者，要劳逸结合，工作1～2小时后，应适当走动10～15分钟。平时可选择跑步、太极、健身操、工间操等活动项目，促进血液循环和胃肠蠕动，减少盆腔充血和痔疮发作，同时有意识地做一些提肛运动。面对这类痔疮我们可以用艾灸方法治疗，选一些清热的穴位，如曲池、合谷、血海、大椎、承山。**首先灸曲池能通络活血、润肺清热、活血利水；灸合谷能通经活络、清热解表；灸血海能理血活血，从而使热随血解；灸大椎能清解蕴热；承山是治疗痔疮的神奇穴位，能促进人体气血升降循环。**

艾灸取穴

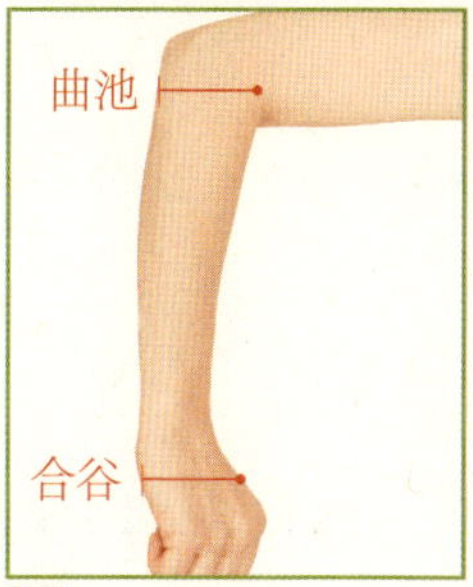

均可清热泻火，治疗热证。

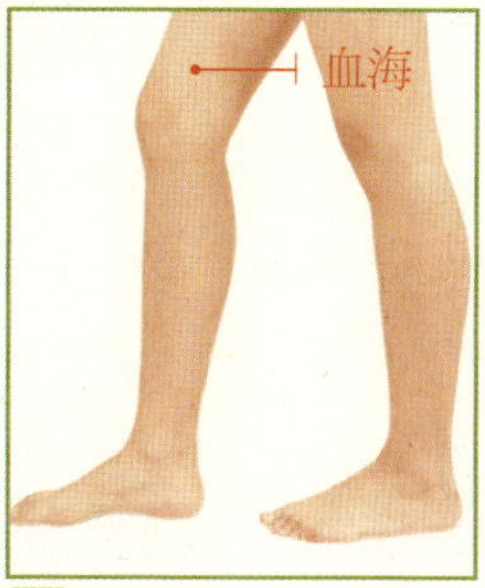

调理脾胃大肠功能，改善痔疮、便秘。

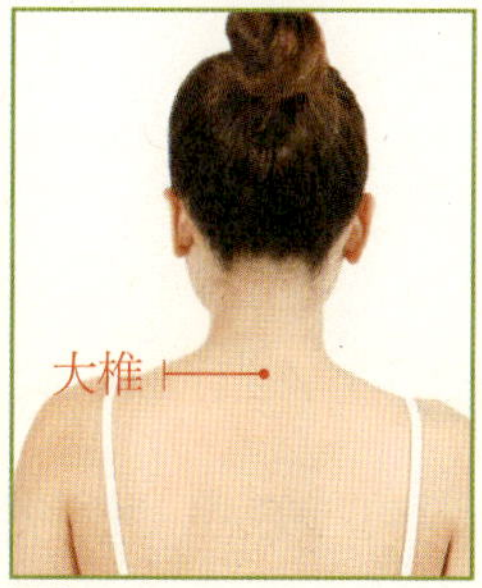

总督一身之阳，通调督脉。

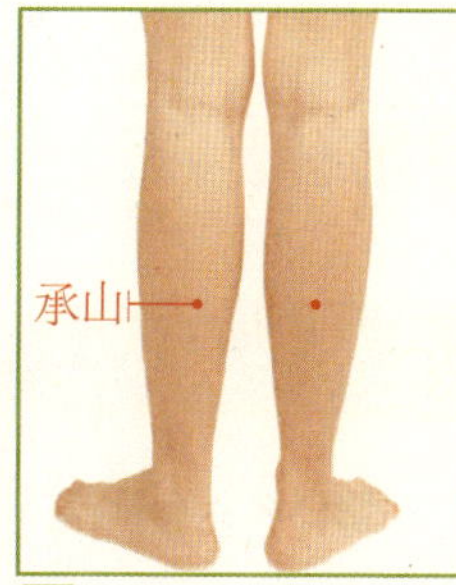

主治腰痛、腰膝酸软、痔疮、便秘、腿痛。

施灸方法

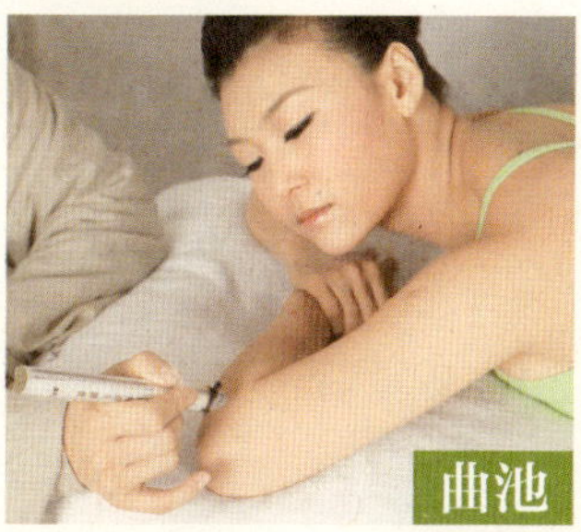

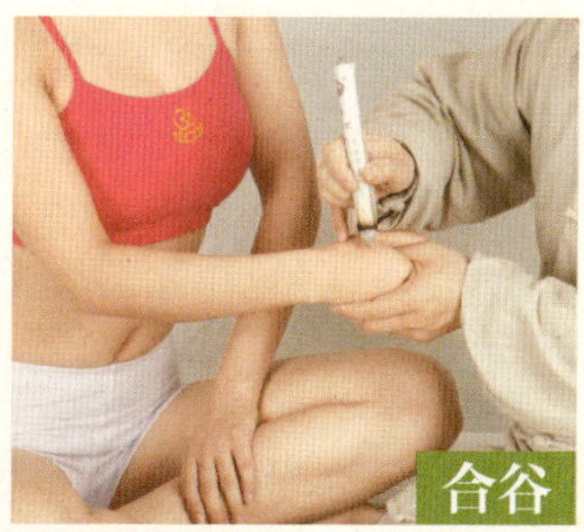

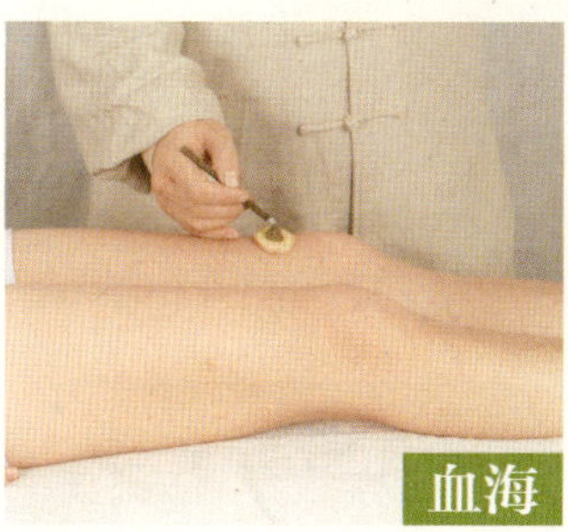

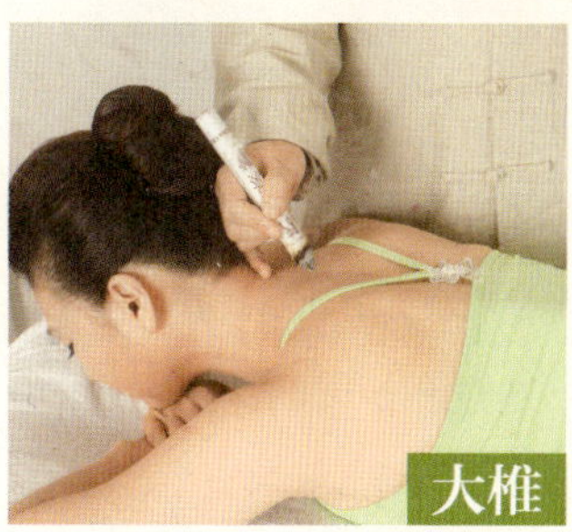

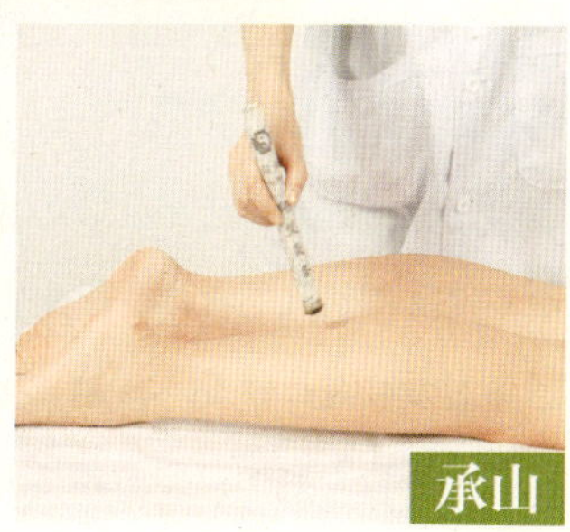

曲池： 艾条雀啄灸曲池穴 10 ~ 15 分钟，以穴位红晕灼热为度。

合谷： 艾条雀啄灸合谷穴 10 ~ 15 分钟，以穴位皮肤潮红为度。

血海： 艾炷隔姜灸，将生姜切成 2 毫米厚的生姜片，每穴 5 ~ 7 壮，灸至局部红晕温热为度。

大椎： 用艾条温和灸大椎穴 10 ~ 15 分钟，1 天 1 次。

承山： 用艾条温和灸承山穴 10 分钟，1 天 1 次。

腹泻

典型案例

彭冬冬，男，12 岁。这天，彭先生夫妻俩把孩子送到医院，焦急地跟医生说，孩子拉肚子了。医生问是什么情况，彭先生说：“孩子一直很喜欢吃雪糕，一下子吃了 2 个雪糕，之后又吃了西瓜和一些小零食”。由于家里就一个孩子，孩子要什么就给什么，于是没想那么多就买了一大推零食给孩子吃，结果冬冬晚上就开始拉肚子，还出现了呕吐的情况，可把彭先生急坏了。医生见冬冬神疲倦怠，舌苔厚腻，脉滑。医生问了排便情况怎么样，彭先生说大便很稀，今天已经第 3 次了。了解基本情况后，医生告诉彭先生，冬冬是伤食腹泻了。

病案分析

一般小儿腹泻比较常见，中医认为，小儿腹泻可分为风寒、湿热、脾虚、伤食四种，所以治疗也要从这四个方面进行辨证论治。风寒泄泻主要由于外感风寒或过食生冷食物，致使寒邪滞留于肠胃引起，治疗应疏风散寒、化湿止泻。湿热泄泻常见于夏秋季节，多因肠胃积热、外受暑湿而致，治疗应该清热利湿、安肠止泻。小儿胃肠发育还不健全，脾气虚弱，运化无力，可导致腹泻，久病也会导致腹泻。

伤食泄泻多见于小儿，一年四季均可发生，可由于过食或辅食增添不当引起，表现为大便酸臭，伴有不消化的食物，腹痛，不思饮食。小儿本身脾胃发育不健全，运化能力弱，上述病例中，冬冬过食寒凉，饮食不节制，因而脾胃损伤引起腹泻。

对于腹泻我们可以取相关穴位艾灸治疗，如大肠俞、神阙、合谷、足三里这些穴位都有很好的止泻功效。**灸大肠俞能调理肠胃功能，减轻腹痛泄泻症状；神阙位于肚脐正中，灸神阙对腹痛肠鸣有很好的缓解作用，且能补益气血；灸合谷通经活络、清热止痛，能有效缓解腹痛；灸足三里能生发胃气、燥化脾湿。**

艾灸取穴

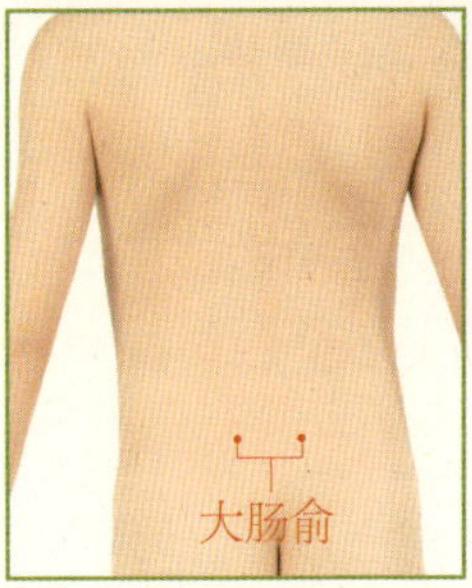

主治肠炎、阑尾炎、消化不良、腹胀。

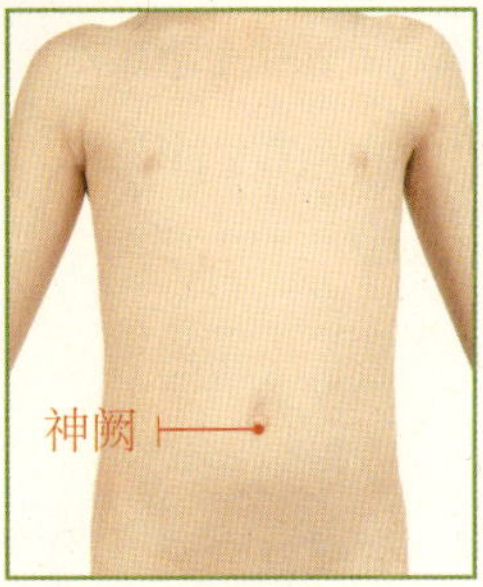

主治胃炎、肠炎、痢疾、尿潴留。

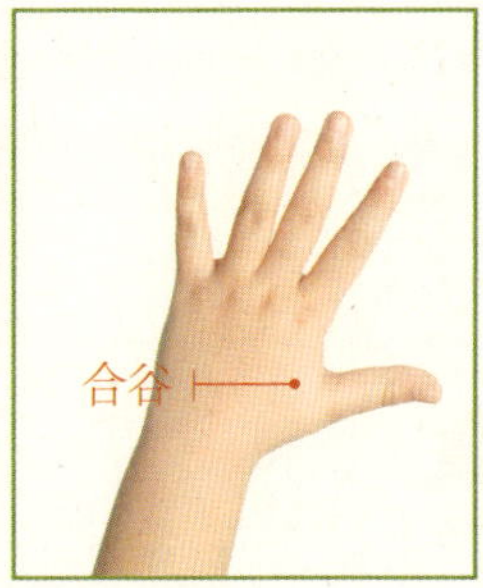

主治疟疾、胃痛、脘腹疼痛、呕吐。

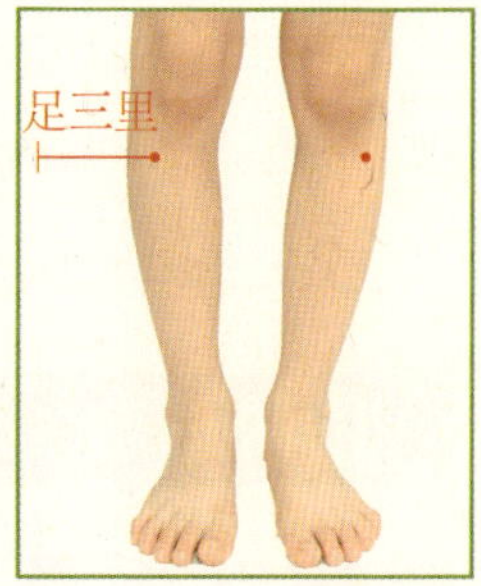

主治消化不良、腹胀、腹痛、食欲不振。

施灸方法

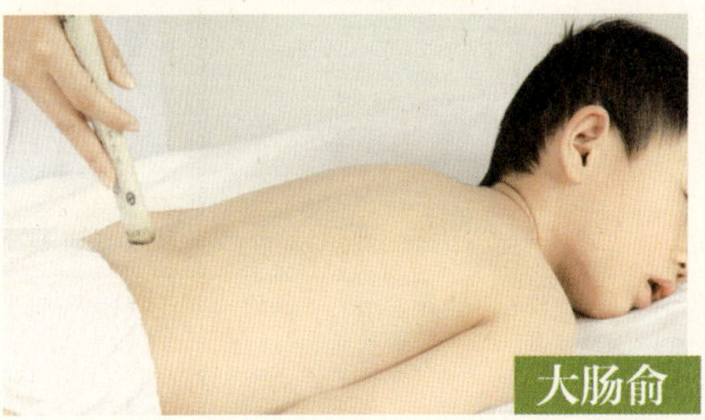

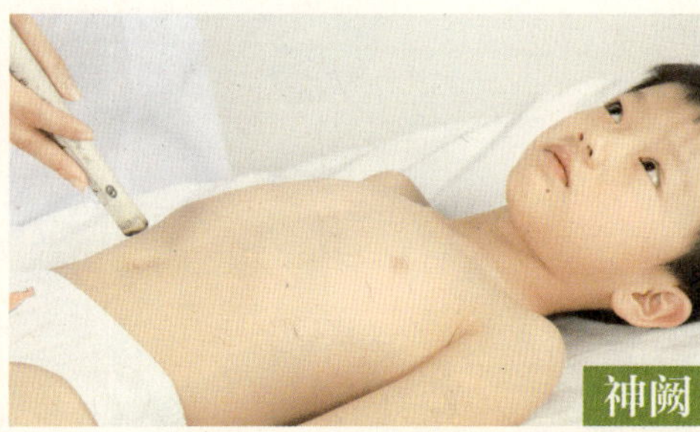

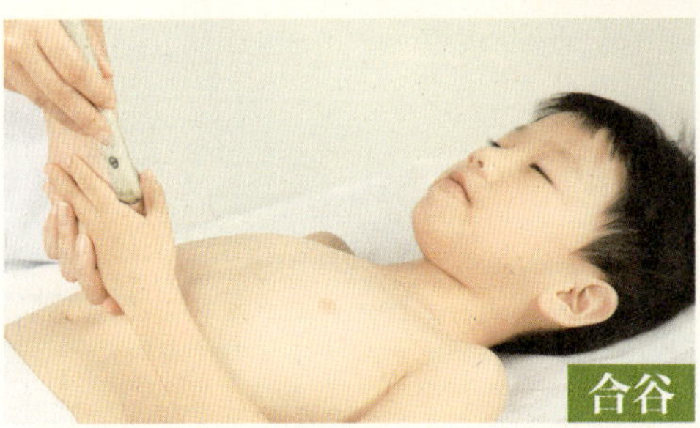

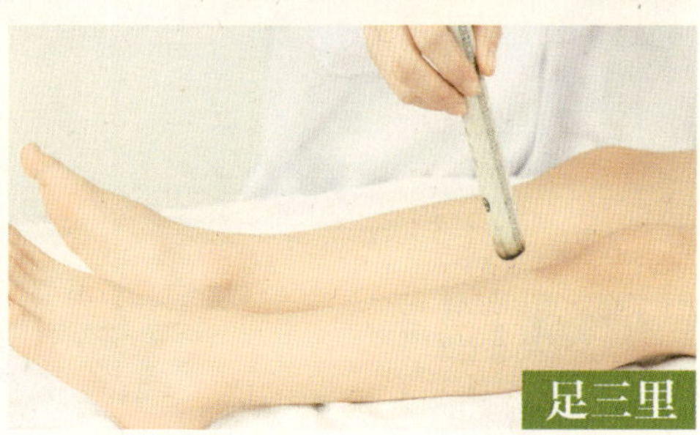

大肠俞： 用艾条温和灸 5 ~ 10 分钟，每日或隔日 1 次。

神阙： 用艾条温和灸神阙穴 10 分钟，有灼热感时移除，每日或隔日 1 次。

合谷： 用艾条温和灸 5 ~ 10 分钟，至受灸者感觉局部温热舒适而不灼烫为宜，每日 1 次。

足三里： 用艾条回旋灸 10 分钟，每日 1 次。

预防和护理

注意饮食卫生，不暴饮暴食，不吃腐败变质食物，不喝生水、冷水等；饮食要清淡易消化，不宜吃甜、冷、肥腻的食物；某些食物进食后会引起泄泻者，应忌食。

民间偏方

陈皮红枣茶

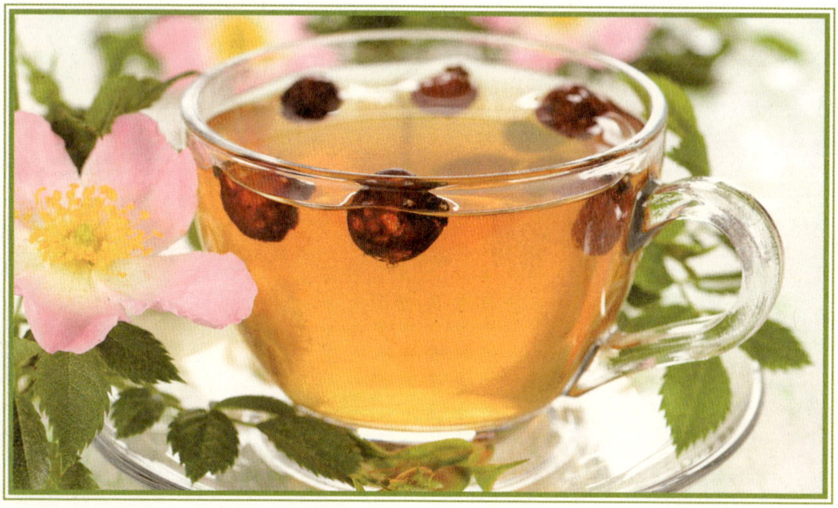

材料：干红枣 12 个，陈皮 12 克

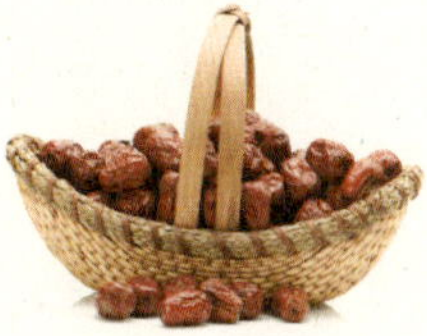

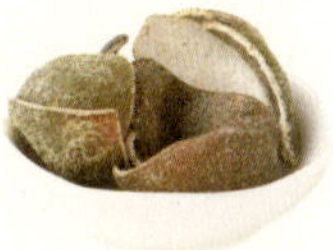

做法：红枣洗净晾干，放在铁锅内炒成微焦，取陈皮洗净，一起加入锅中，加水煎煮 15 分钟，将陈皮捞出来，趁热饮用。

主治：用于脾胃虚弱、体倦乏力、食欲不振、大便溏稀等症，多用于治疗伤食型腹泻。

用法：饭后代茶饮，每日分 2 次服用。

颈椎病

典型案例

婷婷，女，24 岁，秘书。婷婷平常上下班喜欢玩手机，并且不愿意运动，喜欢一直坐着工作。近几天婷婷总感觉脖子、背部、手臂酸疼，以为是工作太累的原因，便请假休息了一天，可并没有好转。每当回头就觉得脖子很疼，并且这几天明显感觉到一侧或两侧肩背与手指麻木酸痛，或头痛牵涉至上背痛，颈肩部感觉发凉，拿热水袋热敷就会很舒服，有一点改善。婷婷长期伴有乏力、全身困重、胃口差等。之前有过这种情况，婷婷觉得只是工作太忙，难免会有点疲劳，因此没多想。但是近期发现婷婷脖子越来越痛，还会觉得身体特别疲劳，于是婷婷就去医院检查。当医生让她她试着回头看，她直说疼；又拉住她的手往后背靠，她疼得差点眼泪都流出来了。然后通过问诊，得知婷婷还有手指酸胀、畏寒喜热等症状，综合她舌淡红、苔薄白、脉细弦的情况，她得的是颈椎病。

病案分析

从中医的角度来说，颈椎病属于“痹症”“头痛”“眩晕”“项筋急”“颈肩痛”的范畴，多因外伤或感受风寒湿邪，以致筋骨劳伤、气血瘀滞或痰瘀阻络。颈椎病的症状较为复杂，多数患者开始症状较轻，以后逐渐加重。由于颈部长期处于紧张的状态，劳累过度，形成劳损，或颈椎及其周围软组织发生病理改变。颈椎病大多发生在 40 岁以上的中年人，而现在也常发生于很多 20 多岁的年轻人中，这与年轻人经常保持同一姿势玩电脑或经常低头玩手机等不良的生活习惯有关。婷婷在工作中长期保持一个坐姿，很少活动颈部，下班后还喜欢在车上低头看手机，这些生活细节都给她的颈椎增加了不少负担，时间久了，便引发了颈椎病。

对于颈椎病我们可以用中医艾灸方法治疗，能有效改善颈椎病造成的颈部疼痛，如风池、大椎、风门、肩中俞、百会均可以治疗颈椎病。**灸百会能通阳气，从而增强祛瘀功效，祛除颈项部的瘀血；头项颈椎部位风邪容易聚集，灸风池能激荡穴位处经气，从而祛除风邪，增强正气；大椎位于颈项，灸大椎能让艾热直接作用于颈椎，祛除颈椎寒湿；灸风门能祛风通络，风邪得除，通则不痛；灸肩中俞能缓解颈椎疾病所引起的肩背疼痛。**

艾灸取穴

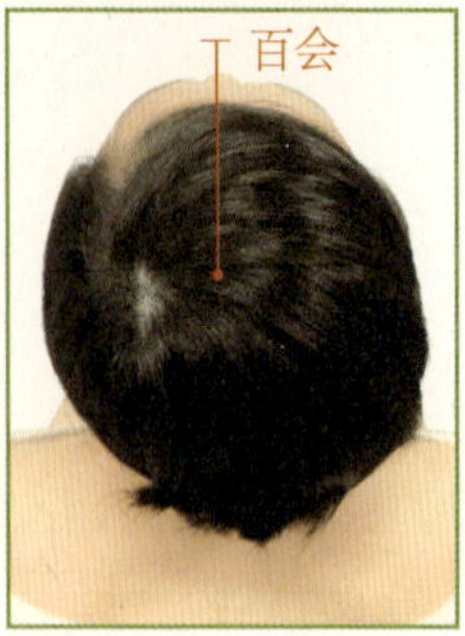

主治头痛、头重脚轻、高血压、低血压。

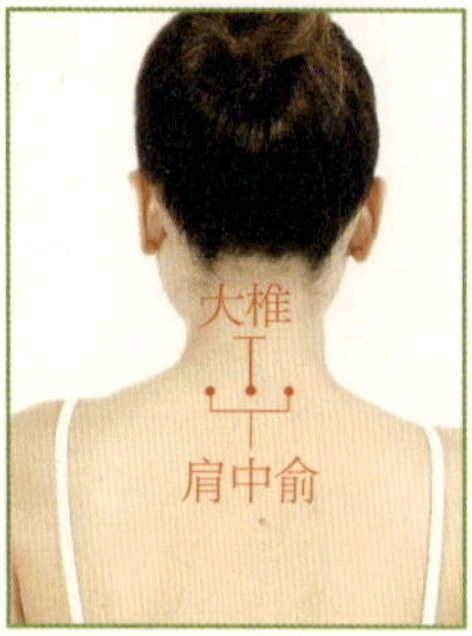

均可治疗颈椎病、肩周炎。

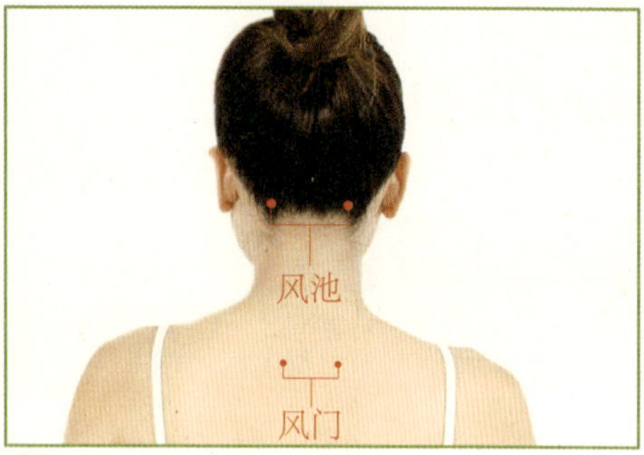

风池治颈项强痛、头痛、眩晕、目赤肿痛；风门治疗项强、胸背痛。

施灸方法

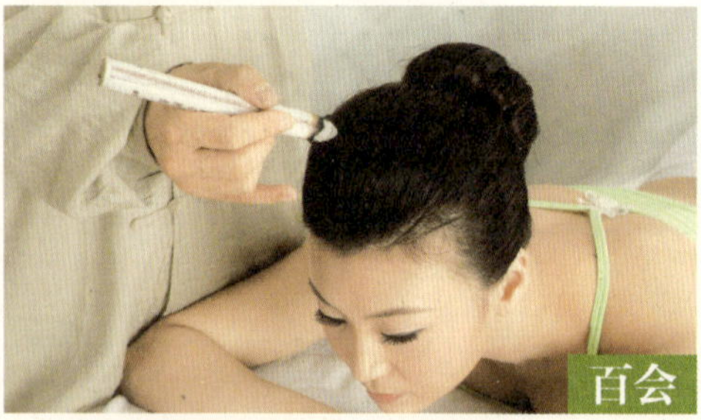
百会

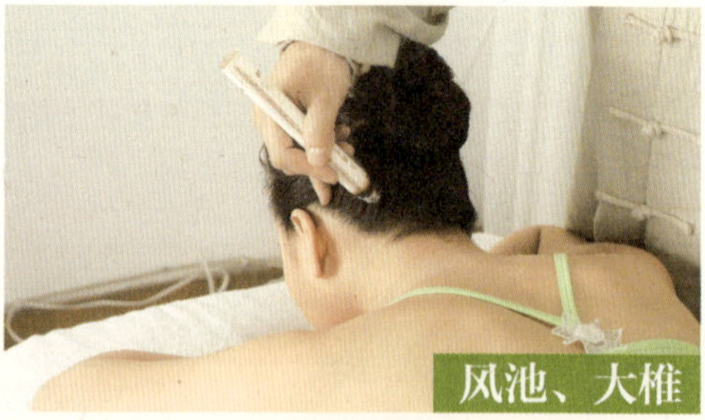
风池、大椎

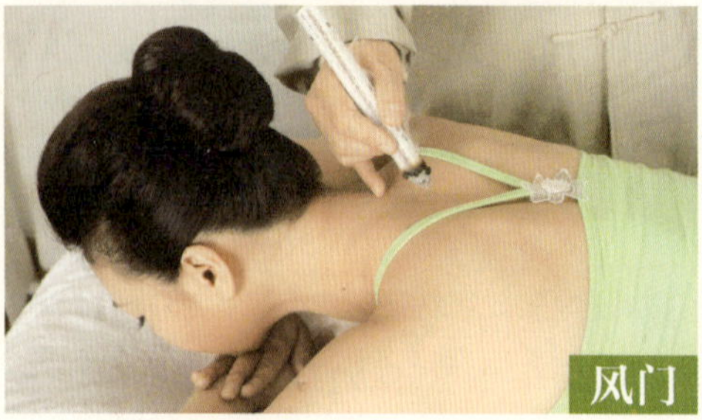
风门

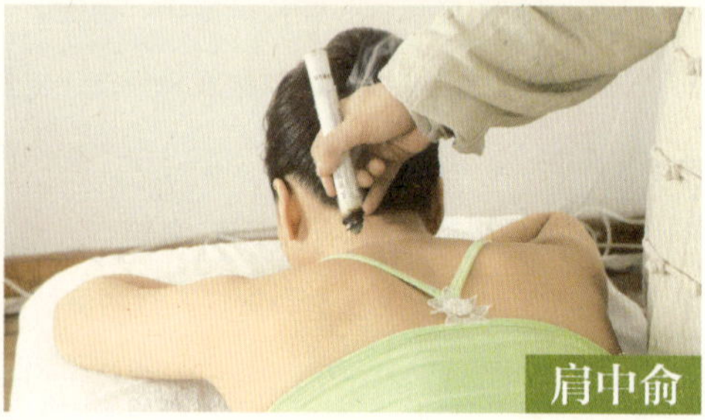
肩中俞

百会： 艾条啄雀灸百会穴 15 分钟，灸至局部温热为度，每日 1 次。

风池、大椎： 分别啄雀灸风池穴与大椎穴，每穴 15 分钟，注意不可灼伤皮肤，每日 1 次。

风门： 艾条温和灸风门穴 15 分钟，以局部皮肤出现红晕为度，每日 1 次。

肩中俞： 艾条温和灸肩中俞穴 15 分钟，以患者感到舒适无灼痛感、皮肤潮红为度，每日 1 次。

预防和护理

症状较重、发作频繁者，应当停止工作，绝对休息，而且，最好能够卧床休息。这样在颈椎病的治疗期间，有助于提高治疗的效果，促使病情早日缓解，机体早日康复。由于颈椎病的发病是多种因素共同作用的结果，寒冷和潮湿容易加重颈椎病的症状，应注意防寒保暖。

民间偏方

川芎白芷炖鱼头

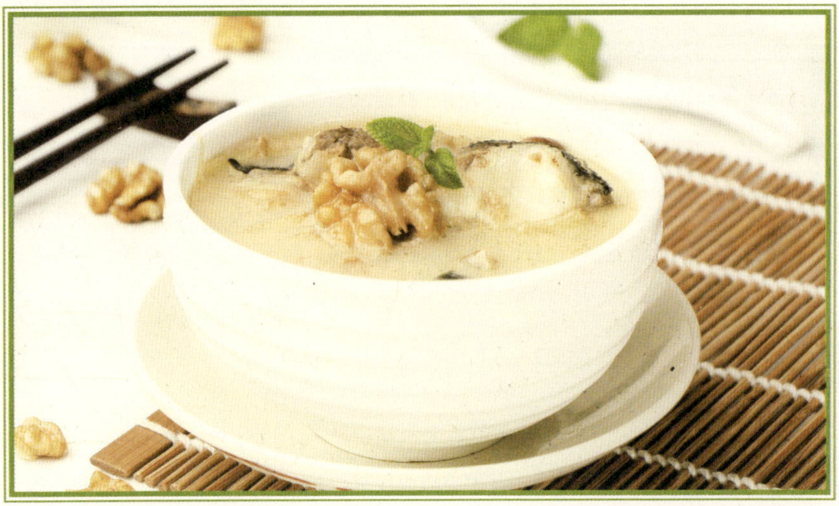

材料：川芎 10 克，白芷 10 克，鳙鱼头 1 个，核桃 20 克，姜、葱、盐、料酒各适量

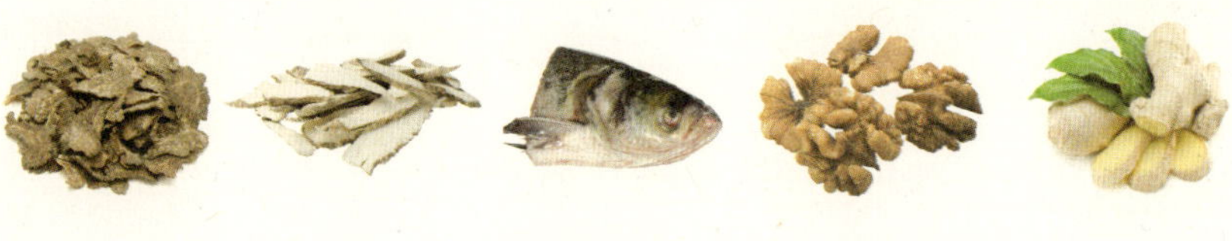

做法：川芎、白芷分别切片，与洗净的鱼头、核桃一起放入砂锅内，加姜、葱、料酒、水适量，先用大火烧沸后，改用小火炖熟，最后放入盐调味即可。

主治：川芎具有活血行气、祛风止痛的功效；白芷可祛病除湿、排脓生肌、活血止痛。二者与鱼头搭配炖汤食用，可祛风散寒、活血通络，适用于气血瘀滞型颈椎病。

用法：每日 1 次。

肩周炎

典型案例

邓翠华，女，65岁。邓女士去小区的老年舞蹈团跳舞，发现感觉有点不舒服，便请了病假。邓女士的老伴看到她难受的样子，便赶回家照顾。老伴到了家，发现她手脚活动不灵活，端茶的时候手都在发抖，而且整个人看上去没精神，黑眼圈特别明显，老伴赶紧询问病情。邓女士说前阵子一直下暴雨，自己的肩膀突然间很痛，做任何事都觉得非常吃力。一边说，还一边叹气，她说刚开始肩膀只是隐隐作痛，但到了这几天，连最简单、轻松的家务活都不能做了。尤其到了晚上，因为平时睡觉有左侧睡的习惯，总觉得朝左侧卧的时候肩膀痛得厉害，根本无法入睡，整晚都在床上翻来覆去的。于是老伴便带着邓女士去医院做了检查。经医生检查发现邓女士的舌象，舌淡胖，苔白腻，又给她把脉，发现她脉象弦滑，而且遇寒湿肩膀便疼痛，判断患了寒湿凝滞型肩周炎。

病案分析

本病的好发年龄在50岁左右，女性发病率略高于男性，多见于体力劳动者。如得不到有效的治疗，有可能严重影响肩关节的功能活动。肩关节可有广泛压痛，并向颈部及肘部放射，还可出现不同程度的三角肌的萎缩。中医认为发病原因多为年老体弱，肝肾亏损，气血不足，以致筋失濡养，关节失于滑利，加之风寒湿邪乘虚侵入致使寒凝筋脉，经络阻滞，气血运行不畅，引起局部疼痛及活动障碍。少数患者可因外伤而诱发，如肩关节周围骨折若固定时间太长，或在固定期间不注意关节功能锻炼，亦可发生病变。

肩周炎是一种老年常见病，本身并不可怕，只要在饮食和护理加以调理，配合适当的肩周关节运动，提升关节的活动度，舒缓肌腱的不适就能得到改善。邓女士可以选择艾灸方法来长期灸相关穴位，病情将会有所改善。我们可以选择肩髃、肩贞、臂臑、外关、手三里来治疗。**肩髃位于肩关节周围，艾热直接作用于此，有助于局部散瘀化结；肩贞能活血通络、缓解疼痛；而灸臂臑能通经活络，经络畅通，疼痛得解；灸外关能活血通络，血行畅通则瘀滞得解；灸手三里能通益血脉，从根源上解决肩臂疼痛。**

艾灸取穴

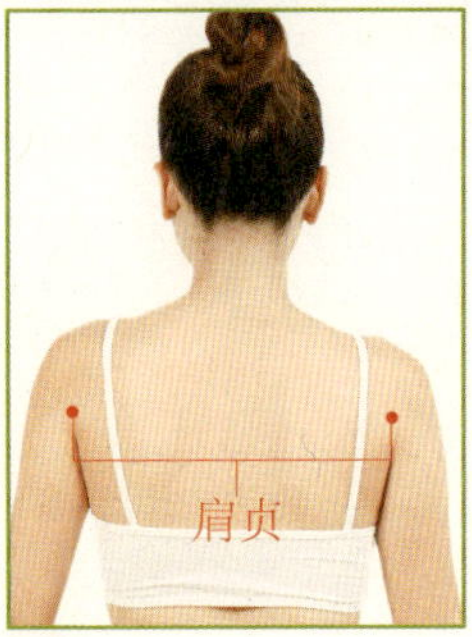

主治肘臂疼痛、上肢不遂。

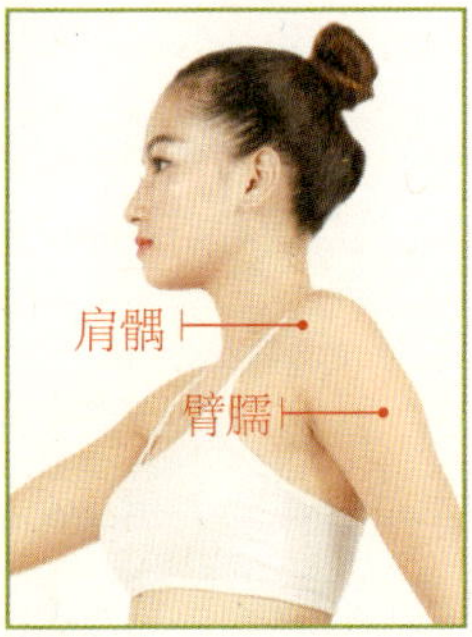

均可治疗肩臂痛、手臂挛痛、肩周炎。

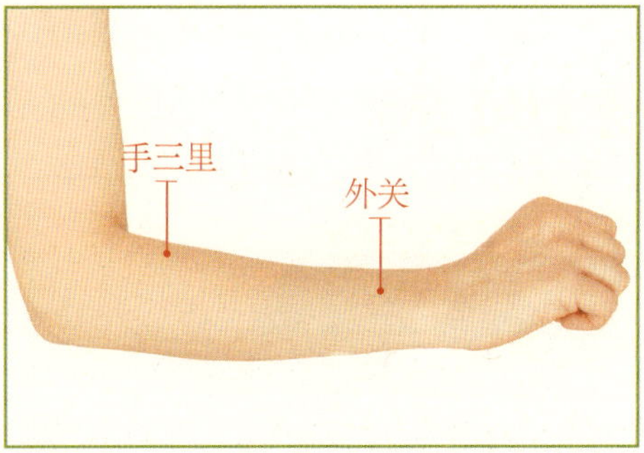

手三里治上肢麻痹；外关治手臂疼痛、上肢麻木。

施灸方法

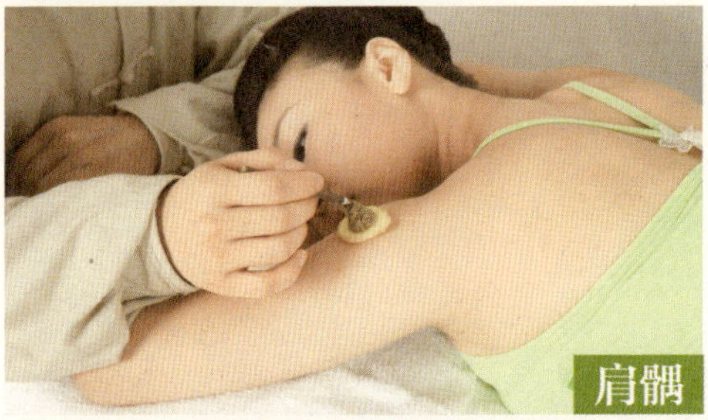
肩髃

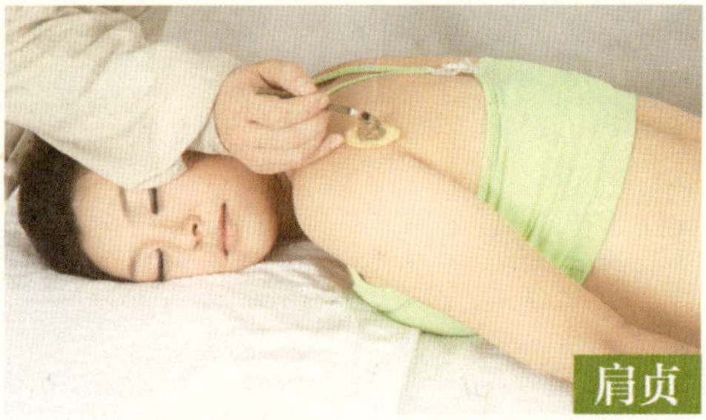
肩贞

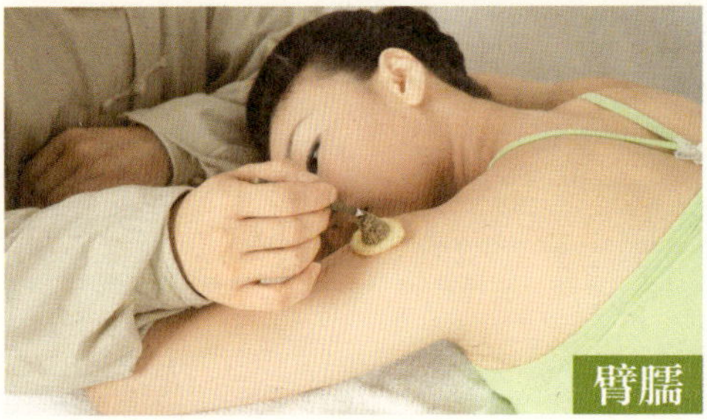
臂臑

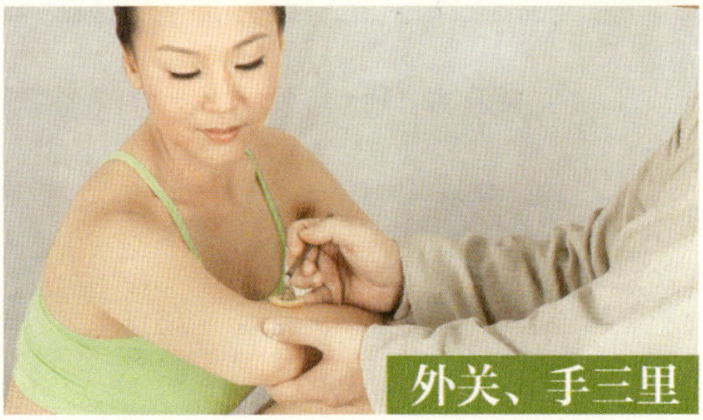
外关、手三里

肩髃： 艾炷隔姜灸肩髃穴 9 壮，每日或隔日 1 次。

肩贞： 艾炷隔姜灸肩贞穴 9 壮，有灼热感时移除，每日或隔日 1 次。

臂臑： 艾炷隔姜灸，用半截橄榄大小的艾炷灸 9 壮，或用艾条温和灸，灸至局部温热为度，每日或隔日 1 次。

外关、手三里： 艾炷隔姜灸，每穴 9 壮，以局部舒适无灼痛感为宜，每日或隔日 1 次。

预防和护理

避免长时间侧卧压迫肩部肌肉，加重肩部负担；避免长时间保护同一姿势，要经常变换姿势；不要搬过重的东西，防止肌肉拉伤或关节脱位。据调查，肩关节肌肉发达，力量大的人群中，肩周炎发作的几率下降了很多，所以，加强肩关节的锻炼，对于肩周炎的治疗恢复有着重要的意义。

民间偏方

白芍桃仁粥

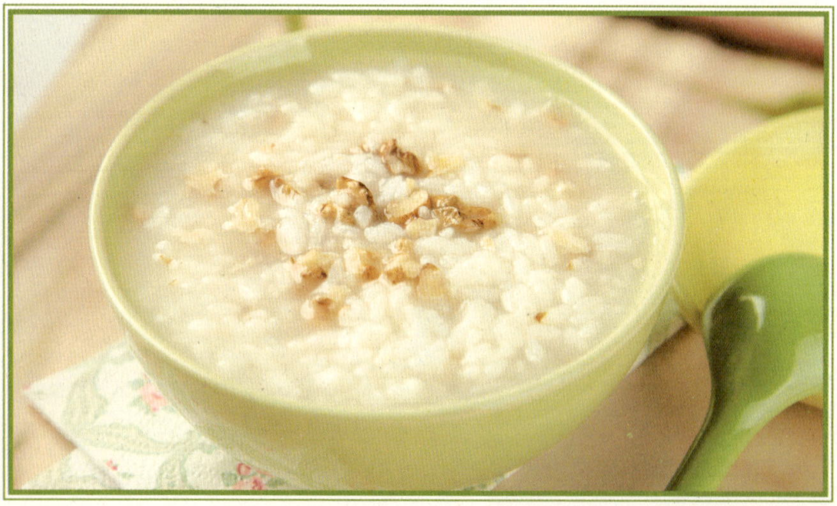

材料：白芍 20 克，桃仁 15 克，粳米 60 克

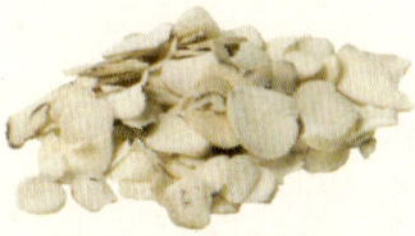

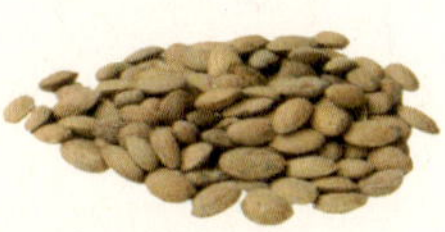

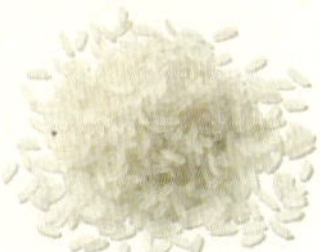

做法：先将白芍水煎取液，再把桃仁去皮尖，捣烂如泥，加水研汁，去渣；用上述两味汁液同粳米煮为稀粥，即可食用。

主治：此方具有养血化瘀、通络止痛之效，适用于肩周炎晚期瘀血阻络者。

用法：每天早晚 2 次。

落枕

典型案例

陈中平，男，50岁，退休老员工。很多人都有过这样的经历：早上一觉醒来突然发现脖子无法自由扭动了，就是我们常说的“落枕”。前天，老陈便遇到了这种情况，早上起来发现脖子很疼并且转动困难。老陈说由于晚上太热了，就把空调打开了，贪图凉爽的他吹了一晚上的空调。他一直习惯朝左侧睡，到早上起来的时候才发现脖子动弹不了。经检查，医生发现老陈口唇发黑、发紫，舌淡红，苔薄白，脉浮紧。经问诊得知老陈起床时出现颈项、肩背部的疼痛僵硬的症状。有些人落枕的时候会出现疼痛向同侧上肢放射，转头受到限制，旋转后仰则痛甚，头歪向健侧，肌肉痉挛酸胀疼痛，局部压痛。

病案分析

落枕，又称“失枕”，落枕的常见发病经过是入睡前并无任何症状，晨起后却感到项背部明显酸痛，颈部活动受限。落枕是因睡眠姿势不合适或者睡觉的时候受到风寒侵袭造成颈部经络阻滞、气血失畅、筋脉拘紧而导致肌肉痉挛疼痛。轻者活动后可自行痊愈，重者能迁延数周。

据分析老陈是由于长期保持同一睡姿，加上吹了一晚上空调，因此使风寒外邪入侵，阻滞经络而导致了颈部肌肉痉挛僵硬疼痛，颈部活动受限。老陈的落枕主要可以通过通经活络、温经散寒来治疗。

我们可以选取落枕、阿是穴、后溪、悬钟、大杼、肩中俞来治疗和预防落枕。**落枕穴是治疗落枕的特效穴位，灸落枕穴对治疗落枕有显著效果；颈肩疼痛灸局部阿是穴，可以活血通络止痛；灸后溪能舒经活络，治疗头颈强痛；灸悬钟能疏肝泻胆活筋脉，缓解颈项强急的各种症状；灸大杼能强筋骨，改善肌肉痉挛，缓解肌肉僵硬；而肩中俞位于肩背部，艾灸肩中俞能直接作用于肩背部，从而直接缓解肩背部的僵硬疼痛。**治疗期间注意疼痛部位保暖，避风寒，调整好睡眠姿势以防加剧疼痛。可配合拔罐、局部按摩，改善局部血液循环。可用热水袋或热毛巾热敷患处，缓解疼痛。

艾灸取穴

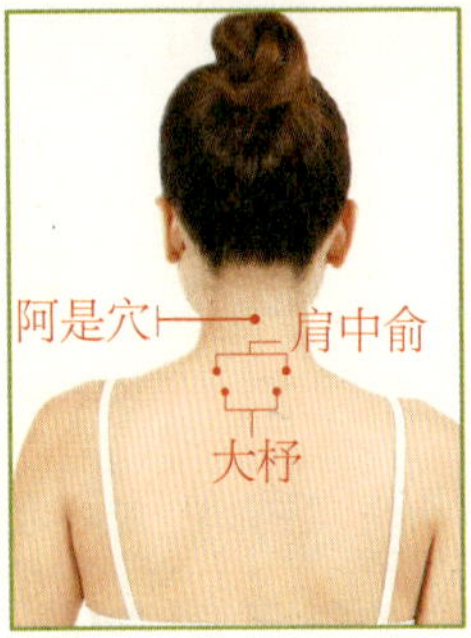

均可治疗颈椎病、肩周炎、上肢麻木。

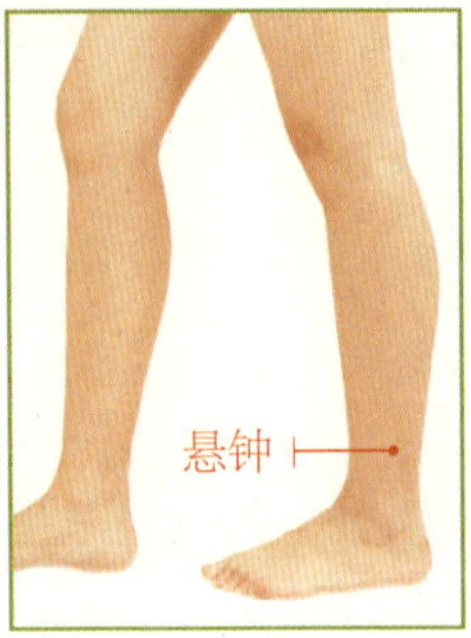

主治落枕、偏头痛、淋巴结核、足内翻。

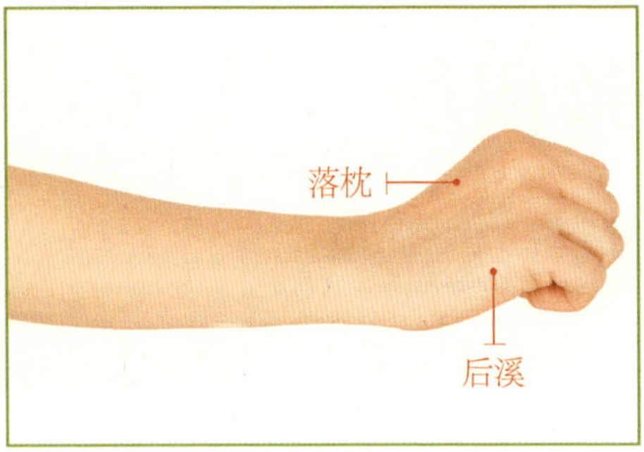

落枕穴主治落枕、手臂痛、胃痛；后溪主治头项强痛、腰背痛、手指及肘臂挛痛。

施灸方法

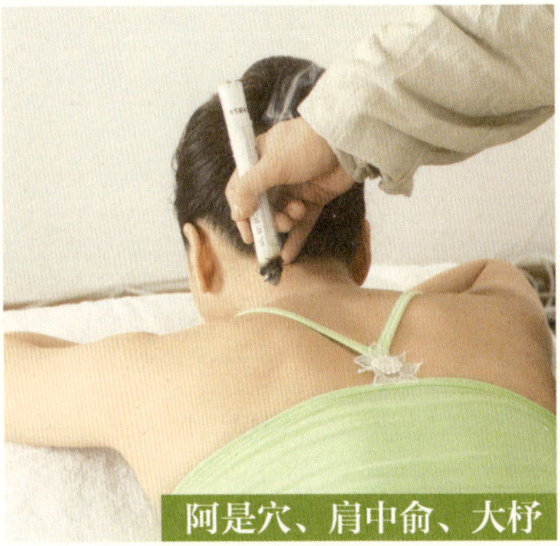

阿是穴、肩中俞、大杼

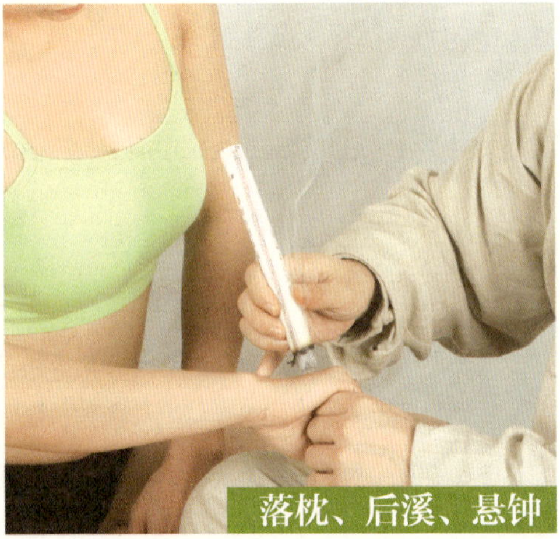

落枕、后溪、悬钟

阿是穴、肩中俞、大杼：艾条温和灸，每穴 15 分钟，灸至穴位温热为度，每日 1 次，灸后配合颈部按摩，10 次为 1 个疗程。

落枕、后溪、悬钟：艾条啄雀灸，每穴 15 分钟，灸至穴位皮肤潮红为度，每日 1 次，灸后配合颈部按摩，10 次为 1 个疗程。平时可以保健施灸以放松颈部肌肉，改善血液循环。

腰扭伤

典型案例

刘浩明，男，22 岁，学生。小刘是个篮球迷，唯一的爱好就是和朋友打打篮球。趁着放假，他约好朋友准备在篮球场上大干一场。谁知，刚准备跳起来投球时，不小心摔倒在地上，腰部剧痛，他马上意识到闪到腰了。同学马上带他去医务室，医务室医生医让小刘平躺在床上，将一个抱枕放在他的膝盖下面，并从冰箱取出冰块，用纱布包着，敷在他的腰部疼痛处，帮他止痛。不一会儿，小刘的脸色渐渐舒缓过来了，腰部的疼痛也稍稍减轻了。医务室医生问他们，运动前有没有做热身。他们异口同声地说忘记了。经医生检查小浩的腰部，发现情况不是特别严重，只需在家卧床休息几天，再配上艾灸治疗，加快瘀血消散，便会痊愈。

其实，运动前的准备活动至关重要，小刘打篮球前没有适当活动腰部，当做出跳起的动作时，腰部突然受力，造成腰部肌肉拉伤而引发腰扭伤。

病案分析

其实不光是小刘，很多人都会在不经意间腰部突然扭伤。例如冬天地面结冰，特别滑，不少人会一不小心腰部扭伤；或者提重物，搬运行李都会引起腰部的急性扭伤。腰扭伤俗称“闪腰”，是一种常见的外伤，多见于青壮年体力劳动者，发病的原因有姿势不正、用力过猛及外力碰撞等。腰部扭伤对我们腰伤害很大，严重的话会伤到神经，后果不堪设想，因此大家要格外的注意，保护好自己的腰。

当我们腰部扭伤的时候可以中医艾灸治疗，效果非常好，不仅能缓解疼痛，还可以舒筋活络，强身健体。腰阳关、关元、肾俞、志室、委中、命门等穴位对治疗腰扭伤和腰部保健都能起到很好的作用。**灸腰阳关能益气壮阳、祛寒除湿、舒筋活络；关元为任脉与足三阴经的交会穴，灸关元能培补元气、益肾固本；灸肾俞能益肾强精，从而濡养经络、筋骨；灸志室，艾热直接作用于腰部，能祛除腰部阻滞的风湿寒邪；灸委中能通经活络，帮助修复腰部损伤；命门能益气壮阳，可从根本上解决肾虚的问题，也是预防腰部疼痛的保健穴。**

艾灸取穴

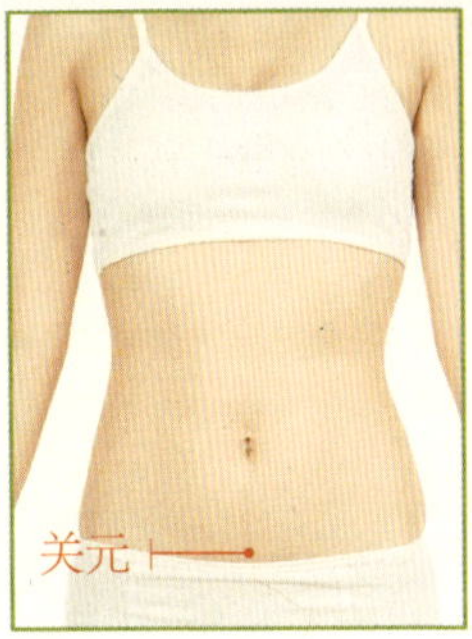

主治腹痛、神经衰弱、虚损证等。

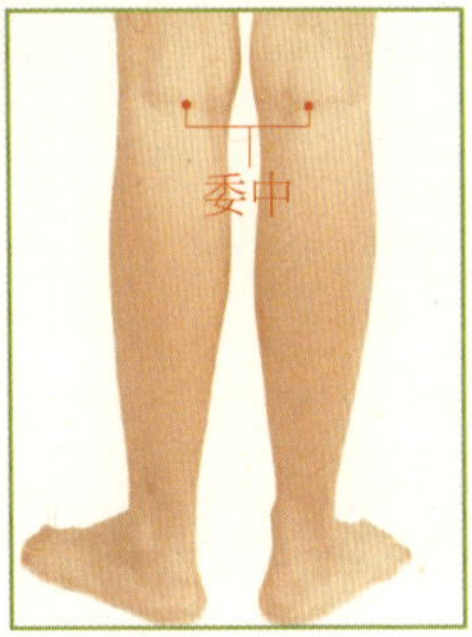

均可治疗腰痛、腰椎间盘突出、腰扭伤。

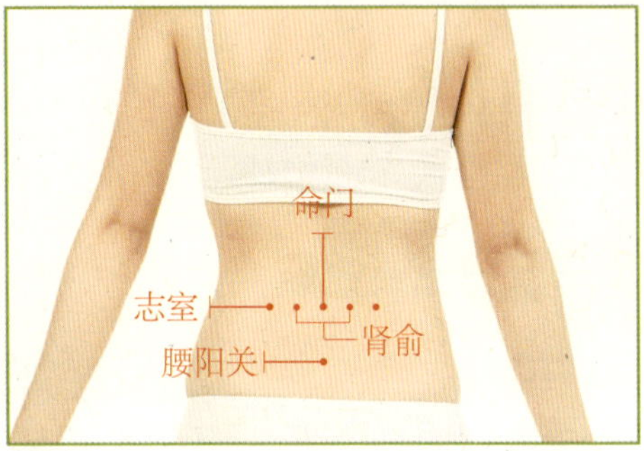

命门、腰阳关主治月经不调、慢性肠炎、腰部疾患等；肾俞治疗肾阳虚，急性腰扭伤。

施灸方法

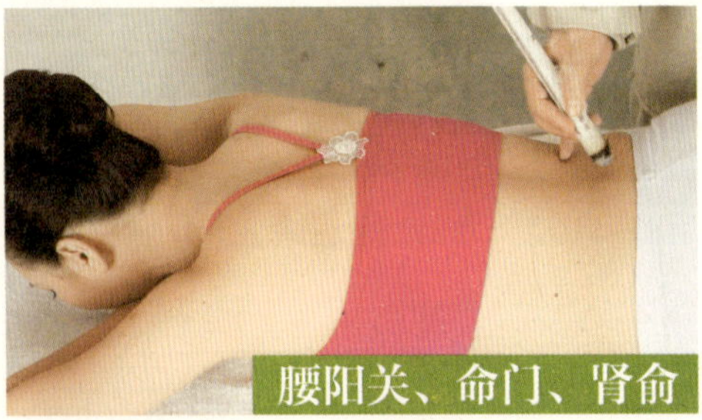
腰阳关、命门、肾俞

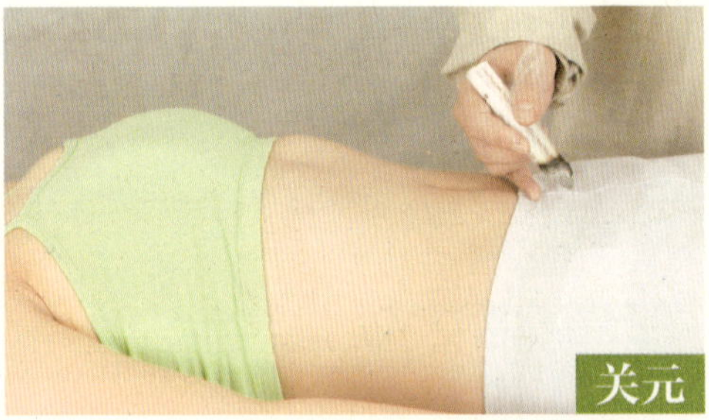
关元

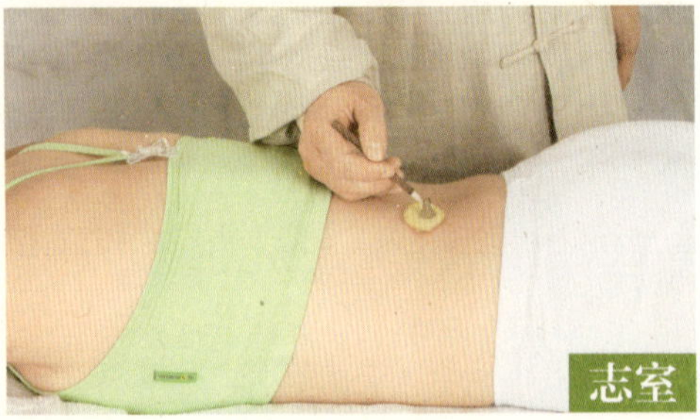
志室

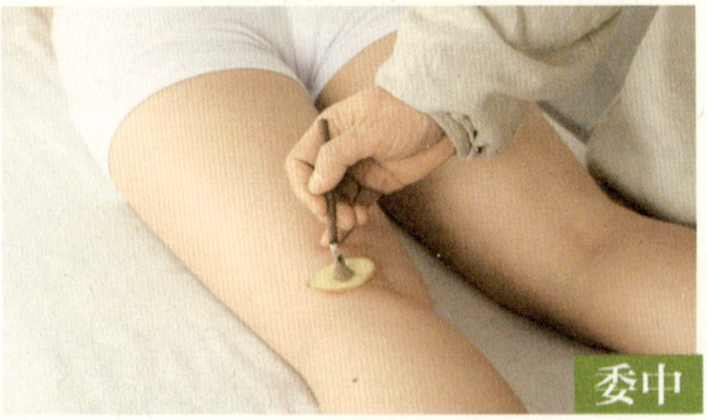
委中

腰阳关、命门、肾俞： 艾条温和灸，每穴 15 ~ 20 分钟，灸至局部灼热即可，每日 1 次，10 次为 1 个疗程，可长期施灸。

关元： 艾条温和灸 10 ~ 15 分钟，以局部灼热为宜，每日 1 次。

志室： 艾炷隔姜灸，用黄豆大艾炷灸 5 ~ 7 壮，有灼热感时移除，或用艾条温和灸。

委中： 艾炷隔姜灸，用黄豆大艾炷灸 5 ~ 7 壮，以受灸者能忍受的最大热度为佳。

预防和护理

腰部活动时动作应协调、姿势要正确，如抬重物时，尽量让胸、腰部挺直，髋、膝部屈曲，起身时应以下肢用力为主，站稳后再迈步；搬、提重物时，应取半蹲位，使物体尽量靠近身体，避免提起过重物体。

民间偏方

大黄化瘀贴

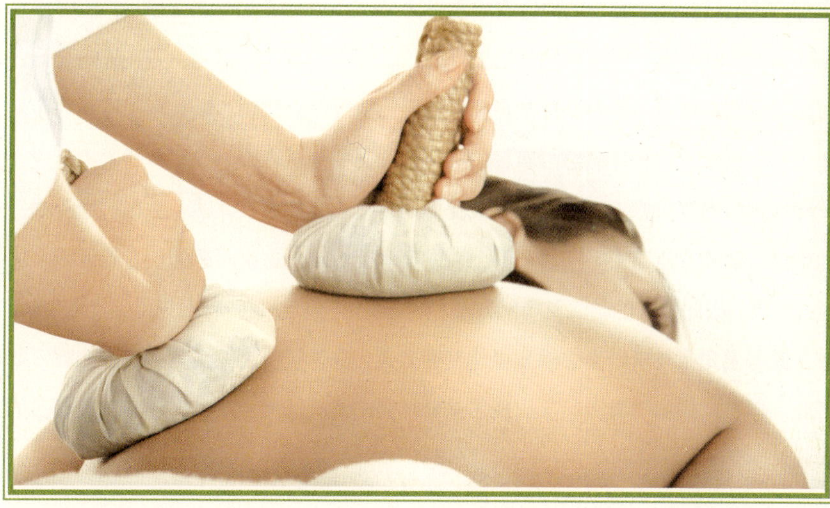

材料：大黄 6 克，葱白 1 根

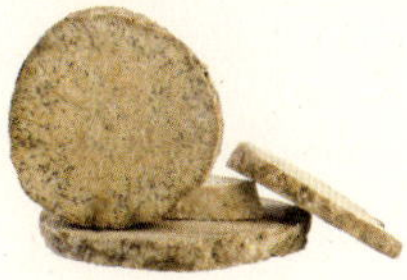

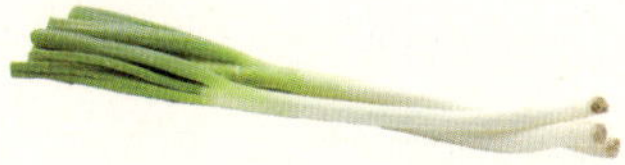

主治：急性腰扭伤、腰痛。

治法：大黄具有攻积滞、清湿热、泻火、凉血、祛瘀、解毒等功效；葱白可发汗解表。二者合用，可活血化瘀，适用于治疗瘀血腰痛。

用法：大黄与葱白一起捣烂成膏状，外敷。

坐骨神经痛

典型案例

王建民，男，29 岁，是一个建筑工人。王先生一直以来右边腰痛并窜到右脚跟，已经痛了三个星期，痛的性质包括了尖锐的痛，抽动的痛，急窜的痛及麻木等。每天早晨及晚上最不舒服。痛的指数是八到九，从早痛到晚。四年前他曾有过坐骨神经痛的发作病史，MRI 显示第四腰椎及第五腰椎都有轻微的椎间盘突出，医生认为是因工作时，姿势不良及用力过度，导致第四及第五腰椎间盘突出，先后用了止痛药，肌肉松弛剂及物理治疗，情况得到控制。直到三个星期前他坐骨神经痛又发作了，王先生的右腿疼痛感沿着腿的侧面与后面下行至右脚。按压他的肌肉反应，右腰椎周围、臀部的肌肉均有凉意。提腿测试，右腿提高到三十五度左右，就产生放射性疼痛。王先生表示当他咳嗽，醒鼻涕及用力大便时，都会引发坐骨神经痛。这次西医的治疗均无效，他的父亲以前接触过艾灸，因此力荐他尝试艾灸的方法。经艾灸治疗一段时间后王先生见病情好转，就没有继续治疗。此后王先生与未婚妻去佛罗里达度假七天，身体状况很好，每天躺在热呼呼的沙滩上，更觉舒服。但在返程的飞机上，又出现了坐骨神经痛，而且不止是痛，还有一股莫名的冷，从右臀直窜到右踝骨。

病案分析

坐骨神经痛是由于多种原因引起坐骨神经支配区域如腰、臀、大腿后侧、小腿后外侧及足外侧等发生疼痛为主要症状的临床综合征。具体表现为腰、臀、大腿后侧、小腿后外侧及足外侧的放射样、电击样、烧灼样疼痛，并伴患侧肢体功能障碍。像王先生这样的案例关键在于坚持，之前通过艾灸有明显的改善，就应该坚持治疗，而不是觉得好了就不治疗了。坐骨神经痛要长期坚持治疗，避开寒冷，注意保暖，此外房事不节也会影响病情。

对于坐骨神经痛可选用环跳、阳陵泉、委中、腰阳关等穴来治疗。腰阳关可补一身之阳气，开通身上的阳气，从而达到通经活络，散寒散瘀的作用；环跳可以止腰腿疼痛、通经络，有效缓解坐骨神经痛；阳陵泉疏肝解郁、强健腰膝；委中可以舒经活络，对于坐骨神经痛而导致的下肢痛有明显的止痛功效。

艾灸取穴

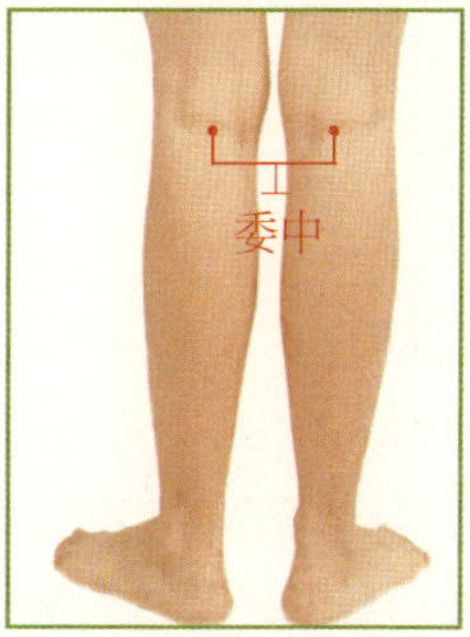

主治中暑、腰背痛、急性腰扭伤等。

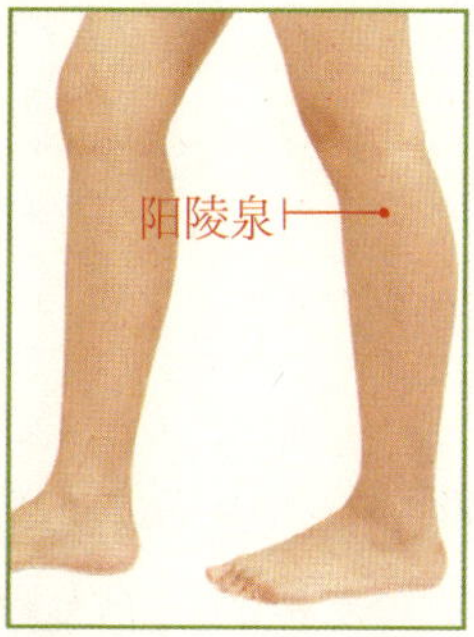

主治半身不遂、下肢痿痹、麻木、脚气。

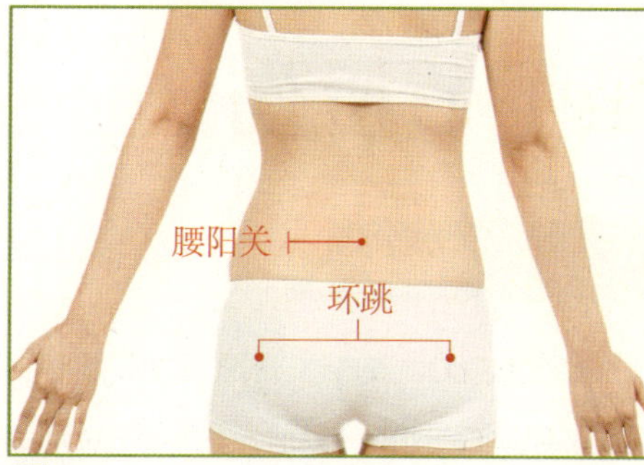

腰阳关主治腰骶神经痛、坐骨神经痛；环跳主治下肢麻痹、腰腿痛。

施灸方法

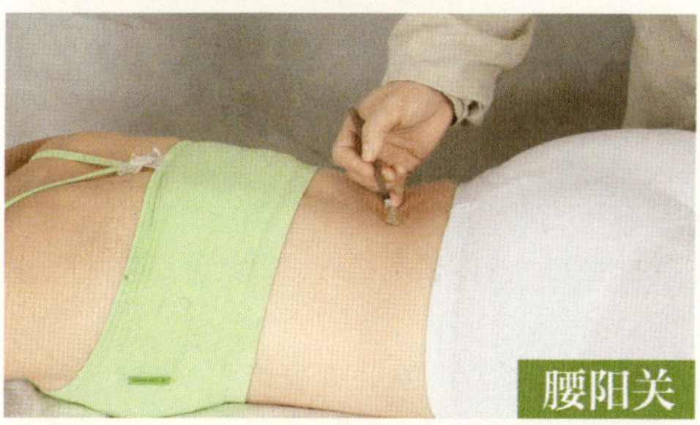

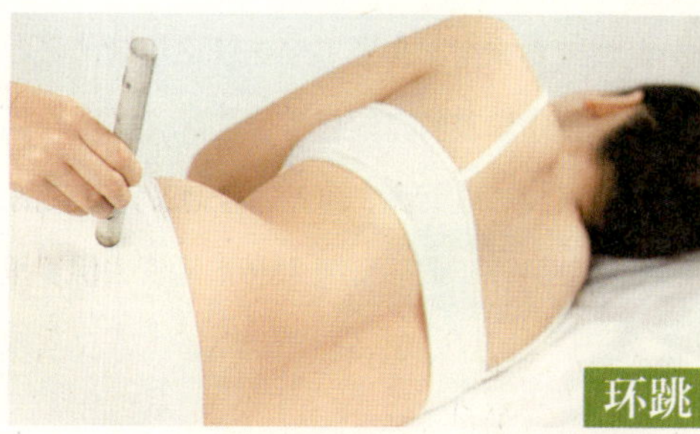

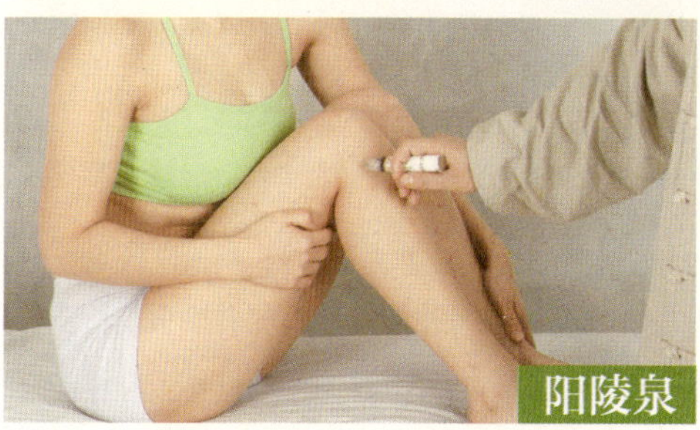

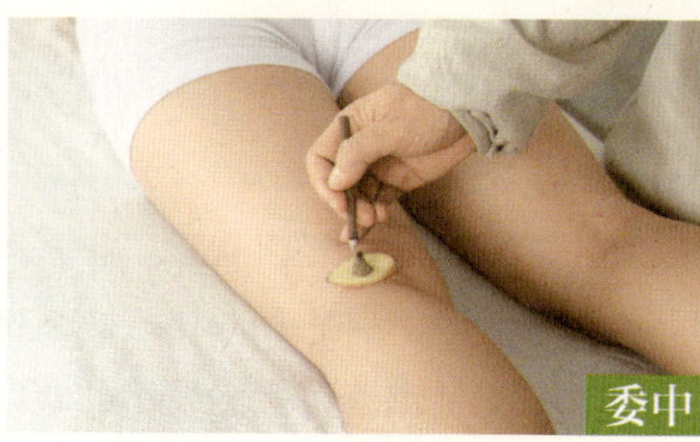

腰阳关：艾炷无瘢痕灸，用黄豆大艾炷，灸10壮，每灸完1壮即按压所灸穴位1次，每日1次。

环跳：用艾条温和灸5～10分钟，热力要能够深入体内，直达病所，1天1次。

阳陵泉：用艾条温和灸5～10分钟，1天1次。

委中：艾炷隔姜灸，用黄豆大艾炷，灸5～7壮，或用艾条温和灸，灸至局部灼热为宜。

踝关节扭伤

典型案例

江一燕，22岁，大学生。有一天，小燕在寝室做健身，不小心从床上摔下来了，把左脚踝摔肿了。当时痛得她直掉眼泪，随即拿了一条热毛巾敷在左脚踝上，心里估摸着可以缓解疼痛。可这一敷却敷出了问题，她的左脚踝肿得更大了，像个大红馒头。于是她的室友便急急忙忙地把她送医务室检查。医生抬起她的左脚踝仔细检查，情况不算太差，将少许冰块用干毛巾紧紧裹住，敷在小燕左脚踝的红肿处。大约30分钟过后，小燕的左脚踝开始消肿了，也没之前那么疼了。医生告诉小燕，摔伤脚踝后，立即用热毛巾敷的做法是错误的。热敷会使脚踝部位的血液循环加快，脚踝处断裂或不完全断裂的毛细血管遇热后扩张，出血增多，由血管渗透到组织间隙的体液也会增加，因而受伤脚踝的局部会更加红肿。

病案分析

踝关节扭伤比较常见，很多女性穿高跟鞋而导致踝关节扭伤的案例也非常多。踝关节之所以容易扭伤是因为踝关节的外侧韧带较为薄弱，外踝比内踝长，距骨的前宽后窄，踝关节跖屈时距骨最窄的部分位于踝穴内，致使骨性稳定性降低，且踝关节内翻的肌肉力量大于外翻肌肉力量，上述解剖及生理因素决定了踝关节容易在跖屈内翻位发生扭伤，因而外侧韧带的受损最为常见。少数情况下踝关节于外翻位发生内踝三角韧带的损伤。严重情况下可合并下胫腓联合的损伤。

像小燕这种由于摔倒而引起脚踝扭伤，而又错将热毛巾敷于红肿处，导致红肿加重的情况，主要用消肿止痛，活血散瘀的方法来治疗。我们可以选灸丘墟、足临泣、太溪、昆仑、阿是穴等来治疗，缓解疼痛。**脚踝扭伤而引起的疼痛，可以通过灸局部阿是穴来止痛；丘墟主要以利湿、泄热为主，可有效散热消肿、活血化瘀；太溪可以益气养血、活血止血；昆仑可以安神清热、舒经活络、强筋骨，改善脚踝部位经络的血液循环；足临泣可以消肿化瘀、活血止痛。**

艾灸取穴

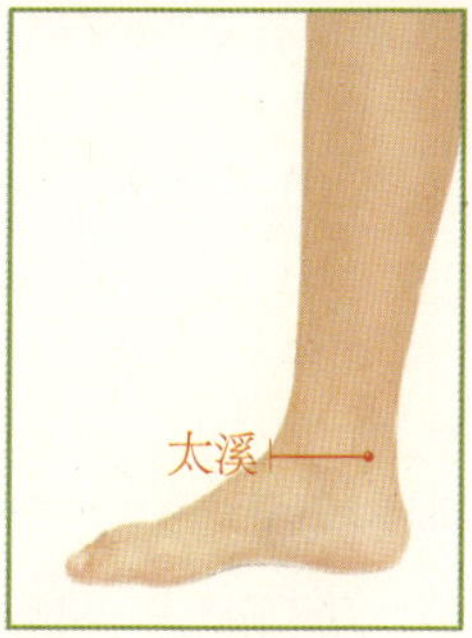

主治下肢瘫痪、足跟痛、手脚冰凉。

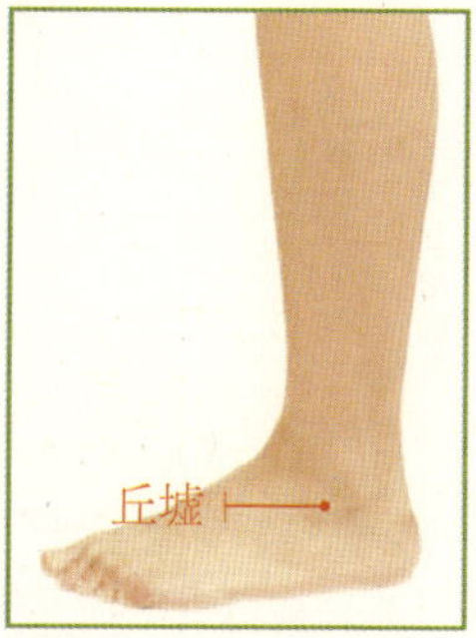

主治下肢痿痹、外踝肿痛、疟疾。

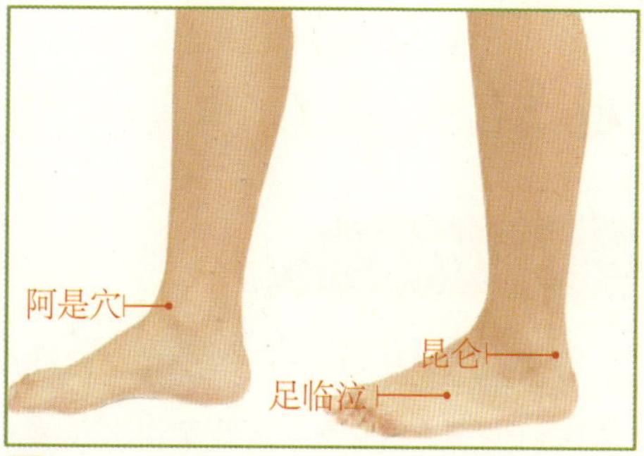

足临泣主治中风偏瘫、痹痛不仁、足跗肿痛；昆仑主治踝关节疼痛。

施灸方法

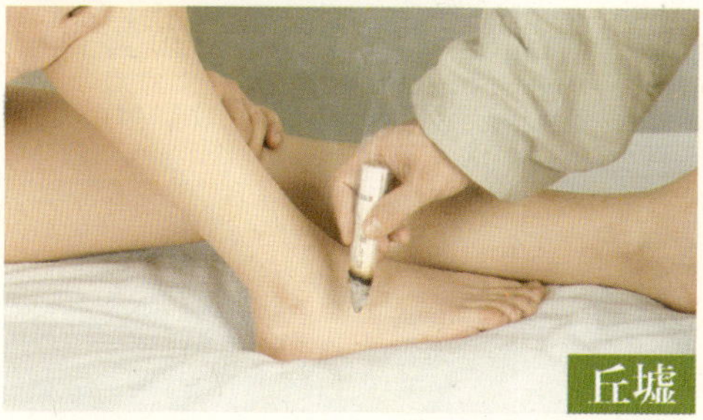
丘墟

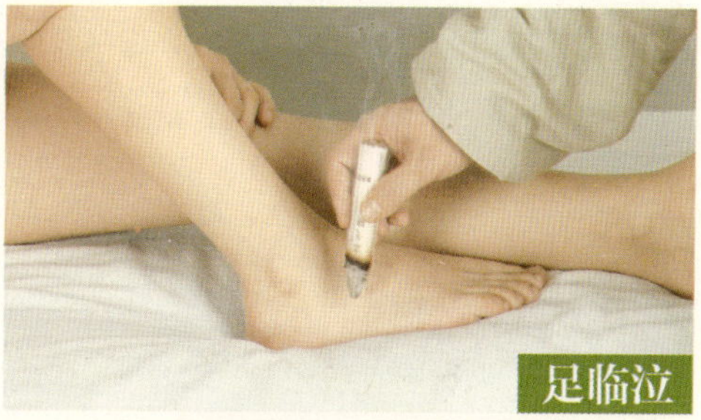
足临泣

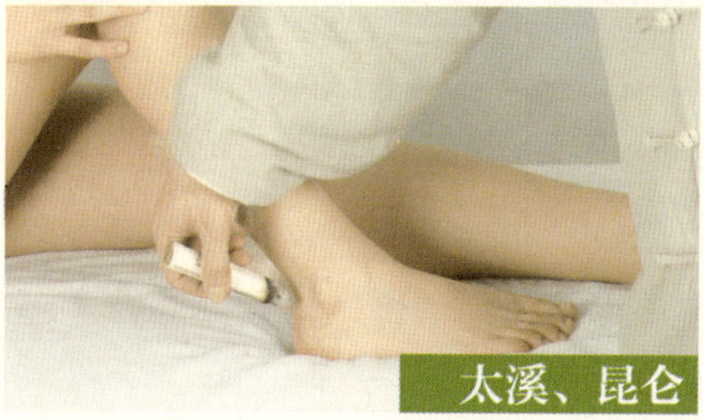
太溪、昆仑

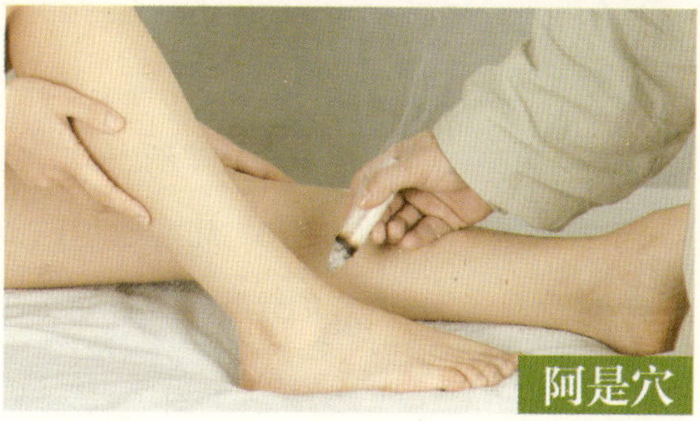
阿是穴

丘墟：用艾条温和灸 5 ~ 10 分钟，以施灸部位出现红晕为度，1 天 1 次。

足临泣：用艾条啄雀灸 5 ~ 10 分钟，1 天 1 次。

太溪、昆仑：分别温和灸 5 ~ 10 分钟，以受灸者感觉局部温热舒适而不灼烫为宜，1 天 1 次。

阿是穴：用艾条温和灸 5 ~ 10 分钟，以受灸者能忍受的最大热度为佳，1 天 1 次。

牙痛

典型案例

林策，男，45 岁，是一家房地产公司的老总。所谓“牙痛不是病，痛起来真要命”，一句话道出了许多人的心声。每当牙痛作祟，吃也吃不好，睡也睡不香，那种钻心的疼痛让人困扰不已。林先生曾进行过牙科检查，并未发现蛀牙等牙齿疾病，可就是时不时牙痛，每次牙痛发作时，都是通过服用止痛片来缓解痛苦。有一次，林先生半夜牙痛突然发作，连续服用止痛片都不管用。本以为喝一杯热茶会有所缓解，没想到过了没多久牙龈都肿了。后来又试了一下冰水冷敷，疼痛总算减轻了。林先生一直在寻找能有效摆脱牙痛纠缠的方法，于是去医院找中医寻求帮助。经医生检查发现林先生牙龈红肿，舌红、苔白干，脉浮数，牙痛遇冷则减轻，遇热则加重，属于典型的风热牙痛。对于李先生的牙痛，止痛片只能暂时缓解痛苦，若要解决根本问题，可用中医的方法来慢慢调养。

病案分析

牙痛是口腔疾病中常见的症状之一，中医认为风热侵袭、胃火上犯、阴虚火旺均可引起牙痛。牙痛的主要症状有牙齿疼痛、牙龈肿胀、龈肉萎缩、牙齿松动、牙龈出血等。遇冷、热、酸、甜等刺激，则疼痛加重。风热侵袭，火热郁积在牙龈处，瘀阻了脉络，导致牙龈红肿疼痛，出现脉浮数，牙痛遇冷则减轻，遇热则加重的症状。风热牙痛可以尝试使用艾灸的方法来清热疏风、消肿解毒。此外，现代医学的牙髓炎、牙周炎、冠周炎、干槽症及牙外伤引起的牙痛，均可按本病灸法治疗。

我们可以选取合谷、大椎、外关、颊车、大迎、内庭等穴来治疗。**灸合谷能镇静止痛、通经活络、清热解表，对解除风热牙痛有很好的效果；大椎可以疏散风热；灸外关能清热解表、通经活络；颊车位于牙关处，能祛风清热、疏经通络；灸大迎可以使气血畅通而止痛；灸内庭能清泻火热、理气止痛。**

艾灸取穴

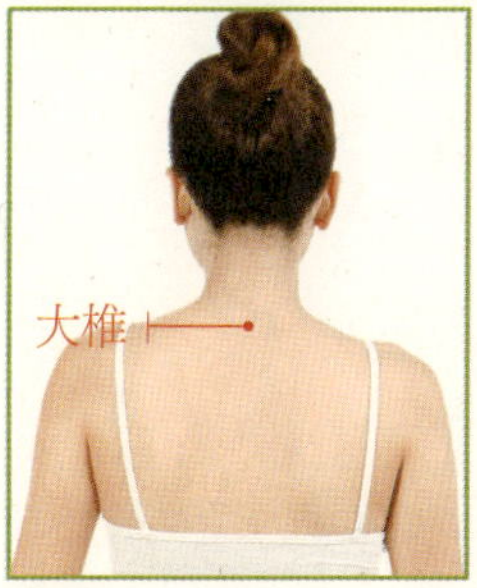

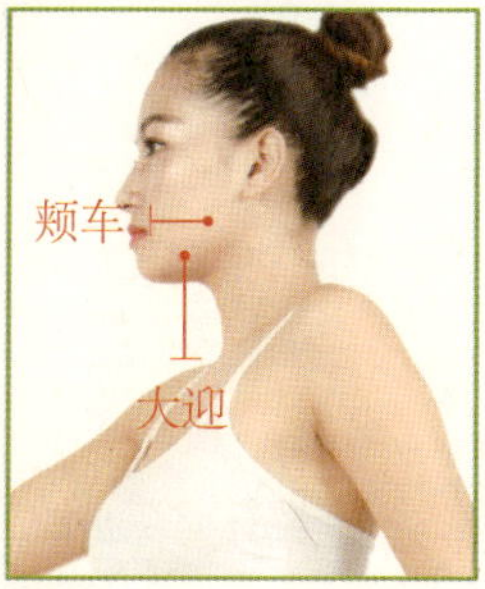

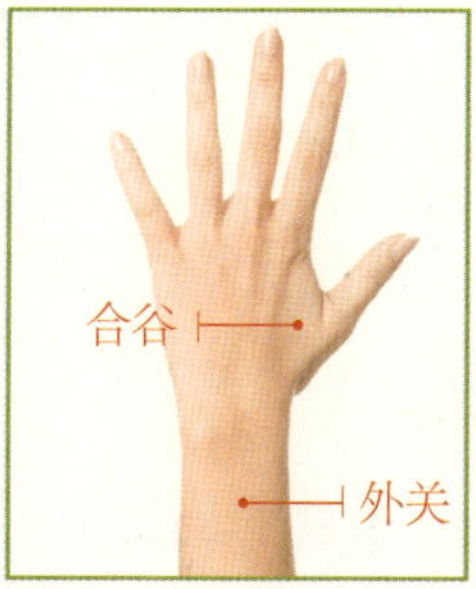

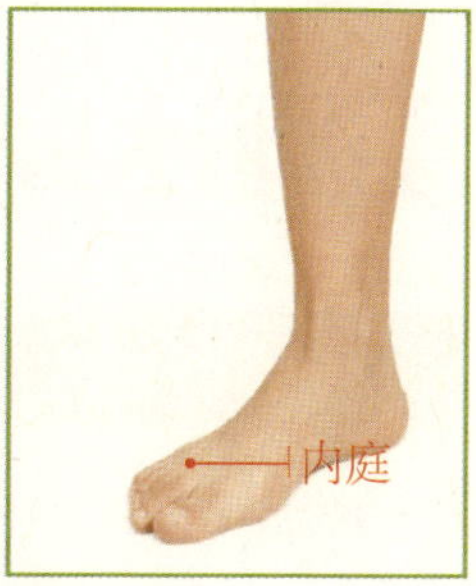

主治咽喉肿痛、头痛、颈项痛。

主治牙痛、面神经麻痹、下颌关节炎。

均可治疗咽喉肿痛、牙痛、头痛、耳聋。

主治口眼歪斜、痄腮、牙痛。

施灸方法

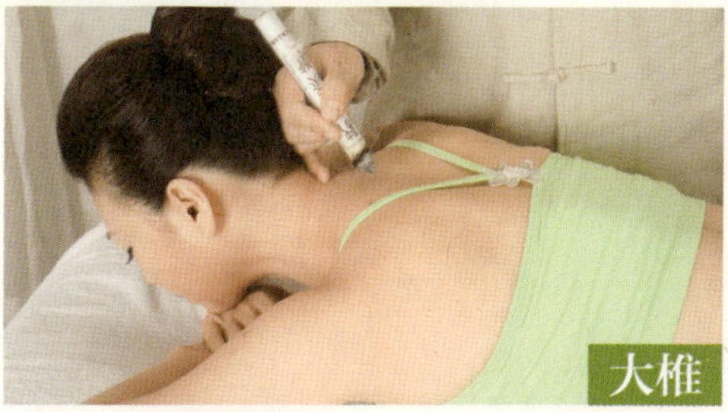

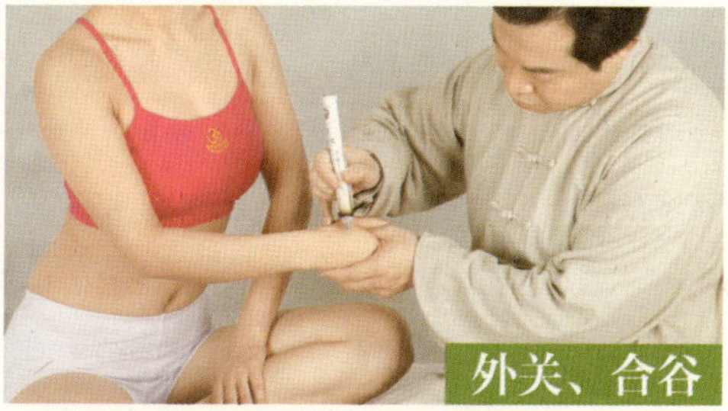

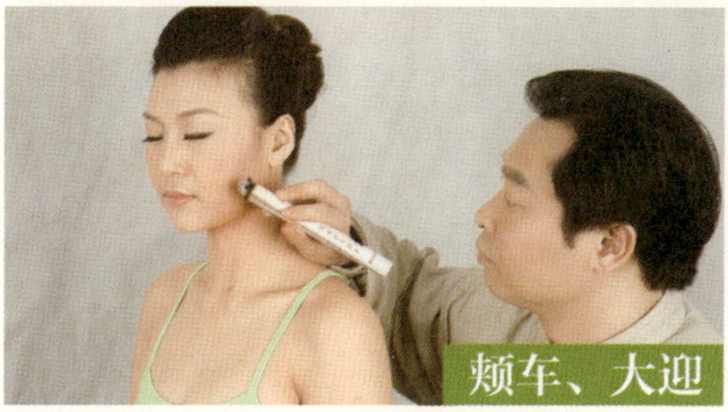

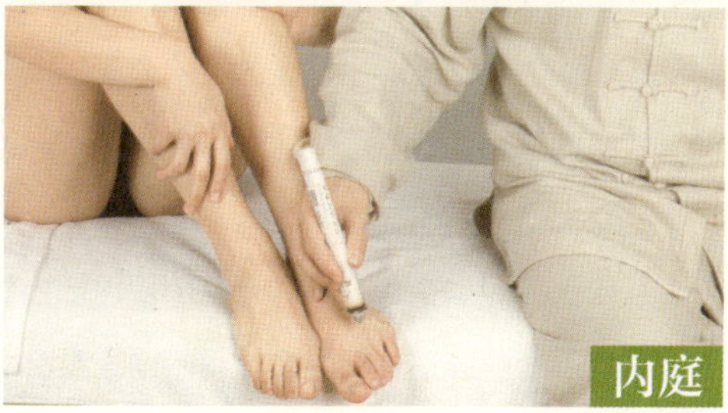

大椎：用艾条温和灸 10 ~ 15 分钟，1 天 1 次。

外关、合谷：艾条雀啄灸合谷与外关穴，会产生一阵阵的灼热感，各灸 10 ~ 15 分钟，以穴位红晕灼热为度。

颊车、大迎：艾条雀啄灸颊车与大迎穴，每穴 10 ~ 15 分钟，以患者感觉局部温热舒适而不灼烫为宜。

内庭：用艾条温和灸 10 ~ 15 分钟，注意不可灼伤皮肤，1 天 1 次。

手脚冰凉

典型案例

刘雪莹，女，20岁。小时候开始手脚很冰凉，一直没有重视。但是，大概从一年前开始，她发现把手伸进凉水以后，手指尖变苍白，然后充血，出现疼痛的症状。后来，到医院检查得知是雷诺氏病。

病案分析

当人体受到寒冷刺激时，骨骼肌会发生寒颤反应产生一定的热量来调节机体的温度。感冒发烧之前感到很冷是因为原来的正常体温变成了“冷刺激”，体温调节中枢对“冷”信息起反应，发出指令经交感神经到达散热中枢，引起皮肤血管收缩和血流减少，导致皮肤温度降低，散热随而减少，同时指令到达产热器官，引起寒战。

除了外部的刺激，人体内部的“寒气”也会刺激手足冰凉症的发生。换言之，人体的阳气不足会导致手脚冰凉。除此之外，气血虚或平时压力过大等很多情况也会导致手脚冰凉。另外，末梢动脉堵塞后肌肉溃烂的动脉硬化症，或伯格氏病的初期症状也是手指或脚趾发凉。患有甲状腺功能低下症的人，因产生热量的甲状腺荷尔蒙分泌不足，也会出现手足冰凉症。手脚冰凉可能是严重疾病的征兆，手指或脚趾充血或发青，走路时出现肌肉疼痛的症状，说明情况已经很严重了，要引起重视。

从中医的观点来看，手脚容易冰冷、麻木，多属于气血亏虚，或阳气不足。气血亏虚则血液不足，濡养功能减退，手足血脉得不到充盈易出现手足冰冷。“阳虚则寒”，阳虚则不能制阴，阳气的温煦功能减弱，手足得不到温煦而手足冰凉。**足三里可补益气血，改善因气虚、血虚所造成的血液量不足、血液运行不畅。神阙、命门可温肾助阳，大椎位于督脉上，艾灸可以温通阳气。涌泉为肾经保健第一穴，可补益肾经气血。大椎是督脉与十二正经中所有阳经的交会点，总督一身之阳，可增强体内阳气。**

艾灸取穴

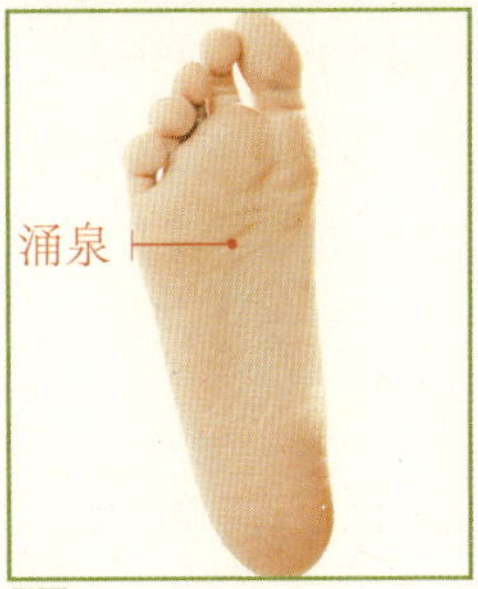

主治休克、中风、中暑、高血压。

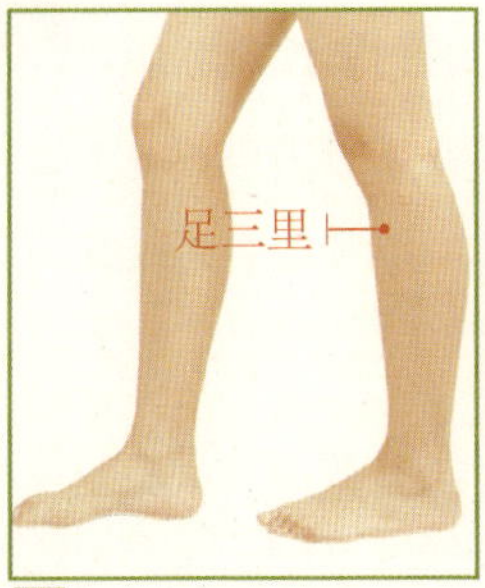

主治寒湿脚气、膝痛、下肢痹痛。

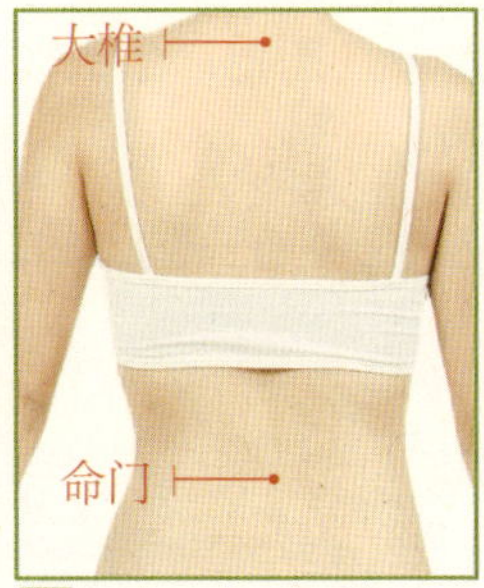

主要用于外感，虚劳及心神疾患等。

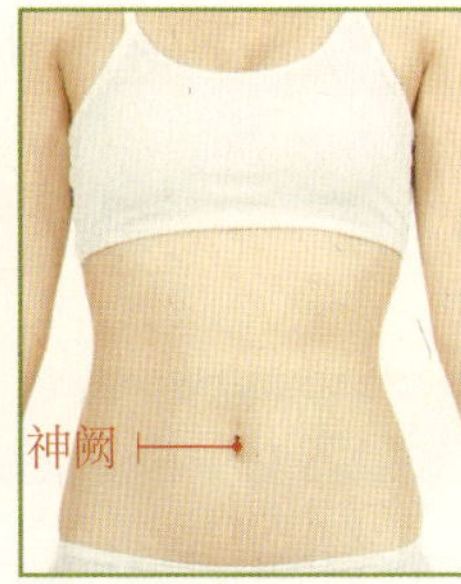

主治便秘、脱肛及四肢厥冷、休克。

施灸方法

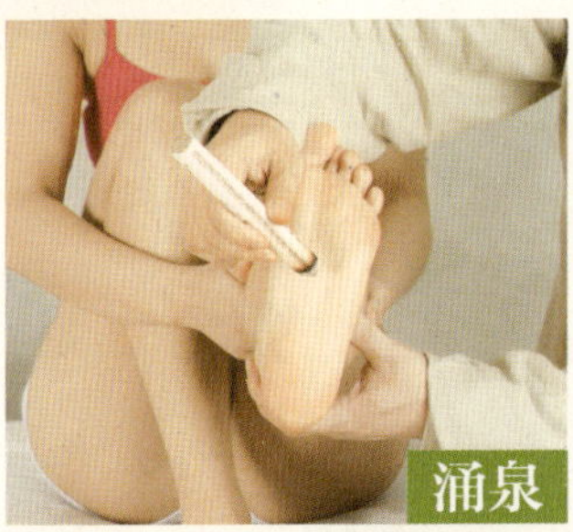

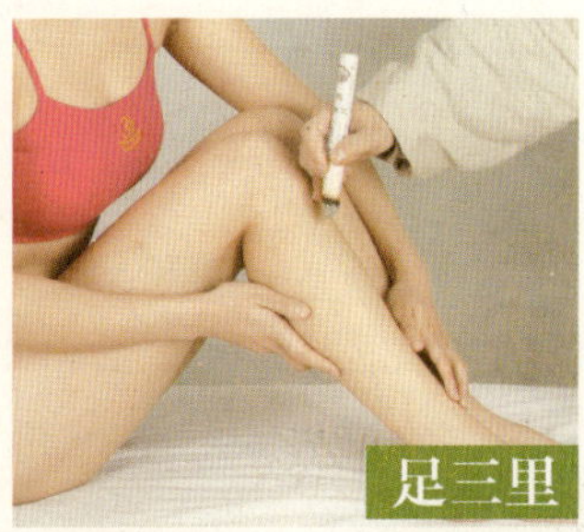

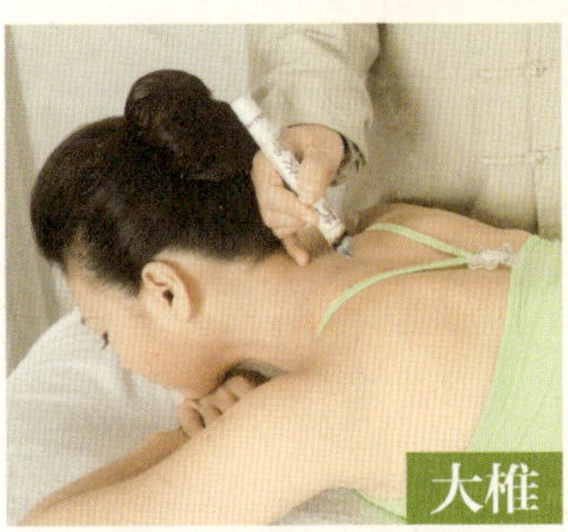

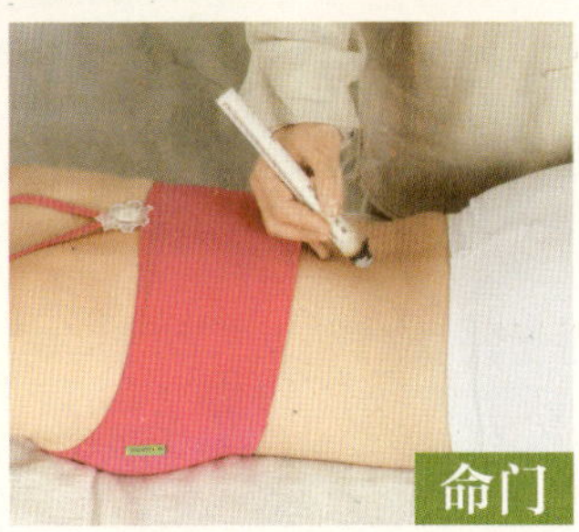

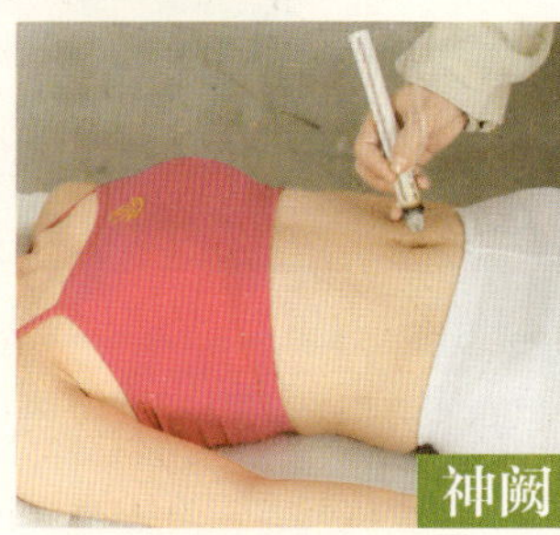

涌泉： 艾条温和灸，将艾条点燃对准涌泉穴施灸，距离以皮肤感到温热为度。

足三里： 艾灸足三里是以温和灸为主，尽量不要发生灸疮。

大椎： 艾条温和灸 15 分钟，灸至局部皮肤温热泛红，每日 1 次。

命门： 艾条温和灸 15 分钟，以受灸者感到舒适无灼痛感、皮肤潮红为度，每日 1 次。

神阙： 艾条回旋灸 15 分钟，以受灸者能忍受的最大热度为佳，每日 1 次。

预防和护理

保持良好的作息习惯，尽量避免熬夜；天气寒冷时要注意添加保暖衣物；积极参加户外运动，放松心情；不要给自己太大的压力，学会合理减压；要多吃些温补类的食物，少吃些寒凉性的食物；办公室白领不要坐得太久，防止腰部以下气血运行不通，而出现腿部水肿冰凉。

民间偏方

精油泡澡

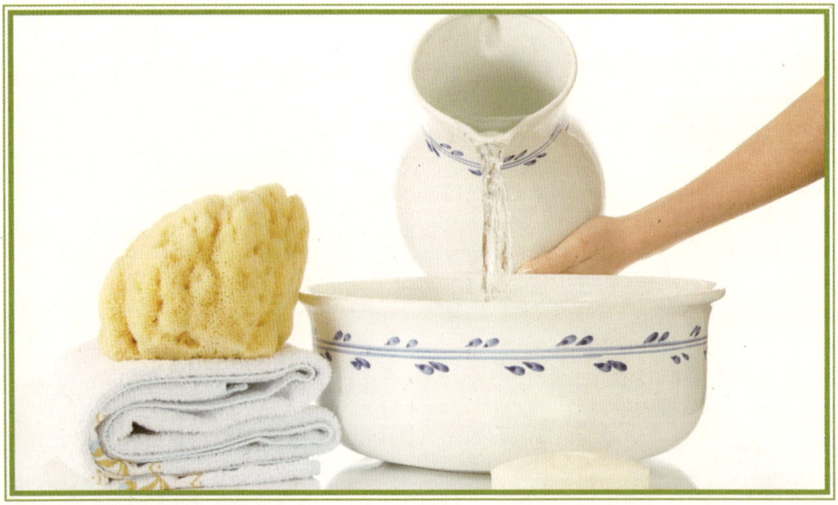

材料：生姜、甘菊各适量，精油 3 滴

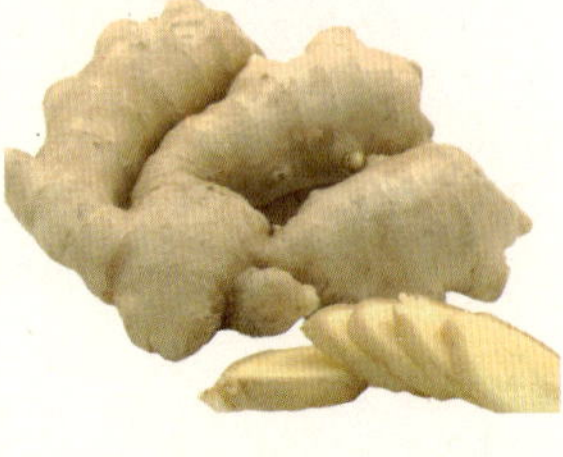

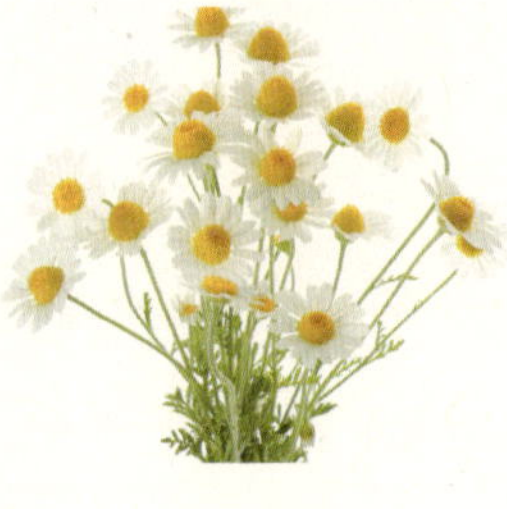

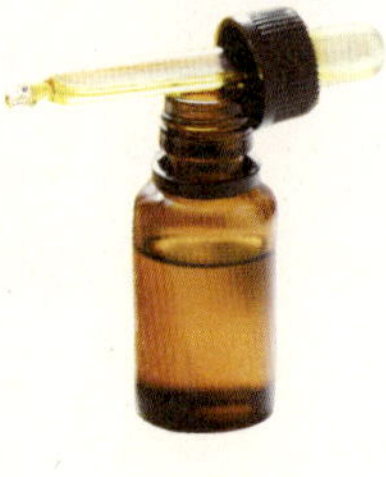

主治：手脚冰凉、下肢不温、下肢发麻。

治法：可促进血液循环，让身体暖和起来。

用法：在热水中加入生姜或甘菊，滴入精油。洗澡时，可用冷水和热水交替冲淋手脚，藉由血管一冷一热间的缩放，达到畅通血液的目的。

水肿

典型案例

文兰英，女，38 岁，公司职员。文女士是一个普通的公司职员，每天都坐着上班，平常很少起来活动。有一天文女士发现她的脸明显比平时肿胀、发亮，眼皮看起来像“蚕宝宝”。文女士说她每个月来例假的时候都会出现这种情况，严重时手和脚都会有明显的肿胀感，穿鞋子会紧脚。据文女士表述，平常出现水肿的次数比较少，一般随着例假结束就会慢慢消失。医生告诉她水肿的原因有很多，营养不良会引起水肿，心脏、肾、肝脏疾病也会导致水肿，妊娠后期和经期时也可能会出现水肿。至于文女士这种情况，是由于久坐不动导致血液循环受到阻碍而出现的水肿，是上班族的一种“职业病”。

病案分析

文女士每次经期都会出现浮肿的表现，属于经期浮肿，中医上称为经行浮肿或经来遍身浮肿，多因脾肾阳虚，气化不利，水湿不运，或因肝气郁滞，血行不畅。像文女士情况比较常见，也比较容易处理，只需注意休息，上班时不要坐太久，多走动和按摩，促进血液的循环就可消肿。此外，还要提醒文女士，饮食要以清淡为佳，保持营养均衡，水果和蔬菜可以多吃一些，晚餐不宜吃过饱。可通过适当运动来增强体质。中医学认为，情绪异常是重要的致病因素之一，所以要保持乐观的情绪，避免过于忧郁、大喜大悲。

中医艾灸治疗水肿一般选用阴陵泉、脾俞、肾俞、丰隆、三焦俞、公孙等，消肿效果显著。**阴陵泉是脾经的合穴，灸阴陵泉可以起到健脾除湿的作用，对治疗水肿效果非常好；灸脾俞能够补益脾胃，从而增强脾的运化功能，从而使体内湿热能被运化祛除；灸肾俞益肾助阳，强腰利水，从而使得脾胃的运化有足够的能量，体内多余水份得以排出；灸丰隆能健脾化痰，利水消肿；三焦俞调三焦，利水强腰；灸公孙能健脾胃，还能降郁热。**

艾灸取穴

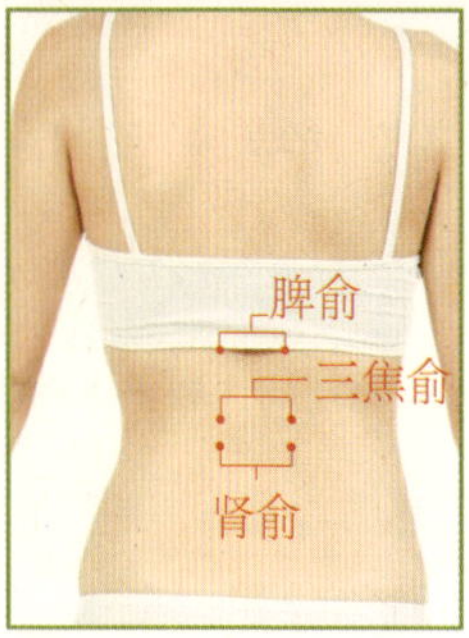

均可治疗下肢水肿、遗尿、消化不良。

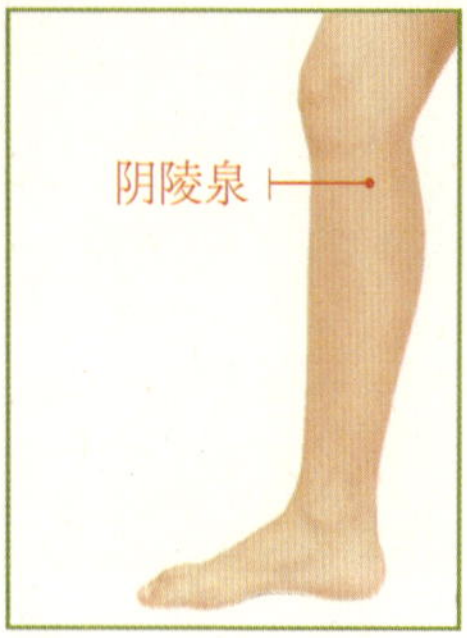

主要治疗咳嗽痰多等痰饮病症。

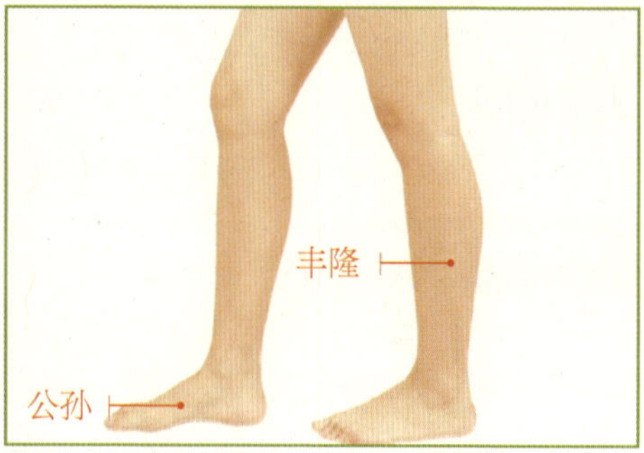

主治小便不利、遗尿、尿失禁、腹胀、腹泻、水肿、黄疸。

施灸方法

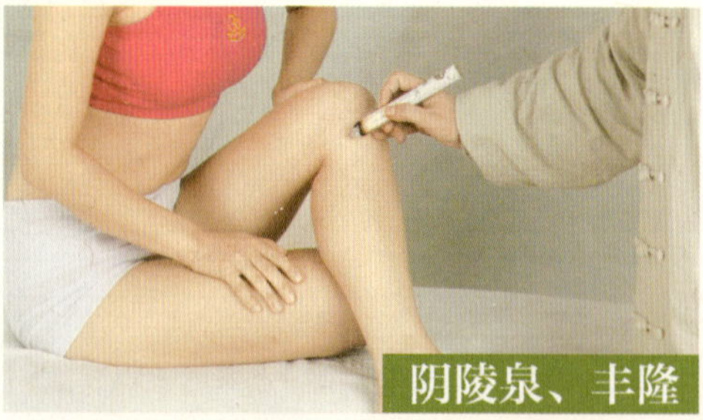
阴陵泉、丰隆

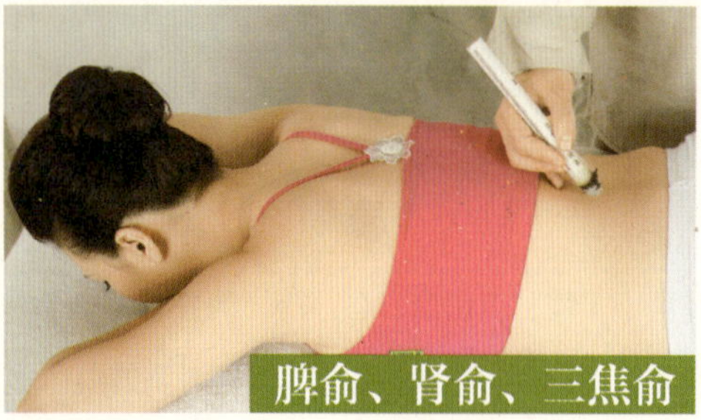
脾俞、肾俞、三焦俞

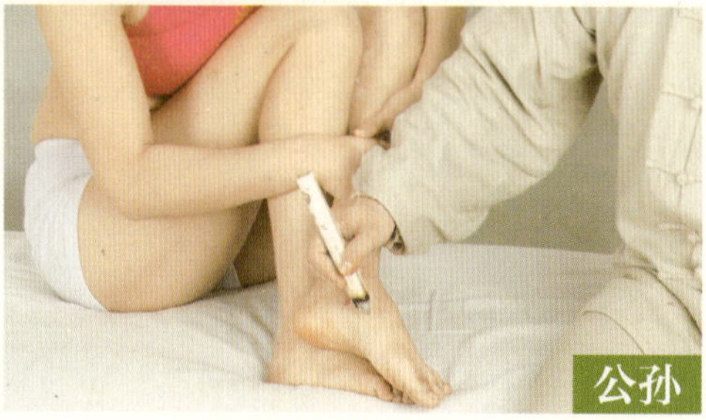
公孙

阴陵泉、丰隆：艾条啄雀灸，每穴 10 ~ 15 分钟，以局部温热为度，每日 1 次。

脾俞、肾俞、三焦俞：艾条温和灸，每穴 15 分钟，以受灸者感觉局部温热舒适而不灼烫为宜，每日 1 次，10 次为 1 个疗程。

公孙：艾条雀啄灸，灸 10 ~ 15 分钟，灸至穴位红润灼痛为度，每日 1 次。

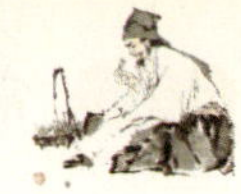

预防和护理

避免久站久坐，在家或办公时，每隔一段时间起身走动。入睡前，可将脚抬高超过心脏的高度。食物避免重口味，盐分不单只是食用盐或吃起来咸的东西，其实是泛指所有的酱料、腌制物或含钠量高的饮料。应多吃蔬菜水果（含有丰富的钾），生活规律，不要过度劳累。

民间偏方

海带冬瓜豆腐汤

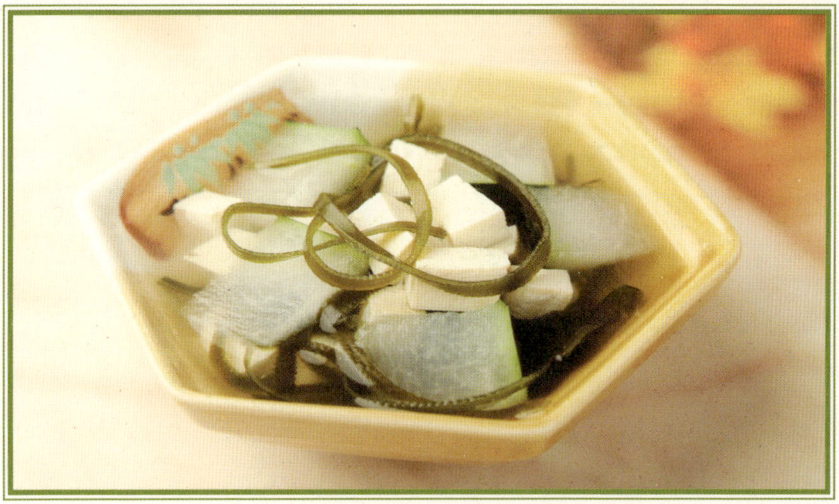

材料：海带 200 克，豆腐 1 块，冬瓜 50 克，蒜末、调料各适量

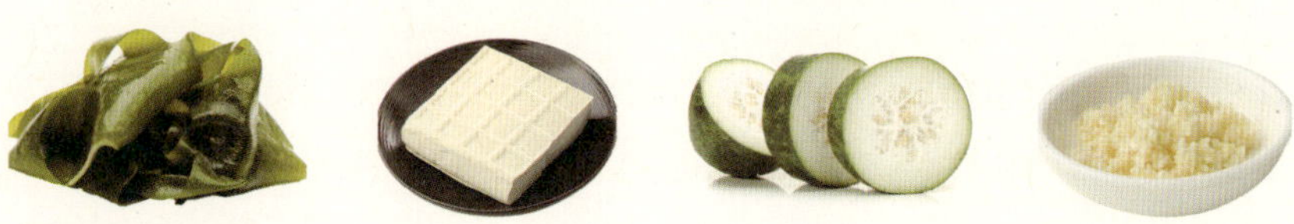

做法：豆腐、冬瓜切块，先把蒜末爆香，倒入海带翻炒，然后倒入清水，海带煮软后加入豆腐、冬瓜块煮一会儿，调味即可。

主治：本方具有软坚散结，益气和中，清热解毒的功效，可消水肿。

用法：每日 1 次。

肥胖症

典型案例

络锋，男，32 岁，公交车司机。由于工作的原因整天坐着，下班后也很少运动，还特喜欢吃肉，吃饭时无肉不欢。五年下来，络先生胖了一圈，三十出头的人，挺着个“啤酒肚”，迈着“大象腿”，步履蹒跚。最近一次体检报告，他的血压和胆固醇严重超标，医生告诫他：必须减肥，否则很危险。他也打了个激灵，慌忙找中医求救。医生检查后发现络先生脉象沉，滑实有力，舌红，苔黄厚，这是典型的饮食不节型肥胖症。如果任由肥胖发展，很容易引起高血压、高糖、高脂血症。医生建议，络先生减肥的同时可配合艾灸做辅助治疗，效果会更好。络先生听从了医生的嘱咐，开始了艾灸的辅助治疗和长期的运动。

病案分析

饮食不节型肥胖症的发生，一是随着年龄增长，人体机能衰退，脾的运化功能减退，又过食肥甘，化痰湿壅结体内，形成肥胖；二是过食肥甘，水谷精微在人体内堆积成膏脂，形成肥胖，属热证、实证。络先生要减肥必须控制饮食，减少食量，多参加运动。对减肥最有效的运动就是有氧运动，尤其是消耗能量较多的运动，例如慢跑、爬山、快步走、球类运动、游泳等，如果实在没时间出去运动可以在家做俯卧撑和仰卧起坐，减肥效果也很可观，并且运动最重要的是要持之以恒。

此外再加上中医艾灸调理脾胃的辅助减肥方法，减肥效果更佳。一般选用丰隆、曲池、公孙、阴陵泉、脾俞、肾俞、足三里等穴。**灸丰隆可起到化浊祛痰之的功；曲池属于大肠经合穴，灸曲池能起到转化脾土之热，燥化大肠湿热的功效；灸公孙能健脾胃，还能够解郁；灸阴陵泉能健脾除湿；灸脾俞能增强脾胃的运化功能，从而运化掉体内壅滞的痰湿；灸肾俞能补肾补气，肾气有根则元气得固；灸足三里能促进气血运行、健脾补胃、强壮益身。**

艾灸取穴

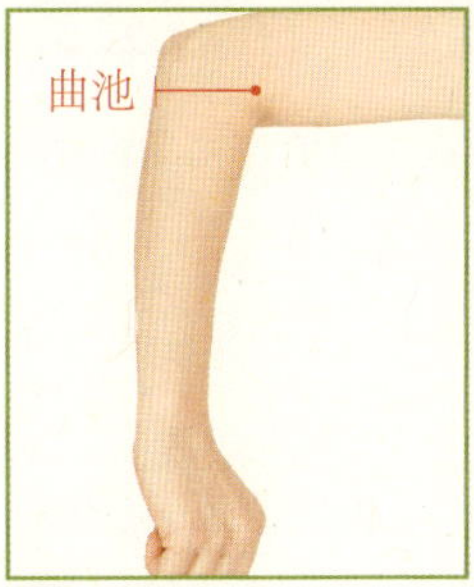

主治高血压病、皮肤病、牙痛。

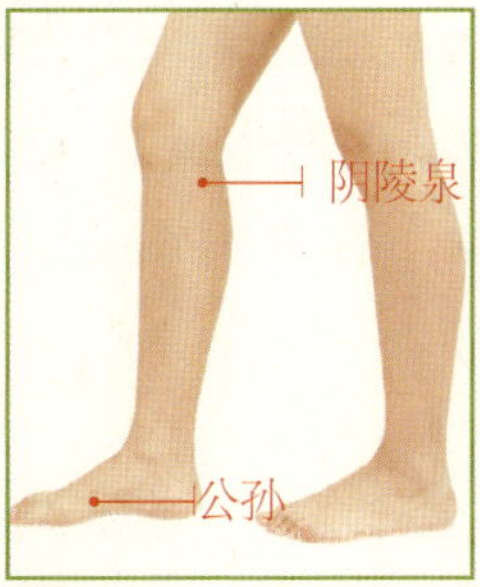

均可治疗消化不良等脾胃肠腑病症。

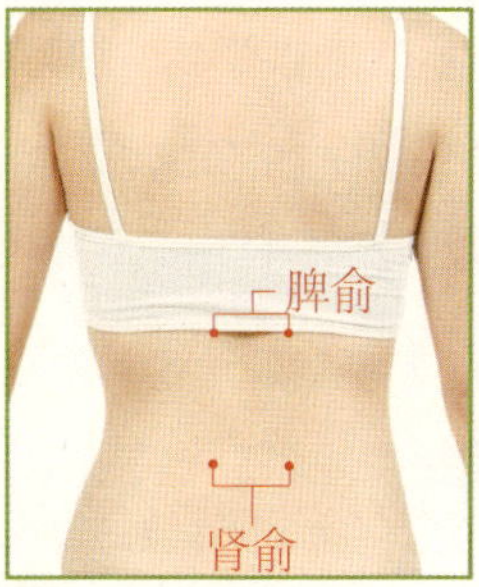

均可治疗消化不良、水肿、泄泻。

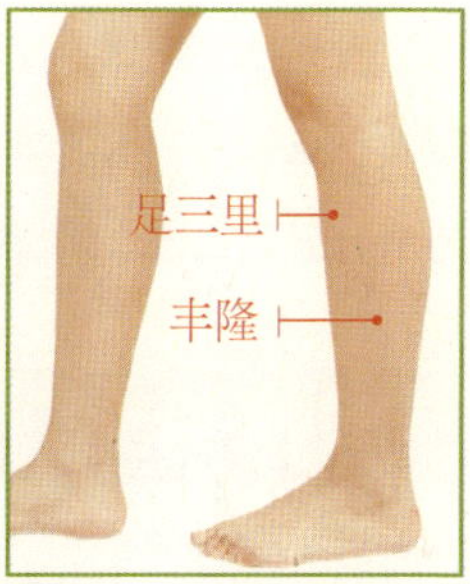

均可治疗消化不良、胃炎、胃下垂等。

施灸方法

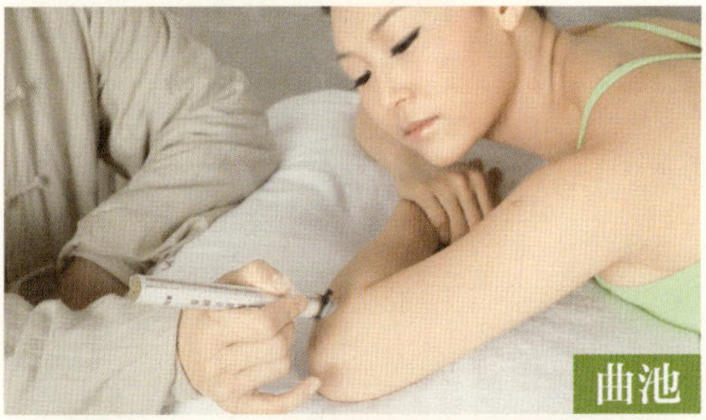
曲池

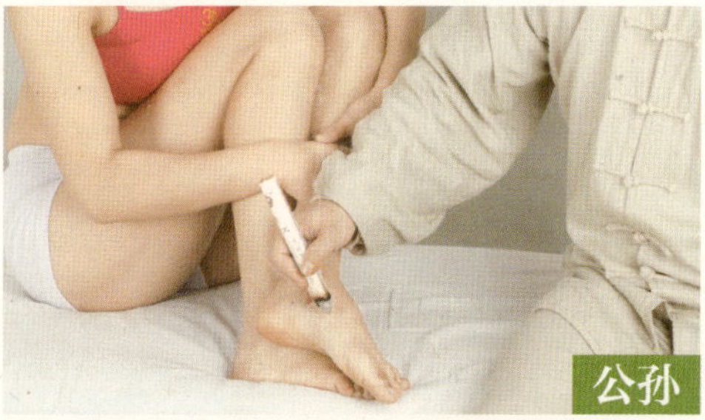
公孙

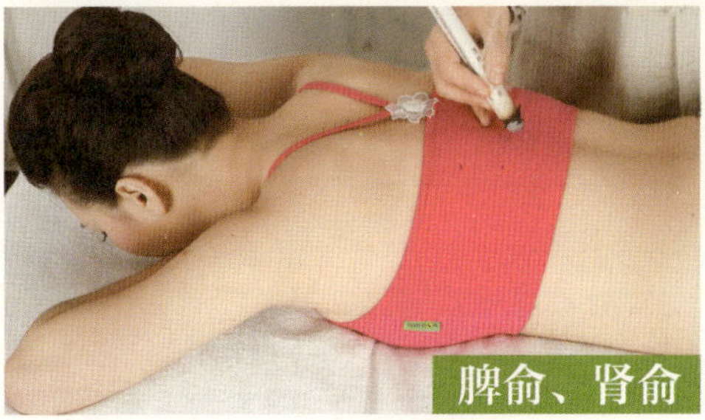
脾俞、肾俞

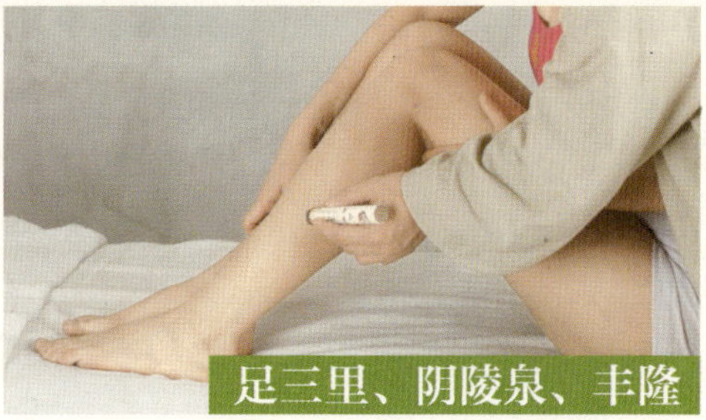
足三里、阴陵泉、丰隆

曲池： 艾条温和灸，灸5分钟，灸至局部温热为度，每日1次。

公孙： 艾条温和灸公孙穴，灸15分钟，以受灸者能忍受的最大热度为佳，每日1次。

脾俞、肾俞： 艾条回旋灸，每穴15分钟，热力要能够深入体内，每日1次。

足三里、阴陵泉、丰隆： 艾条啄雀灸，每穴15分钟，以局部温热为度，每日1次。

预防和护理

预防肥胖症比治疗肥胖症更易奏效，而且更重要。预防肥胖症关键的一点，就是在任何时候都要保证饮食中的能量不要超标。肥胖症患者的饮食应尽量清淡，少食油腻味重的食物及甜食、零食，忌吃夜宵。坚持锻炼，加快体内油脂的代谢，增强脾胃功能。

民间偏方

荷叶粥

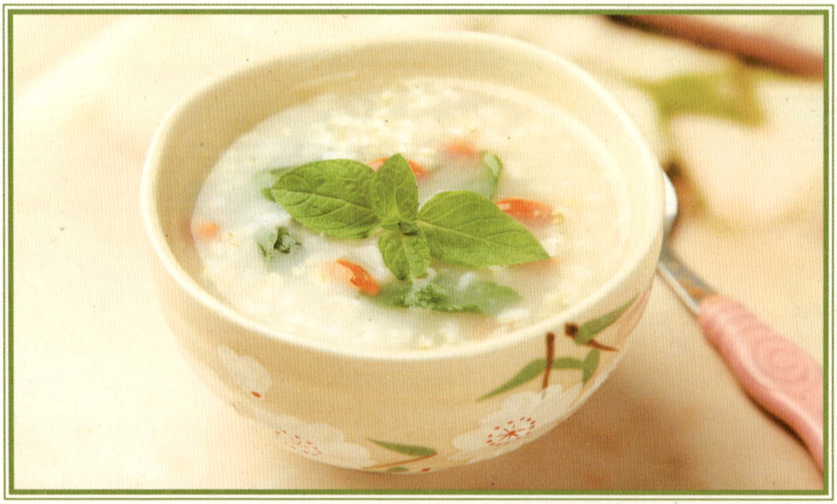

材料：鲜荷叶1张，粳米100克，枸杞2克，薄荷叶若干

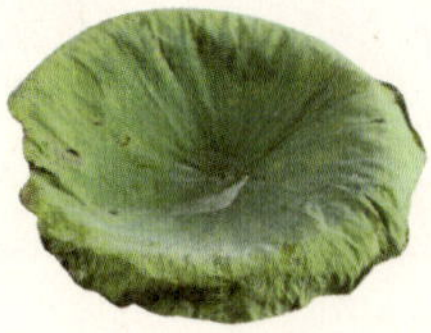

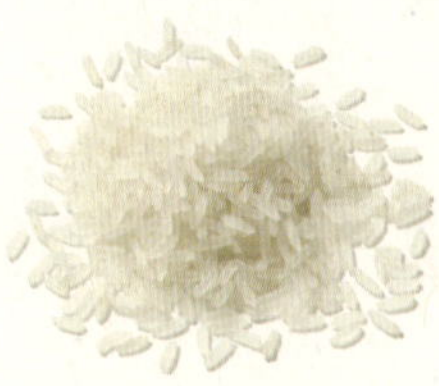

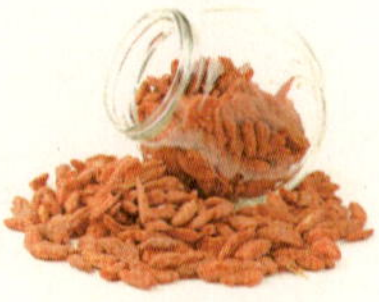

做法：先将荷叶洗净、撕成片，再放入少许枸杞，煎汤，去荷叶。用此汤加粳米煮粥，最后加上薄荷叶。

主治：利水祛瘀。用于有高脂血症、高血压，证见水湿浸注的肥胖患者。

用法：每日1次。

第五章 灸除慢性疾病——从此一身轻松

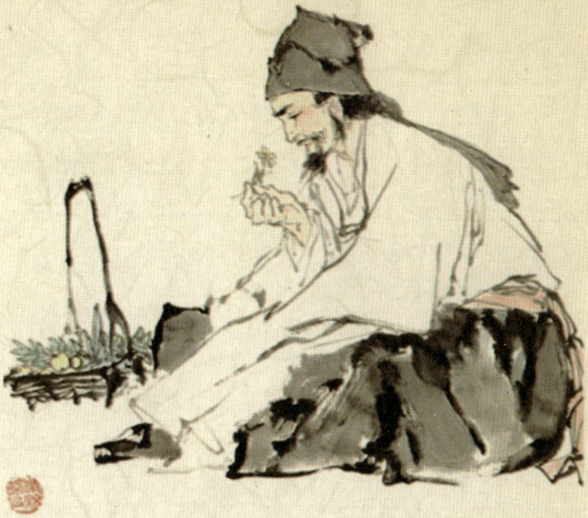

灸法有几千年的历史，历代医学家留下很多著作和大量验案，经现代国内外医学科学实验研究证实，其科学性很强，内涵深邃，有理论依据，很适合人们防治疾病之用。只要掌握技巧，正确使用，没有多大痛苦，且疗效显著。

中医疗法对许多慢性疾病均有很好的疗效，作为中医疗法之一的艾灸疗法也是如此。如阳虚、气虚等体虚的人群更适合进行艾灸疗法，可以温通经脉、祛寒逐湿、改善体质、灸走慢性病。

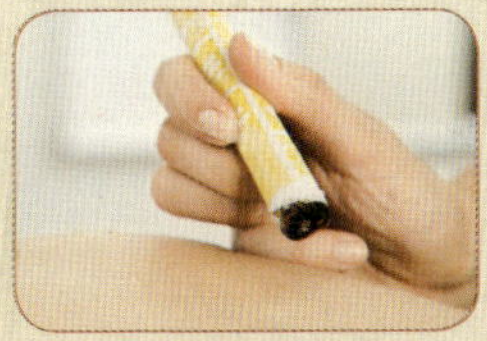

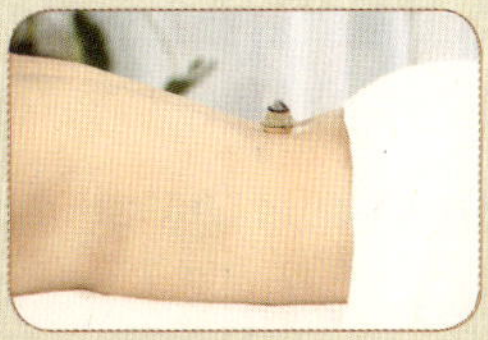

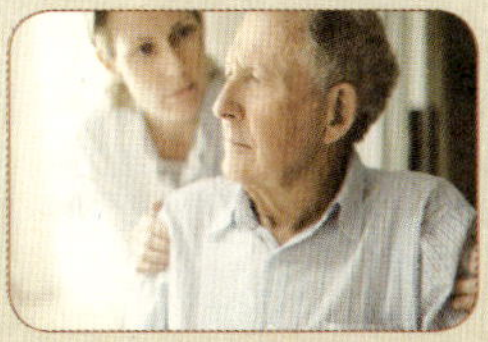

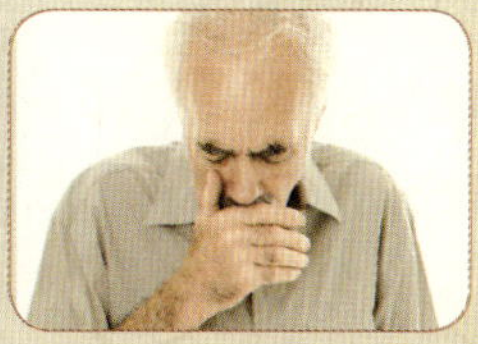

慢性胃炎

典型案例

于洪涛，男，45岁，公司老板。去年查出得了胃炎，医生给他开了不少药，吃完一个疗程之后，病情有了一定改善。可是没过几天，又复发了。这半年多来，他来来回回跑了很多趟医院，每次发病都是通过吃药来控制。前段时间于先生经常加班加点，白天忘记吃饭，就推迟到晚上吃夜宵，夜宵吃完后，又接着埋头工作。压力特别大时，就靠吸烟、喝酒来舒缓。一段时间过后，他发现每次吃饭前，胃脘阵阵剧痛，饭后又减轻了，并且感觉特别的疲劳。到了半夜，肚子又开始疼痛，根本无法入睡。于先生由于长期饮食不规律，工作压力大，经常吸烟、喝酒，造成脾胃功能失调，导致他患上了胃炎。

经医生检查发现于先生面色差，稍有活动即感神疲，手脚冰凉，食少便稀，且舌淡，苔白，脉虚弱，是脾胃虚寒型胃炎。

病案分析

中医一般认为胃炎由实转虚，虚则太阴，同时肝气郁滞，亦乘脾土，故病程后期常表现为脾气虚、脾阳虚证候。综上所述，脾气虚弱、虚实夹杂、阴阳失调、升降失司、寒热错杂、饮食不节等，均可引起胃炎。

针对于先生的情况，应该每餐要按时吃饭，尽量戒掉烟酒，多休息，调整作息慢慢调养。艾灸治疗胃炎不仅能缓解胃痛还可以起到保护胃的作用。艾灸神阙、中脘、胃俞、足三里、关元均可以治疗胃炎。**精神不振，身感疲劳可以选神阙，神阙是人体任脉上的重要穴位之一，灸神阙能够使人体真气充盈、精神饱满、体力充沛；中脘位于腹部，灸中脘能直接解除胃部虚寒症状，并且有效缓解胃脘疼痛；灸胃俞能调理胃肠、补益和中；灸足三里能补益脾胃气血，脾胃气血得以正常运化则胃脘疼痛、手脚冰凉症状可得到缓解；灸关元能补脾益气，增强脾的升举功能。**

艾灸取穴

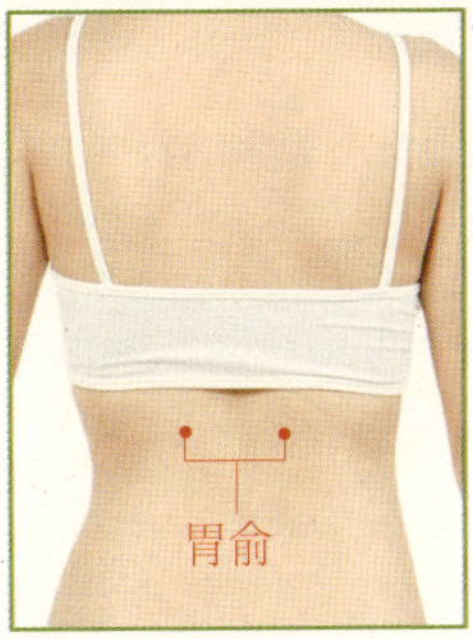

主治胸胁痛、胃脘痛、呕吐、腹胀、肠鸣。

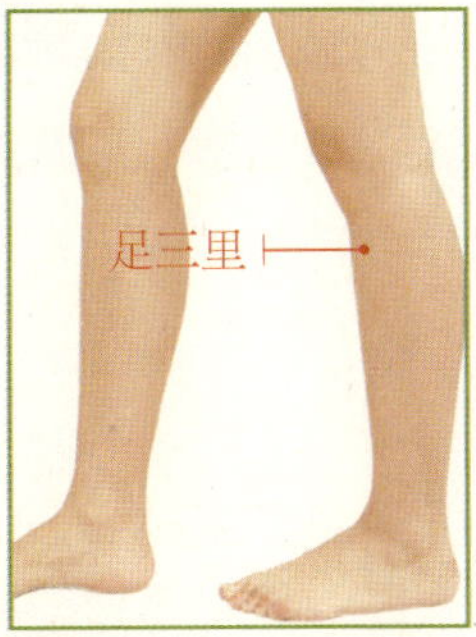

主治呃逆、腹痛、肠鸣、消化不良。

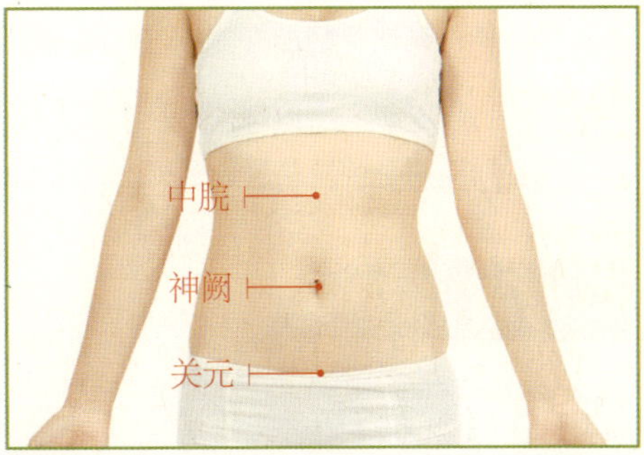

神阙主治胃炎、肠炎、痢疾；中脘主治胃痛、胃痉挛、胃炎；关元主治少腹疼痛。

施灸方法

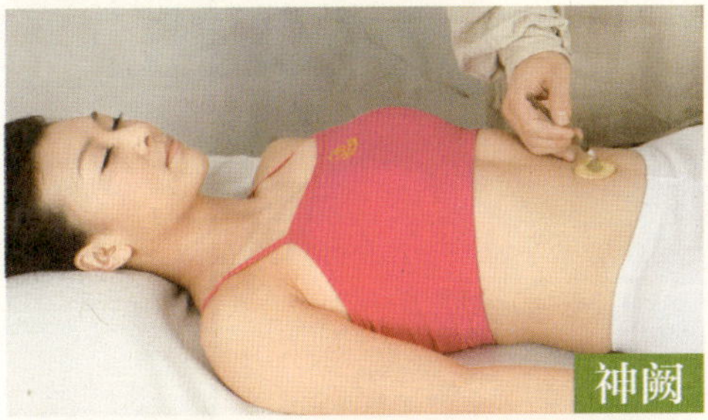

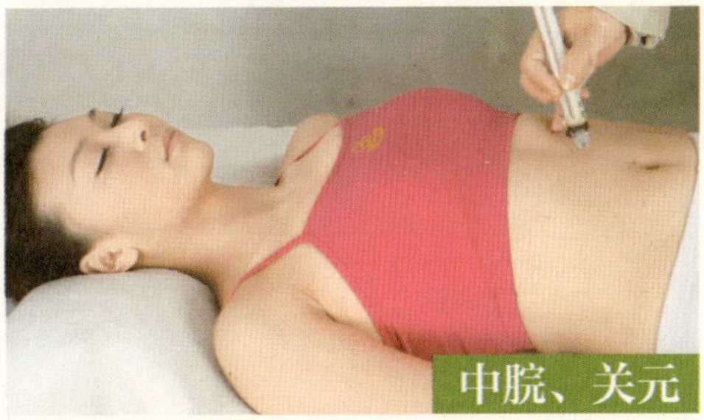

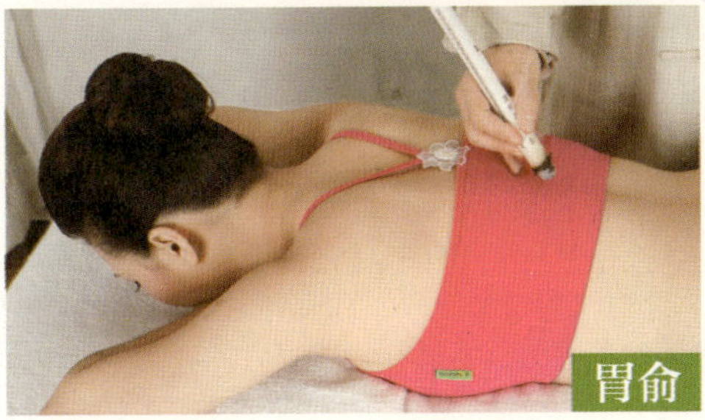

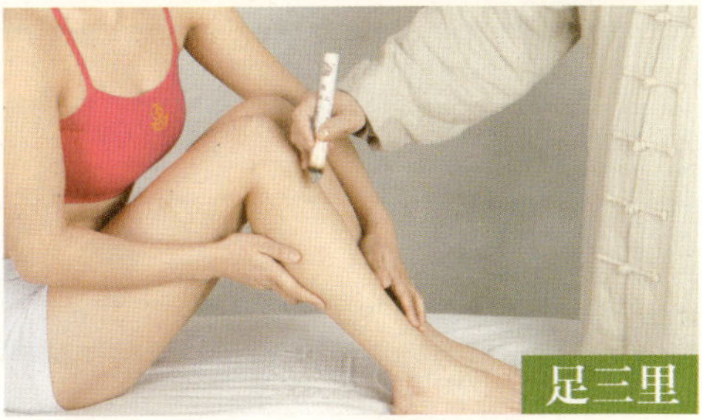

神阙： 艾炷隔盐灸，用食盐填埋脐窝，再覆盖上 2 毫米厚的生姜片，上置艾炷施灸，灸 10 分钟，以局部温热为度，每日 1 次。

中脘、关元： 用艾条温和灸，各 5 ~ 10 分钟，以患者感到舒适为度，1 天 1 次。

胃俞： 用艾条温和灸 5 ~ 10 分钟，以施灸部位出现红晕为度，每日 1 次。

足三里： 艾灸足三里是以温和灸为主，尽量不要发生灸疮。

预防和护理

保持精神愉快，精神抑郁或过度紧张和疲劳，容易造成幽门括约肌功能紊乱，胆汁返流而发生慢性胃炎。尽量少喝酒抽烟，胃不好的最好戒烟忌酒。慎用、忌用对胃黏膜有损伤的药物。此类药物长期滥用会使胃黏膜受到损伤，从而引起慢性胃炎及溃疡。

民间偏方

红枣芋头汤

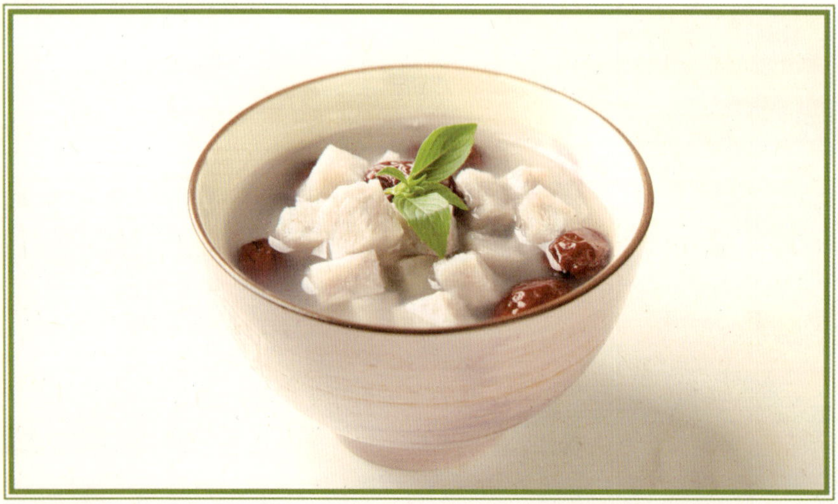

材料：红枣15个，芋头50克，生姜片、食盐各适量

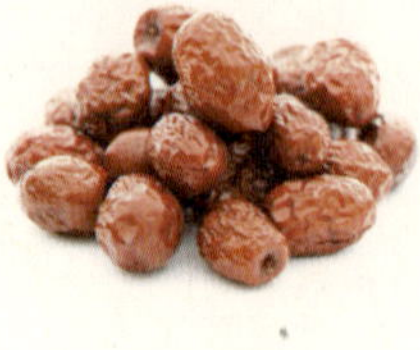

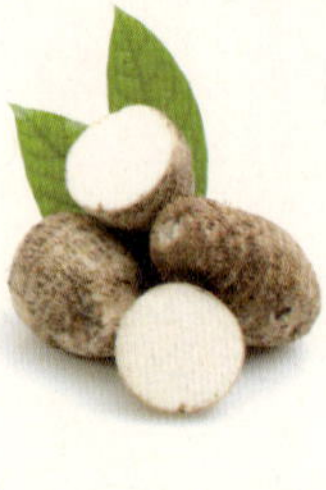

做法：将红枣、芋头洗净，放进砂锅中，加入生姜片、食盐，用大火煮沸，小火熬煮成汤。

主治：此方有益气开胃的功效，适用于治疗胃、十二指肠溃疡等病症。

用法：每日1次，连服4周。

胃下垂

典型案例

秦名，女，37岁，形体消瘦。秦女士腹胀伴打嗝已经一年多了，秦女士说上周出差完回来发现病情加重。一年前因为与丈夫大吵一架，隔日就出现上腹胀痛症状，此后不定时发作，尤以情绪波动后明显。近几个月又出现了频繁打嗝症状，尤其生气和饭后。经多方求治，秦女士未能治愈。她曾在某西医院被诊断为慢性胃炎，胃下垂，但经治疗，吃了好多药也不见好转。一周前又因生气加重病情，于是找了老中医去看病。秦女士诉说腹部总是有饱胀感、沉重感，并且经常便秘，而且她的面色萎黄，神疲乏力，食欲不振。医生把了把脉发现，秦女士脉象虚弱，并且舌淡，苔薄白，医生就诊断她为中气下陷型胃下垂。

病案分析

胃下垂是由于膈肌悬力不足，支撑内脏器官韧带松弛，或腹内压降低，腹肌松弛，导致站立时胃大弯抵达盆腔，胃小弯弧线最低点降到髂嵴联线以下。常伴有十二指肠球部位置的改变。轻度下垂者一般无症状，下垂明显者有上腹不适，饱胀，饭后明显，伴恶心、嗳气、厌食、便秘等，有时腹部有深部隐痛感，常于餐后，站立及劳累后加重。

发生胃下垂的根本原因在于患者中气不足，无力维持胃的正常位置，临床上多发生于体质虚弱者、体形瘦长者、慢性消耗疾病患者。中气下陷会影响脾的升提功能，而胃本主降，一升一降的平衡被打破，从而导致胃下垂。

我们可以选用肝俞、百会、胃上、关元、中脘、足三里来治疗。**秦女士首发病因是情志过激，与肝气犯胃有关，失治日久，造成脾虚胃弱与肝胃郁热共存的虚实夹杂证。因此灸肝俞可疏肝解郁，降胃火；百会位于人体最高点，灸百会具有升阳举陷的作用；胃上别名提垂穴，灸胃上能有效治疗胃下垂；而灸关元能补脾益气，增强脾的升举功能，还能改善气血；灸中脘能补脾益气，增强食欲，促进消化，消除胃脘部饱胀感；灸足三里亦能健脾补胃，增强正气。**

艾灸取穴

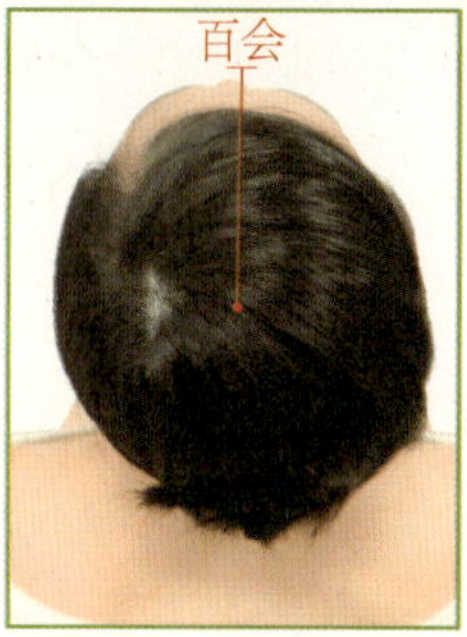

主治神经衰弱、胃下垂、子宫脱垂等。

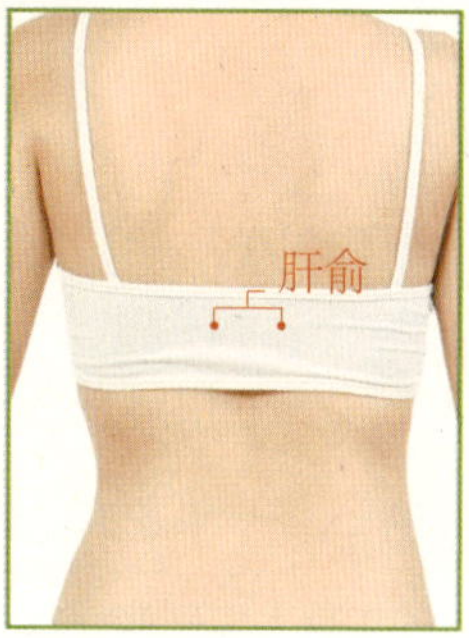

主治胆囊炎、慢性胃炎、胃痉挛、胃扩张。

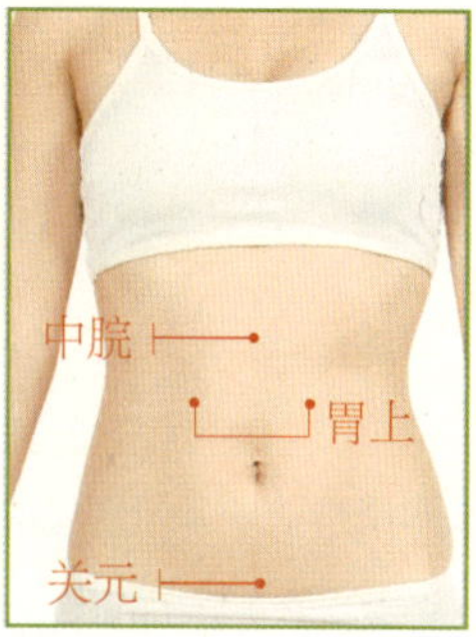

均可治疗胃炎、胃痛、消化不良等病症。

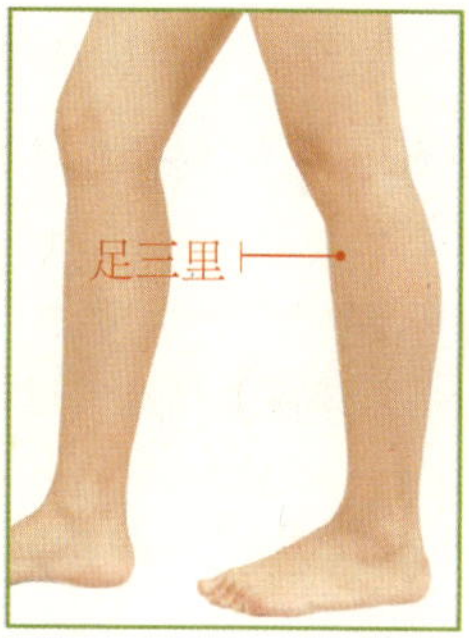

主治胃痛、胃脘疼痛、胃中寒、呕吐。

施灸方法

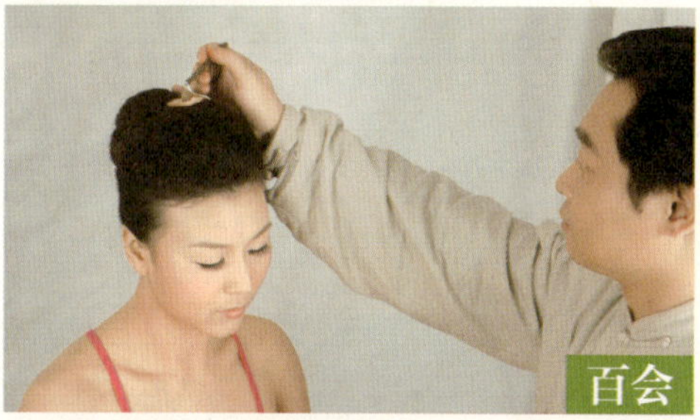

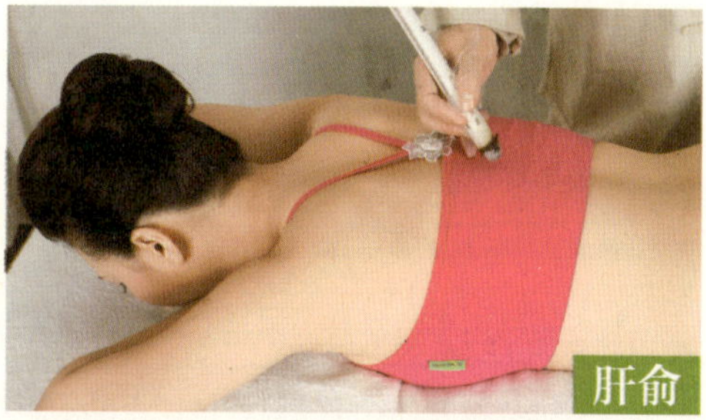

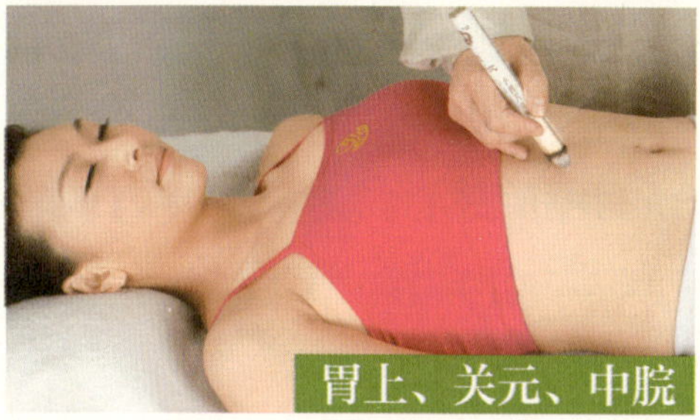

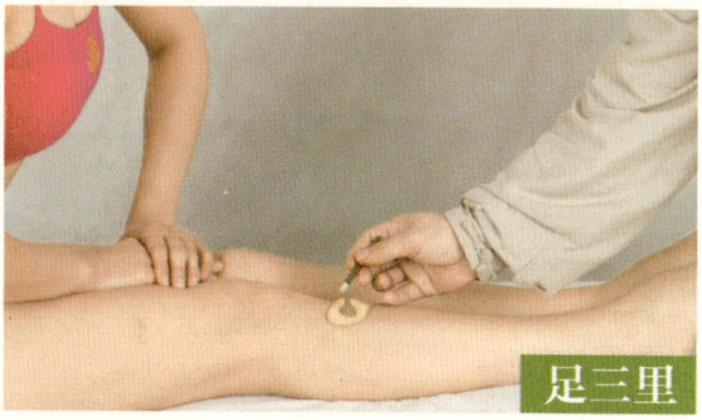

百会：艾炷隔姜灸，用黄豆大小艾炷，灸治 5 ~ 7 壮，待其将要燃尽，皮肤感觉有灼热感时移除，每日 1 次。

肝俞：用艾条回旋灸 10 ~ 15 分钟，以施灸部位出现红晕为度，每日 1 次。

胃上、关元、中脘：分别用艾条回旋灸，每穴 15 分钟，灸至局部温热为度，每日 1 次。

足三里：艾炷隔姜灸，用黄豆大小艾炷，灸治 5 ~ 7 壮，皮肤有灼热感时移除，每日 1 次。

预防和护理

胃下垂患者的胃壁张力减低，细嚼慢咽以利于消化吸收及增强胃蠕动和促进排空速度，缓解腹胀不适。平时所吃的食物应细软、清淡、易消化。主食应以软饭为佳，如面条要煮透煮软；副食要剁碎炒熟，少吃生冷蔬菜。

民间偏方

黄芪炖鸡

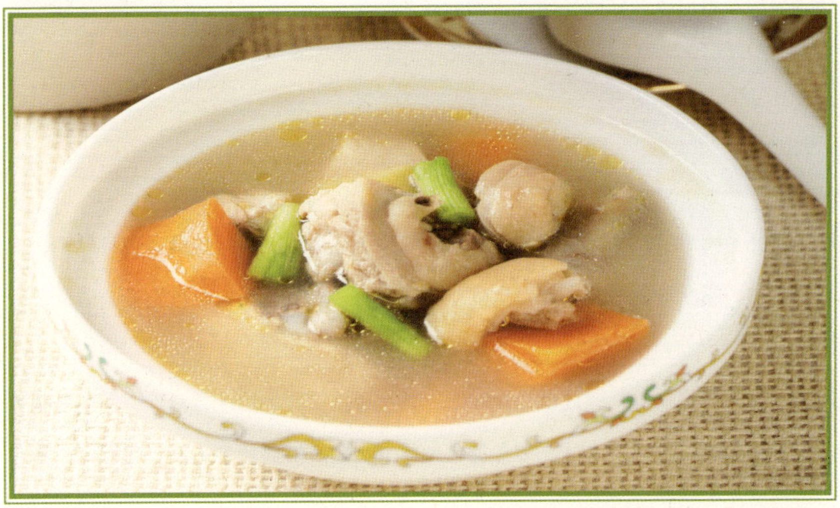

材料：鸡肉300克，生黄芪30克，胡萝卜1根，葱段少许，盐适量

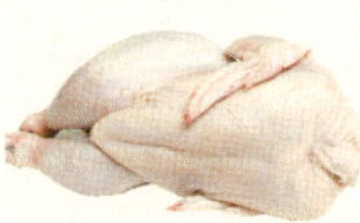
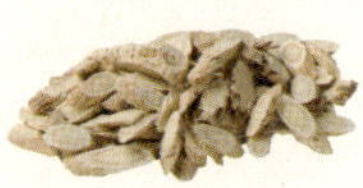
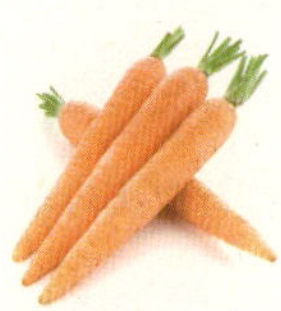
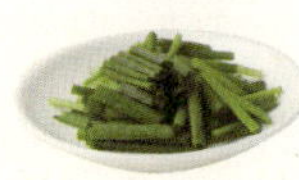

做法：将鸡肉洗净，切块，入沸水中汆汤，捞出沥干；锅中注入适量清水，放入鸡肉块、生黄芪、胡萝卜块炖煮60分钟；揭盖，放盐，撒入葱段，煮至入味即可。

主治：胃下垂，脘腹胀满连及胸胁，呃逆，纳差，消瘦者。

用法：空腹饮汤食肉。

脂肪肝

典型案例

方寻，男，40岁，外企业务员。由于工作需要，他经常要出去陪客户进餐、喝酒、唱歌等。年底公司组织体检，结果查出他得了脂肪肝。方先生体格很壮，晚上睡觉打呼噜的声音很大，并且运动量少，经常饮食肥甘厚腻，饮酒抽烟，体型肥胖。经医生检查发现，方先生舌质淡红、苔厚白腻、脉濡缓，属于痰湿内阻型脂肪肝。

病案分析

痰湿内阻型脂肪肝多因患者嗜酒无度或嗜食肥甘厚味致湿热内蕴，聚湿生痰，血液黏稠，血脂过高，痰湿瘀滞而致。脂肪肝的病人多无自觉症状，或仅有轻度的疲乏、食欲不振、腹胀、嗳气、肝区胀满等感觉。

肥胖是引起脂肪肝的罪魁祸首，因此首先要减肥，其次可用艾灸辅助配合治疗，脂肪肝将得到很好的改善。建议他每天坚持锻炼身体，多参加各种体育活动。饭后要多走动，可以每天散步或慢走半个小时，加速体内脂肪的燃烧。

艾灸作为脂肪肝的辅助治疗，可以灸足三里、丰隆、三阴交、中脘、太冲等穴。**足三里是足阳明胃经的主要穴位之一，"三里"有理上、中、下"三焦"之意。现代医学研究证实，艾灸足三里可使胃肠蠕动有力而规律，并能提高多种消化酶的活力，增进食欲，帮助消化，降低血脂、血液黏度。丰隆为古今医学家所公认推崇的治疗痰湿证的首选要穴，具有通经活络、通调脾胃气机，能使气行津布，中土得运，湿痰自化。三阴交乃足三阴经中气血交会之处，除可健脾益血外，还可调肝补肾。刺激该穴有助于体内的湿、浊、毒素排出体外。中脘具有和胃健脾、降逆利水之用。太冲具有平肝潜阳、行气解郁之功效。**

艾灸取穴

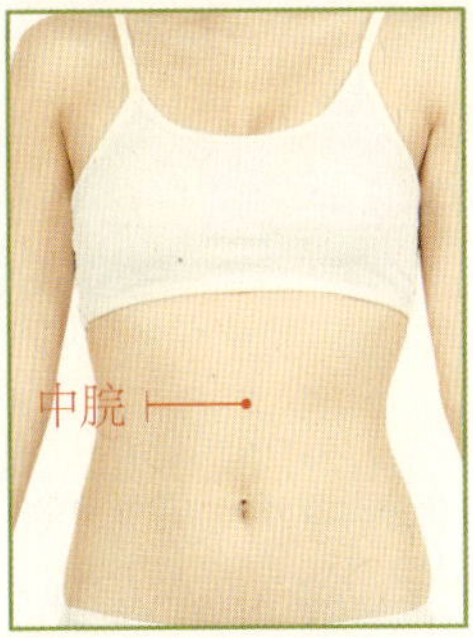

主治反胃、食不化、肠鸣、便秘、胁下坚痛。

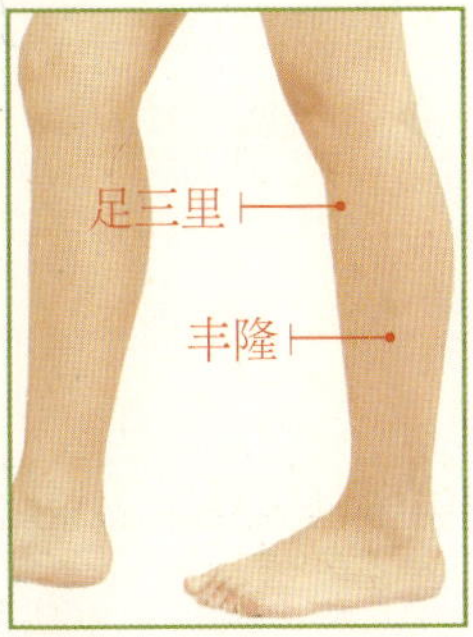

均可治疗消化不良、食欲不振、肝脾不和。

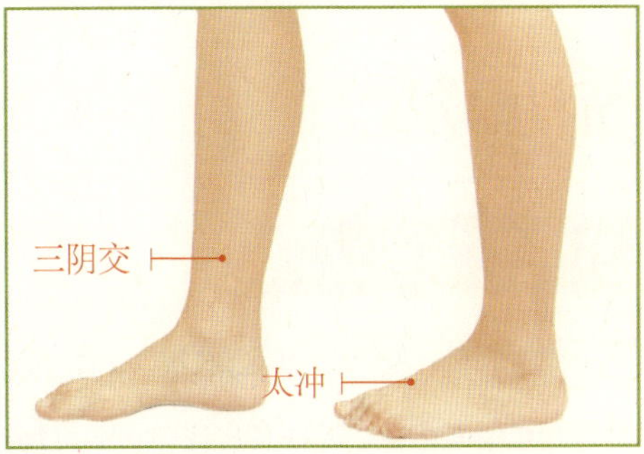

太冲主治胁痛、腹胀、黄疸、呕逆；三阴交主治肠鸣、腹泻等脾胃虚弱诸证。

施灸方法

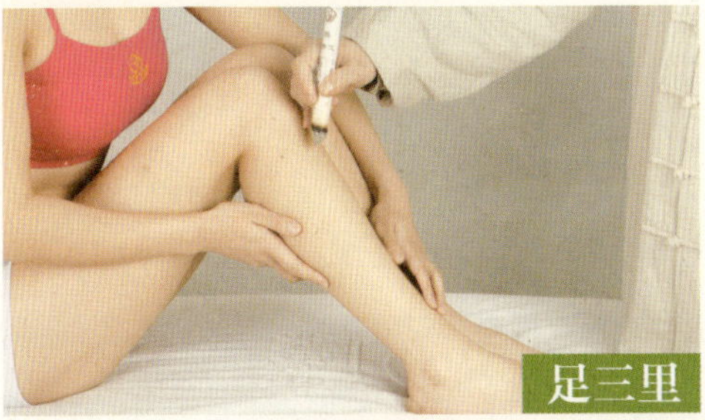
足三里

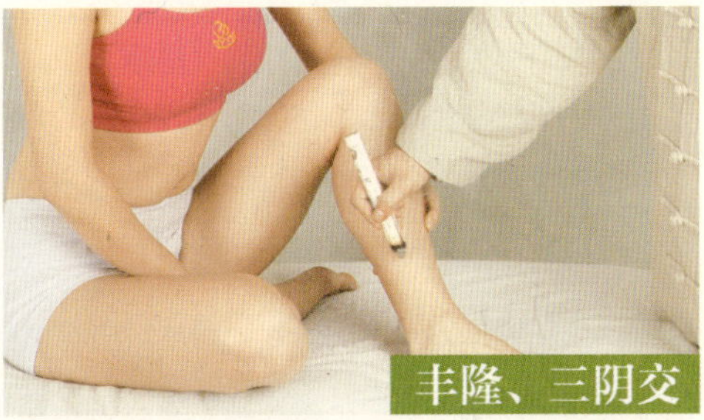
丰隆、三阴交

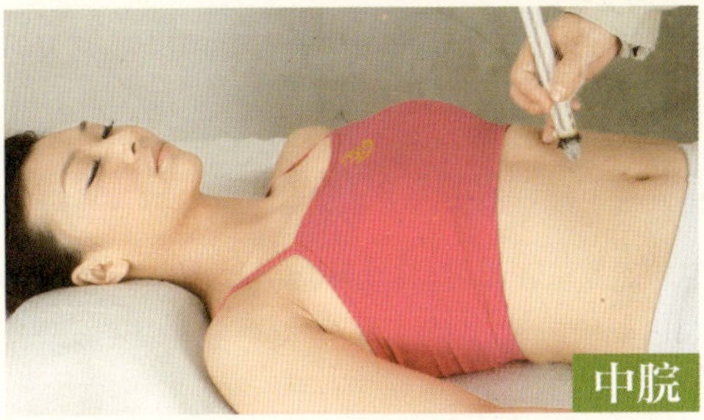
中脘

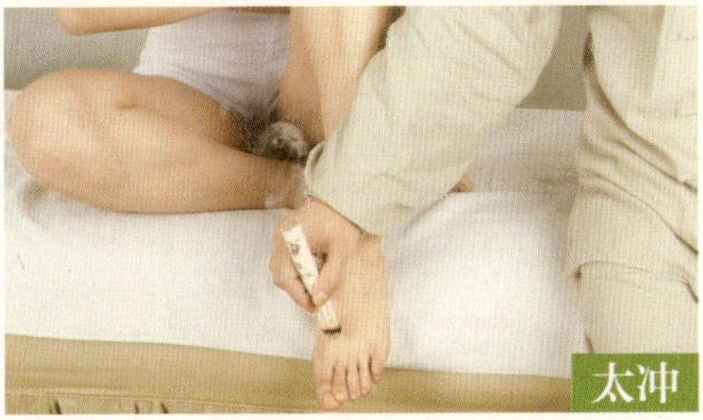
太冲

足三里： 以温和灸为主，尽量不要发生灸疮。

丰隆、三阴交： 用艾条温和灸，分别灸 5 ~ 10 分钟，每日 1 次。

中脘： 用艾条温和灸 5 ~ 10 分钟，以受灸者感到舒适无灼痛感、皮肤潮红为度，每日 1 次。

太冲： 用艾条温和灸 5 ~ 10 分钟，以施灸部位出现红晕为度，每日 1 次。

糖尿病

典型案例

刘进，男，35岁，4S店老板。刘先生身材微胖，头顶微秃，经常参加各种聚会，几乎每餐都是大鱼大肉，喜欢各种名贵香烟和酒。每天开车上班，也很少运动。长时间盯着电脑，回到家就躺在沙发上看电视。刘先生每年体检都正常，只是血糖稍微有点超出正常值，上个月他查出患有糖尿病，没想到这么年轻就得了“老年病”。刘先生说，他经常有口干、口渴、尿频量多的感觉，每餐的饭量越来越大了，体重也在直线上涨。医生把脉后，发现他脉滑实而有力，舌质红而少津，舌苔黄厚，综合他的症状，诊断他为胃热炽盛型糖尿病。

病案分析

糖尿病，中医称为消渴。消渴病是由于先天禀赋不足，复因情志失调、饮食不节等原因所导致的以阴虚燥热为基本病机，以多尿、多饮、多食、乏力、消瘦，或尿有甜味为典型临床表现的一种疾病。糖尿病病变脏腑在肺、胃、肾。肺燥津伤，津液失于敷布，则脾胃不得濡养，肾精不得滋助；脾胃燥热偏盛，上可灼伤肺津，下可耗伤肾阴；肾阴不足则阴虚火旺，亦可上灼肺胃，终致肺燥胃热肾虚，故“三多”之证常可相互并见。

刘先生几乎每餐都是大鱼大肉，因此他的病与饮食习惯有很大的关系，如果过食辛辣香燥食物，则会耗损津液，成阴虚燥热之证，胃热炽盛型。刘先生在积极治疗糖尿病的同时要注意严格控制油脂和糖类的摄入。

我们可以选相关穴位来辅助治疗糖尿病，如梁门、中脘、内关、脾俞、太溪、气海等穴位。**梁门是胃经上的重要穴位，灸梁门能调理胃经经气；灸中脘能调理胃肠功能；灸内关能和胃理气，防止胃火过旺；灸脾俞能补益脾经气血，增强脾的运化，防止食物郁而化火；灸太溪能益气壮阳、滋阴益肾；灸气海可固本益气、调补冲任。**

艾灸取穴

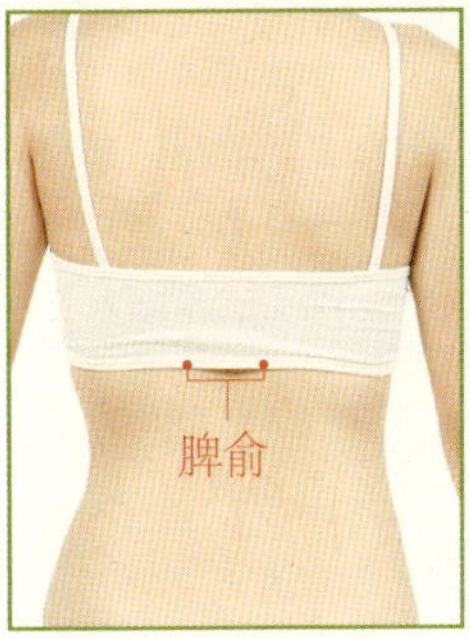

主治脾胃疾患：腹胀、腹泻、痢疾等。

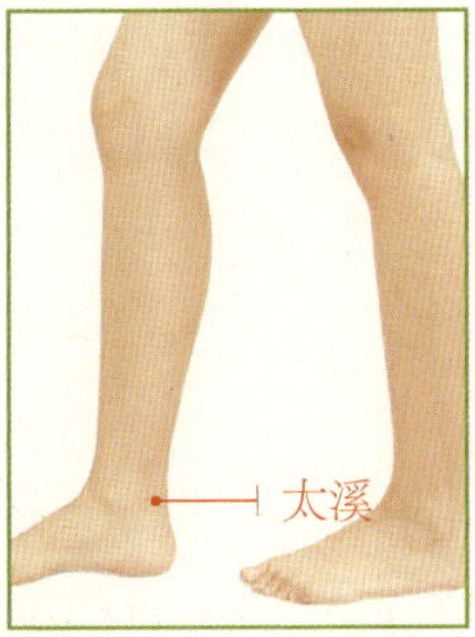

可治疗腹胀、纳呆、呕吐等。

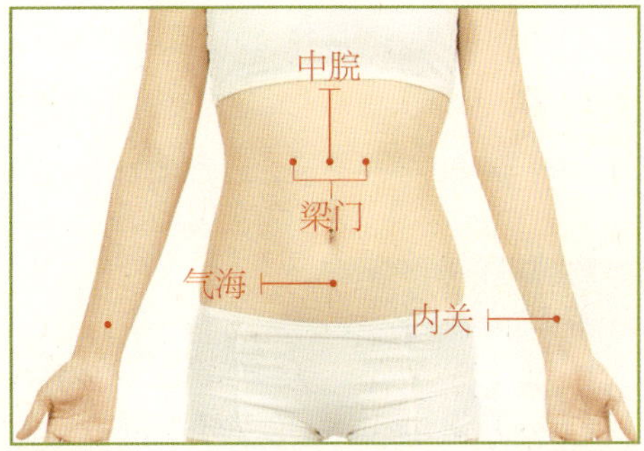

梁门和气海主治消化不良、四肢力弱；中脘、内关主治呕吐、心悸等。

施灸方法

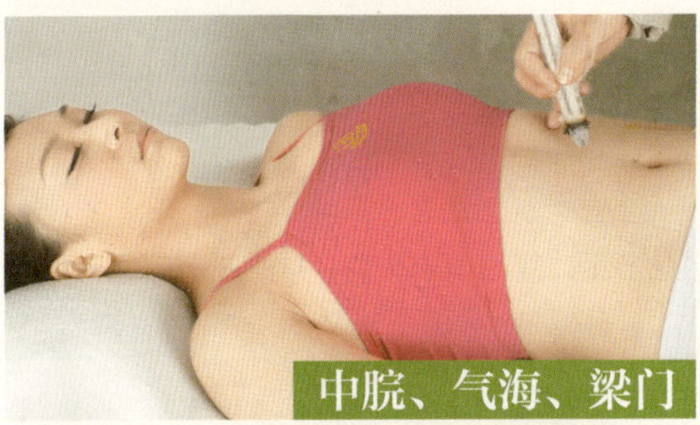

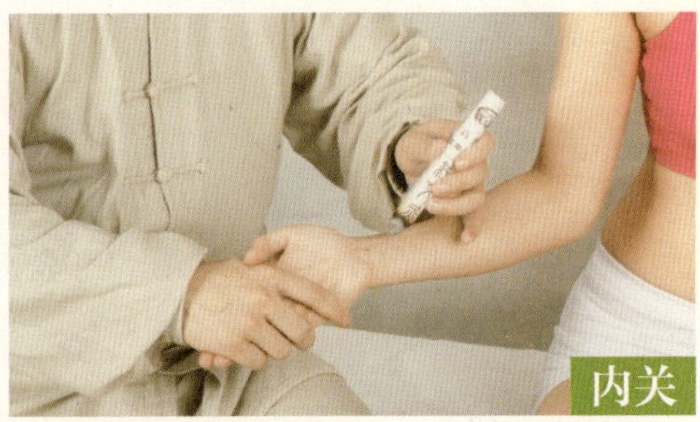

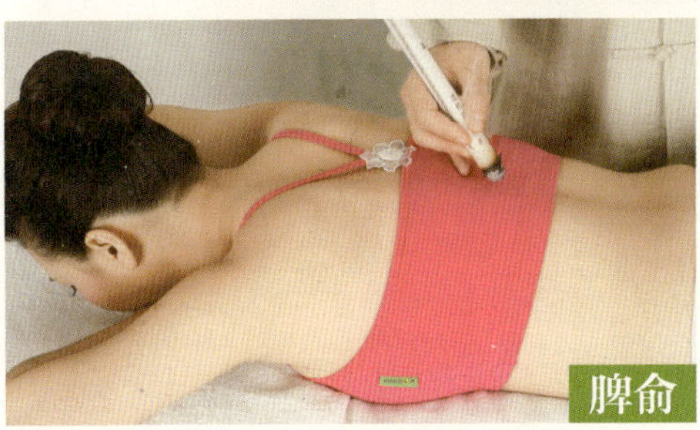

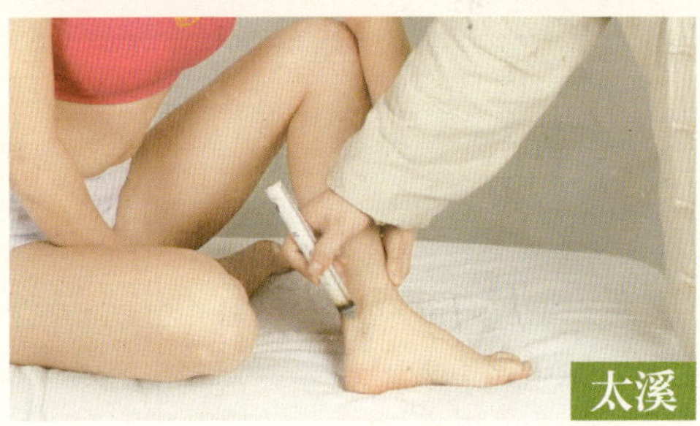

中脘、气海、梁门： 三个穴位用艾条回旋灸，每穴 15 分钟，灸至局部温热为度，每日 1 次。

内关： 艾条温和灸 10 ~ 15 分钟，灸至局部潮红无灼热感为度。

脾俞： 用艾条温和灸 5 ~ 10 分钟，以局部温热舒适而不灼烫为宜，每日 1 次。

太溪： 艾条啄雀灸 10 ~ 15 分钟，灸至局部出现红晕为度。

预防和护理

艾灸只能起到辅助作用，要防止糖尿病恶化，还要长期坚持胰岛素治疗。将饮食调理和艾灸结合起来，可最大程度上稳定血糖并减少并发症发生的概率。平时要注意控制饮食，忌暴饮暴食，忌高糖、油腻、辛辣之品，适当减少糖类的进食量。

民间偏方

南瓜粥

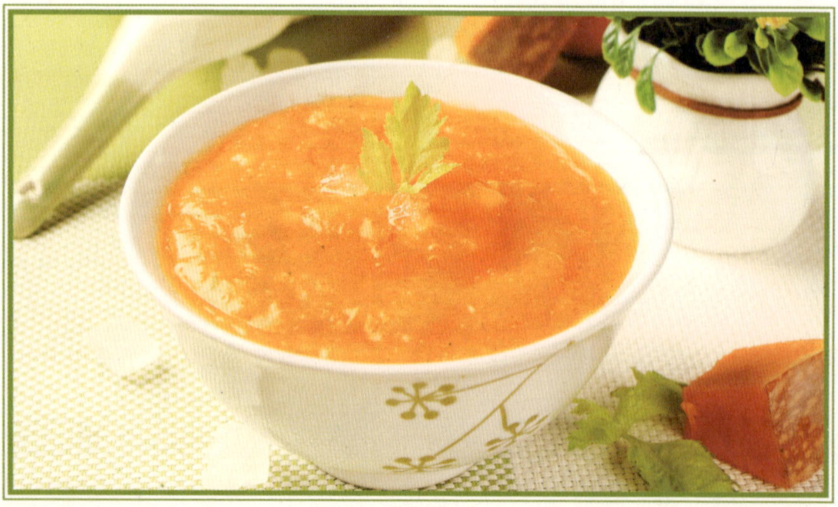

材料：南瓜 250 克，粳米 100 克

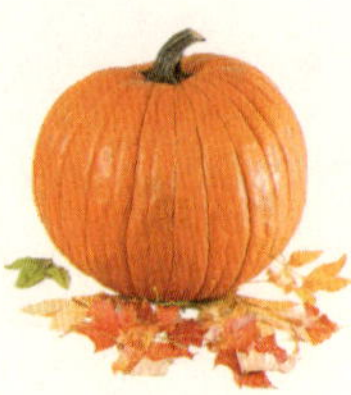

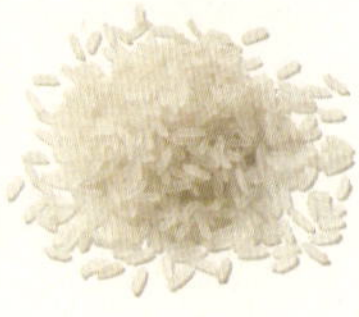

做法：粳米洗净，浸泡半小时；南瓜去皮洗净、切片，与粳米一同煮粥。

主治：糖尿病、高血压、肥胖症。

用法：每天早晚食用，连服 1 个月。

高血压

典型案例

郭志刚，67 岁，男，退休老干部。郭先生是一名高血压病患者，平时喜欢抽点烟、喝点小酒，白天很少出去走动，晚上就和老伴待在家里看电视。血压升高时，他就会临时吃点降压药。他经常感觉头晕、头痛，健忘，还时常失眠，容易烦躁发脾气。儿子帮他买了血压测量仪，叮嘱他一定要每天坚持量血压，按医嘱定时吃降压药。郭老根本没在意，前天早上，他的血压突然升高，顿时感觉头部眩晕，还好扶住了床架，不然摔倒后果就不堪设想了。郭老先生舌淡，苔薄白，脉细数，尝试了不少中药治疗，但疗效甚微。

病案分析

世界卫生组织（WHO）提出，收缩压大于或等于 140 毫米汞柱或舒张压大于或等于 90 毫米汞柱即可诊断为高血压。中医将高血压归属“眩晕”“头痛”的范畴，认为情志失调，饮食不节，内伤虚损是导致本病的主要病因。

郭老先生长期患有高血压，但不注意控制血压，不按时吃药，还吸烟、喝酒，这些习惯均容易导致血压升高。如果不能改变这些不良习惯，积极控制血压，他的病情极易恶化，并引发其他并发症。艾灸虽然能起到一定作用，但是一定要结合良好的生活习惯来配合治疗。要控制血压，最好戒烟限酒，减少钠盐、动物脂肪的摄入；积极锻炼身体，多打打太极、散散步；每天监测血压，按医嘱定时吃药，不可随意增减降压药；合理安排生活，注意劳逸结合，保证充足的睡眠。

在艾灸治疗高血压的时候，我们一般选用百会、行间、三阴交、涌泉来治疗。**百会有熄风醒脑的功用，灸百会缓解高血压有很好的效果；三阴交是三条阴经交会之处，灸三阴交能补益阴经气血，使体内阴阳气血调和；涌泉位于足底，居人身之最低位，灸之可引热下行，调和阴阳，使血压趋于正常；行间为肝经上的重要穴位，艾灸行间能调理肝经。艾灸上述穴位能有效调节肝火偏旺的高血压。**

艾灸取穴

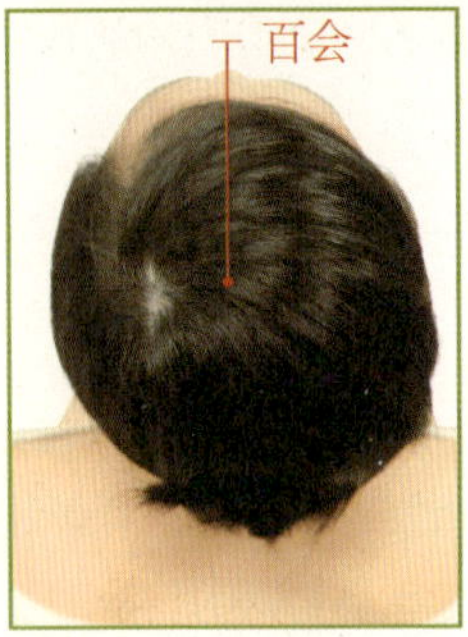

▼ 主治高血压、低血压、目眩、失眠、焦躁。

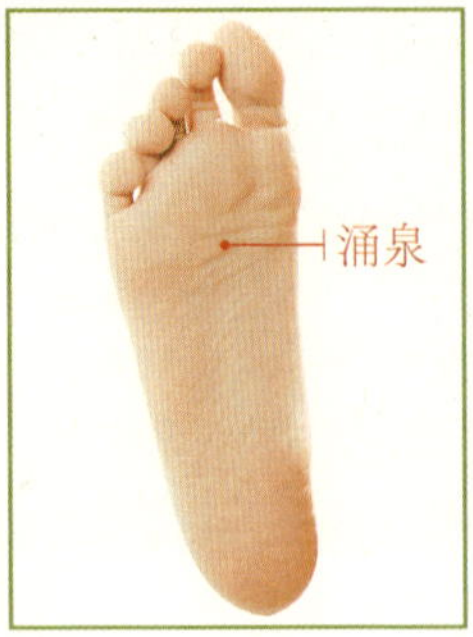

▼ 主治眩晕、高血压、手足心热。

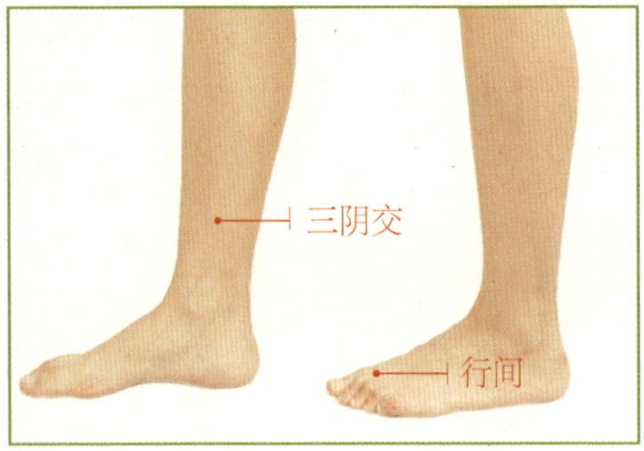

▼ 行间主治中风、癫痫、头痛、目眩、目赤肿痛；三阴交主治心悸、失眠。

施灸方法

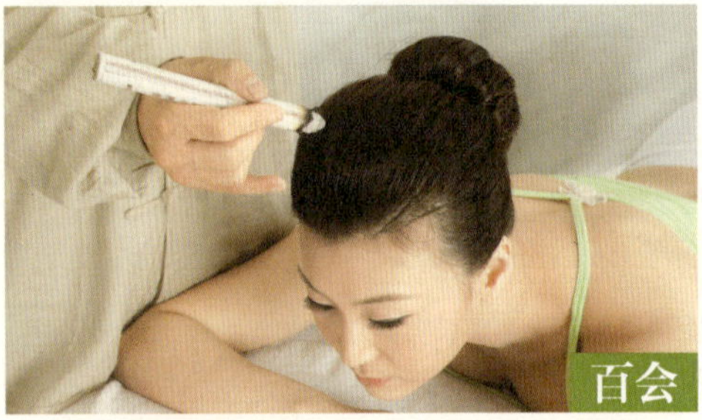

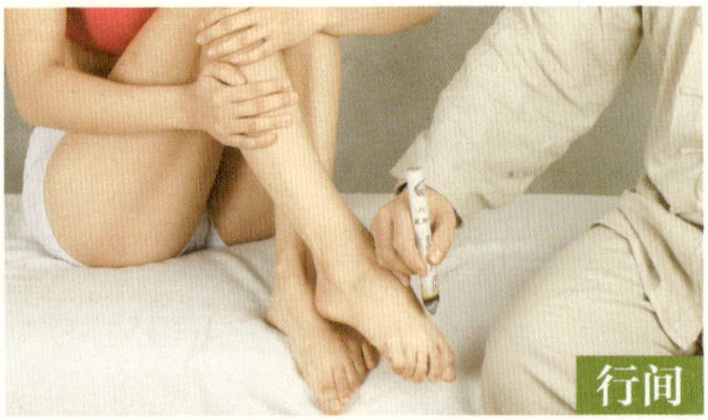

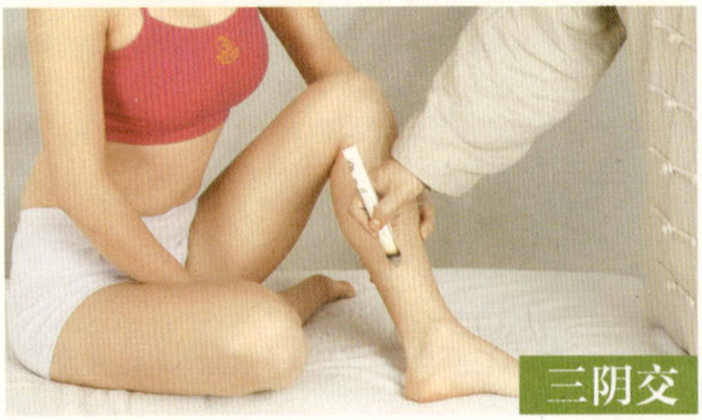

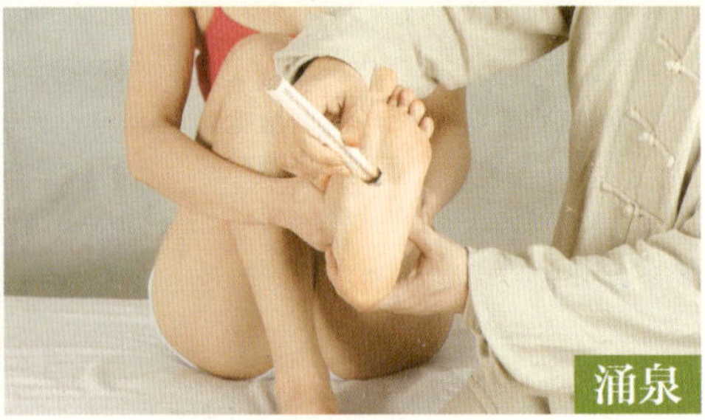

百会： 艾条雀啄灸 15 分钟，以穴位温热为度，每日 1 次。

行间： 艾条雀啄灸 15 分钟，以穴位潮红无灼热感为宜，每日 1 次。

三阴交： 艾条雀啄灸 15 分钟，以受灸者能忍受的最大热度为佳，每日 1 次。

涌泉： 艾条温和灸 15 分钟，以穴位温热为度，每日 1 次。

预防和护理

要特别重视人群中一级综合预防，尤其是对于具有遗传倾向的个体，消除和控制与本病有关的危险因素。提倡“二高三低’饮食，即低盐、低热量、低脂肪和高钾、高纤维素饮食。早晨醒来，不要急于起床，应先在床上活动一下头部四肢，然后慢慢坐起再慢慢下床活动，避免血压大波动。

民间偏方

决明子茶

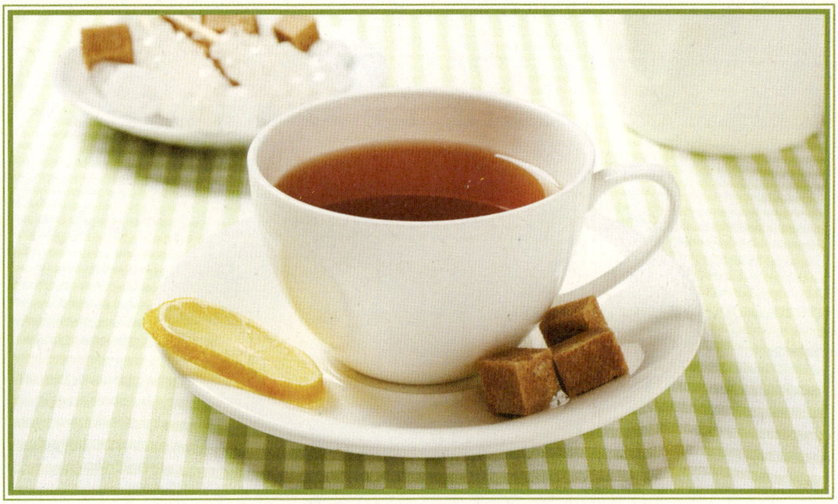

材料：决明子 250 克，蜂蜜 3 克

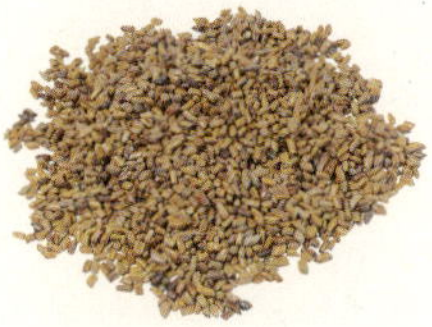

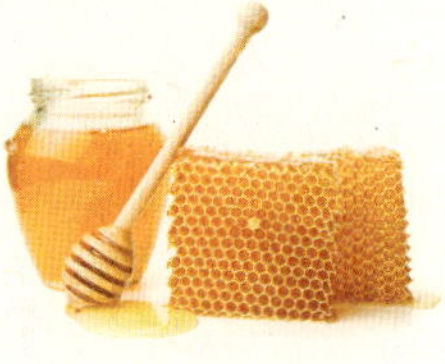

做法：将决明子放入杯中，用沸水冲泡，再加入适量蜂蜜，代茶饮用。

主治：可治疗高血压引起的头痛、目昏等症。

用法：每天 2 次。

低血压

典型案例

黄梅莹，女，25岁，公司职员。现在的年轻女孩子都以瘦为美，她们疯狂地节食、减肥，以达到“骨感美”的标准。不幸的是，越来越多的人也因此患上了低血压。黄梅莹就是一个典型的例子。她看上去很瘦小，气色不好，精神欠佳，刚开始医生还以为她没有休息好。后来才得知，她原来是血压偏低。一年以前她身材肥胖，体重超重很多，为了增强自信心，她开始疯狂地节食减肥。两个月后，她如愿地瘦下来了。为了保持身材，她选择继续节食，肉类食品基本上不吃，还经常熬夜。就这样持续了一年的时间，她渐渐地出现了头晕眼花、全身疲惫的症状，上班总感觉昏昏沉沉的，工作效率也大大降低了。她以为是工作太累没有休息好的缘故，可就算晚上睡得再早，第二天还是感觉没精神。经医生检查发现她舌红少苔，脉象细弱，是气阴两虚型低血压。

病案分析

黄女士长期节食减肥，工作压力大，导致气血亏虚，出现体倦乏力、营卫不和，引起低血压。本病属于中医的“眩晕”范畴，与先天不足，后天失养、劳倦伤食、失血耗气等诸多因素有关，主要是脾肾阳气亏损，使头部、四肢失去阳气的温煦所致。本病轻者可有头晕、头痛、食欲不振、疲劳等症状，严重者会出现直立性眩晕、四肢冰凉、心律失常等症状。

中医艾灸法对低血压有较好的治疗效果，通过补益气血、滋阴助阳，能达到平衡阴阳、调节血压的作用。治疗本病可以用艾条薰灸百会、关元、命门、气海、足三里等穴。**头为诸阳之会，百会处于人之头顶，在人的最高处，又是手、足三阳经与督脉的交会穴，故具有良好的升举阳气的作用，具有开窍宁神的作用，能治疗神经衰弱；关元是任脉的要穴，可培补元气，温煦濡养头部四肢、五脏六腑，缓解头晕、乏力、心慌、发冷等症状；命门主治肾气不足、精力虚衰，有固本培元的作用，可培补阳气，温煦头部、四肢，改善四肢冰凉的症状；气海可以调节气机，补益气血，通畅气血循环；足三里能活血行气，从而使气血充足。**

艾灸取穴

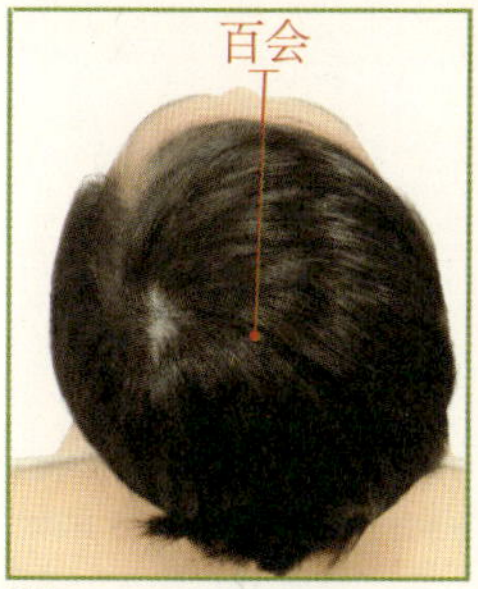

百会主治头痛、高血压、低血压。

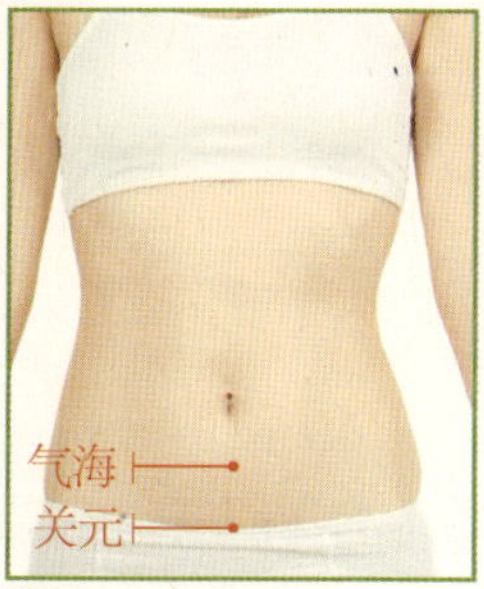

均可补养气血，治疗气血不足诸症。

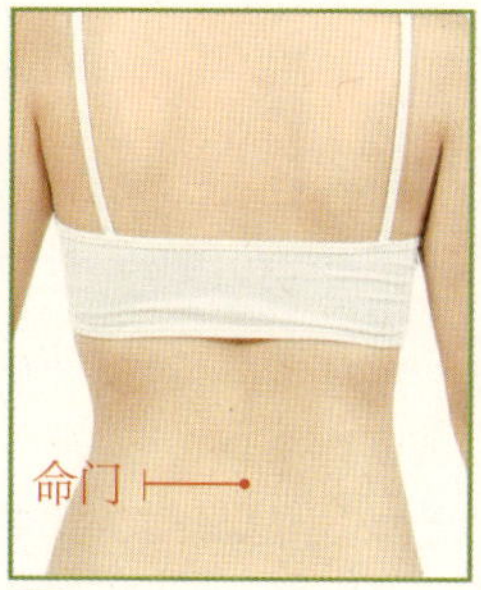

主治四肢冰凉、慢性肠炎、腰部疾患等。

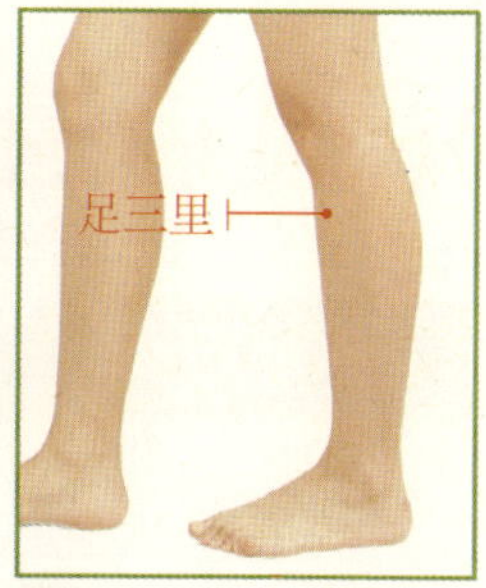

主治食欲不振、腹胀、腹痛、疲劳。

施灸方法

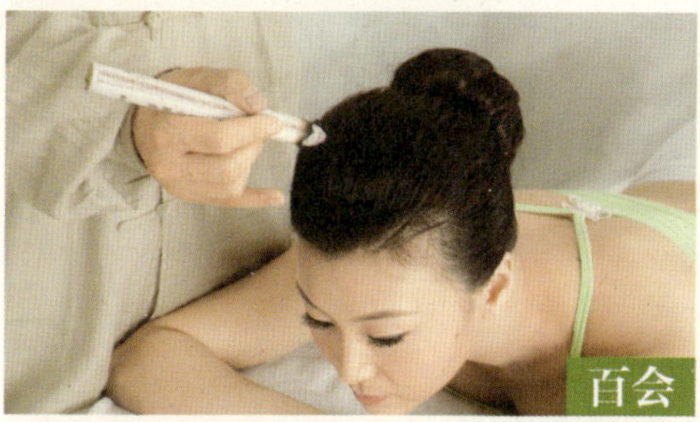
百会

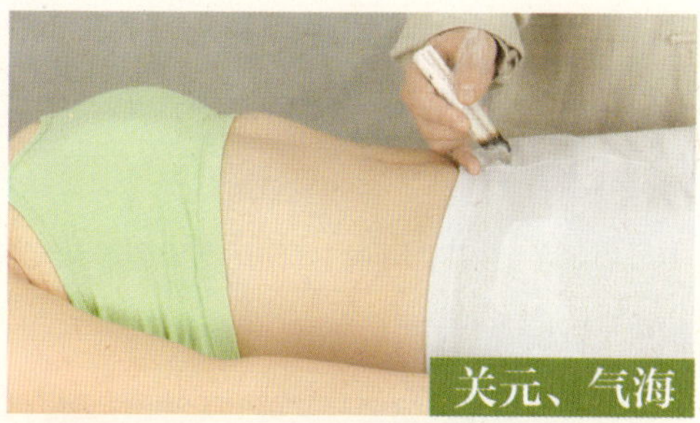
关元、气海

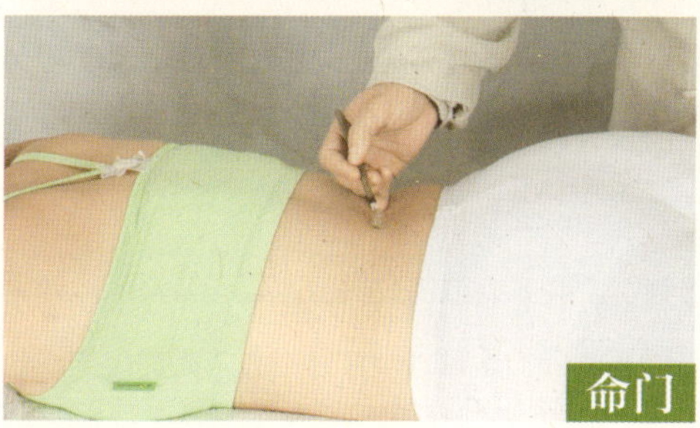
命门

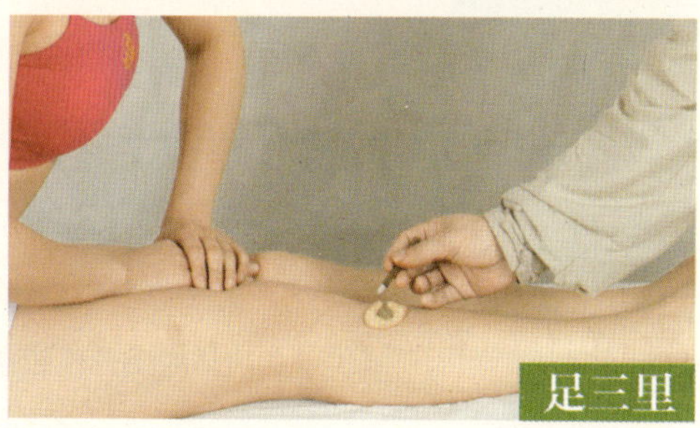
足三里

百会： 用艾条温和灸，操作 3 ~ 5 分钟，以感受温热能接受的程度为宜。

关元、气海： 分别用艾条回旋灸，每穴 15 分钟，灸至局部温热为度，每日 1 次。

命门： 艾炷无瘢痕灸，用黄豆大艾炷，施灸 10 壮，灸至局部有温热感为度，每日 1 次。

足三里： 用艾炷隔姜灸 3 ~ 5 壮，1 天 1 次。

中风后遗症

典型案例

张平，男，63 岁，是一位中风患者。一年前不幸患上了脑中风，幸好当时家人及时把他送往医院，经过医生的全力抢救，总算保住了性命，但却留下了后遗症。张先生中风以后便一直瘫痪在床，生活完全不能自理。

病案分析

中风病是由于正气亏虚，饮食、情志、劳倦内伤等引起气血逆乱，产生风、火、痰、瘀，导致脑脉痹阻或血溢脑脉之外为基本病机，以突然昏仆、半身不遂、口舌歪斜、言语謇涩或不语、偏身麻木为主要临床表现的病症。中风主要分为出血性脑中风和缺血性脑中风两大类。出血性脑中风患者多数留有不同程度的运动障碍、认知障碍、言语吞咽障碍等后遗症。缺血性脑中风患者临床上以偏瘫为主要后遗症。

很多人患中风偏瘫后就再也无法站起来，其主要原因是没有进行系统的康复治疗。如果在发病早期生命体征平稳、病情不再发展后就开始进行系统的康复治疗，将对患者的生活质量改善有很大的促进作用。艾灸治疗能有效调理脏腑功能，增强人体微循环、疏经通络、活血化瘀、固本培元。

对于中风后遗症我们可以选择肝俞、肾俞、悬钟、阳陵泉、血海、曲池、梁丘等穴位。**如果肝肾大亏，则髓枯筋痿，而久病体虚或劳作超常，伤及肝肾，均可导致肝肾亏虚，阴虚内热，灼液伤津，筋脉失于濡养。肝俞和肾俞可调补肝肾二脏之精气；髓会悬钟与筋会阳陵泉，有坚强筋骨之效，可以补益肝肾、滋阴清热；血海活血行瘀，可改善由于血液瘀阻不得畅行，以致四肢失其运养而出现的肢体痿弱；曲池治上肢痿软，梁丘治下肢痿软。**

艾灸取穴

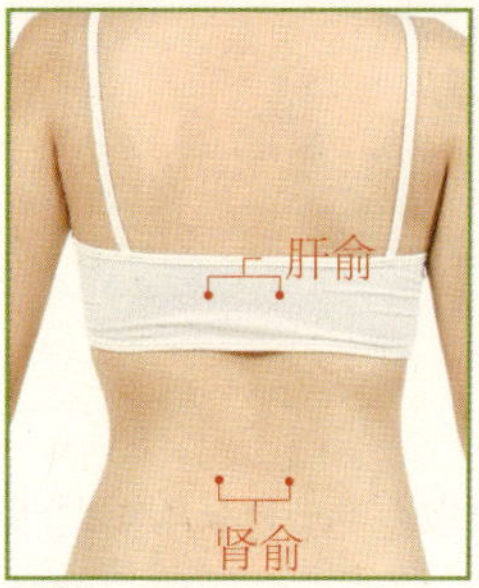

均治疗半身不遂、肝肾阴虚等。

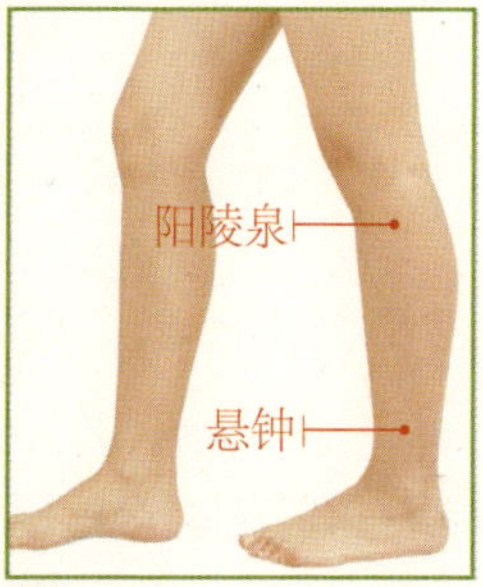

均可治疗耳鸣、小便不利、遗尿、水肿。

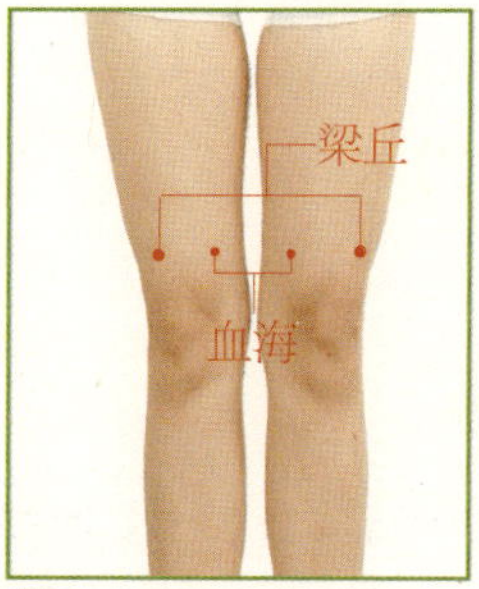

均可治疗膝肿痛、下肢不遂。

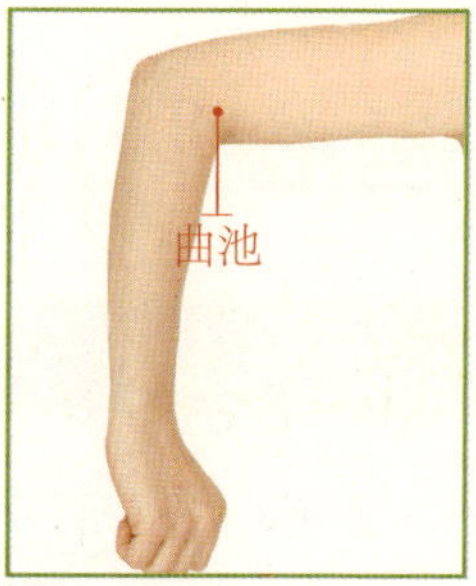

主治偏瘫、半身不遂、肩痛、臂细无力。

施灸方法

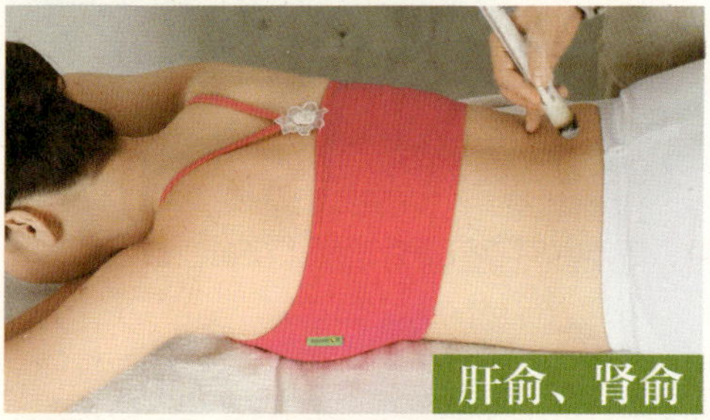

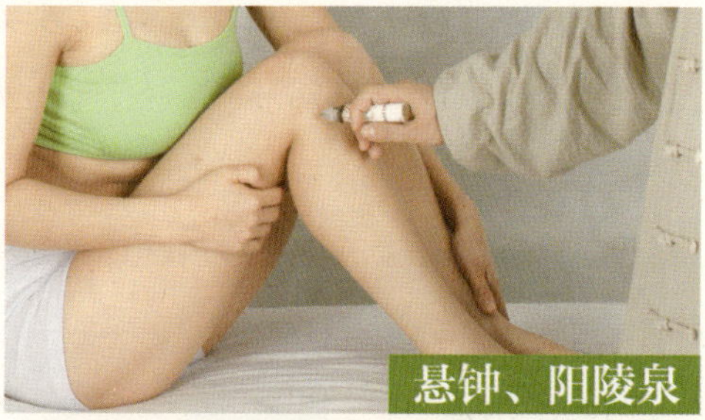

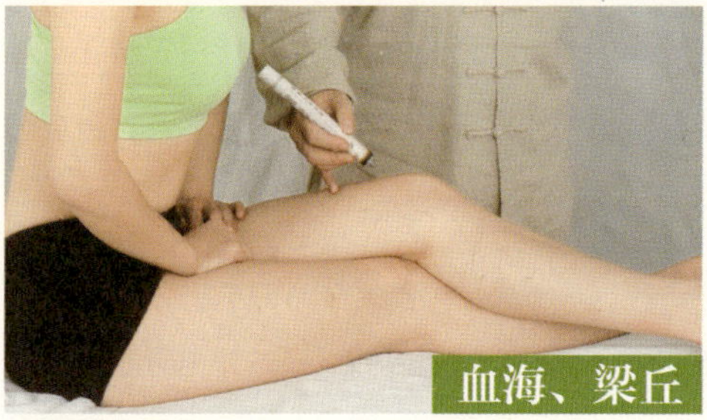

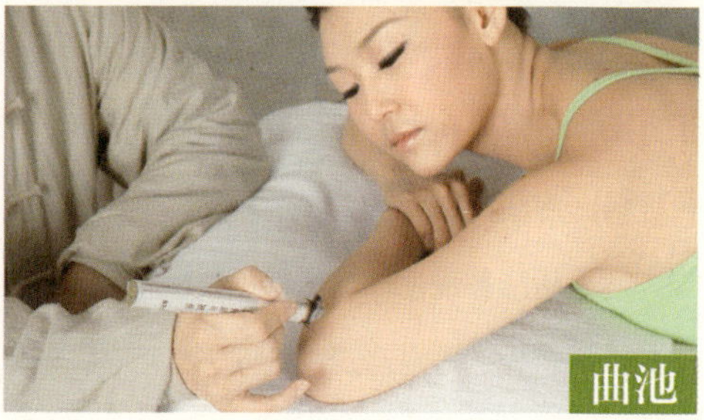

肝俞、肾俞：艾条温和灸，每穴 10 ～ 15 分钟，每日 1 次，10 次为 1 个疗程。

悬钟、阳陵泉：用艾条温和灸，各 5 ～ 10 分钟，以局部温热舒适而不灼烫为宜，1 天 1 次。

血海、梁丘：用艾条啄雀灸，各 5 ～ 10 分钟，以穴位皮肤潮红为度，1 天 1 次。

曲池：艾条雀啄灸曲池穴，会产生一阵阵的灼热感，灸 10 ～ 15 分钟。

冠心病

典型案例

苏丹凤，女，88岁。苏老太在农村长大，勤劳一生，身体素质一直很好，但七十几岁以后患了冠心病，一直离不开冠心病药。由于体力活动、情绪激动等诱发，苏老太会出现心前区疼痛，痛以绞痛或压榨痛为主，有时候还会有憋闷感。疼痛从胸骨后或心前区开始，向上放射至左肩、臂，甚至小指和无名指，疼痛时候含服硝酸甘油可缓解。之后苏老太先后犯过几次病，几次住院治疗，身体日渐衰弱，尤其家里从旧宅动迁到六楼新居以后，基本上不能做饭、洗衣服了。儿子带着母亲四处求医，千方百计找到了一个有名的老中医，当时老中医就以艾灸的方法来改善苏老太的心前区疼痛，没想到立竿见影。于是儿子坚持每天给母亲做艾灸，现在苏老太的心前区疼痛有了很大的缓解。

病案分析

气血有“遇温则行，遇寒则凝”的特点。使用艾灸，可以对人体的经络穴位产生温热刺激，使气血运行，从而预防和缓解冠心病，对于慢性心绞痛的患者，艾灸的保健治疗作用尤其好。对于苏老太的冠心病之所以能够见奇效，是因为艾灸温经通络，改善了气血不足，让苏老太全身气机通畅，疼痛得以缓解。

冠心病这种慢性疾病虽然不能根治，但是通过艾灸能改善人体气机通畅，起到很好地缓解疼痛的作用。我们可以选膻中、内关、心俞、神门等穴来改善冠心病引发的疼痛，并预防冠心病的复发。**《黄帝内经》认为“气会膻中”，即人体之气会聚于膻中，膻中可以调节人体全身的气机，经常艾灸膻中可以起到宽胸理气的作用。而内关有通经活络之功，主治胃、心、心包疾患以及与情志失和、气机阻滞有关的脏腑和肢体的病变。凡邪犯心包，影响心脏的神志病和气滞脉中、心络瘀阻所致的疾病都可以用内关治疗。心俞是足太阳膀胱经上的一个穴位，能反映和治疗心脏疾病。神门可以安神定志，改善睡眠。**

艾灸取穴

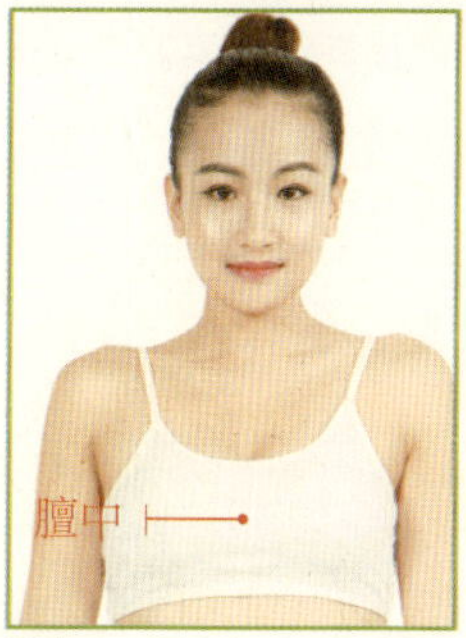

主治心绞痛、冠心病、肋间神经痛等。

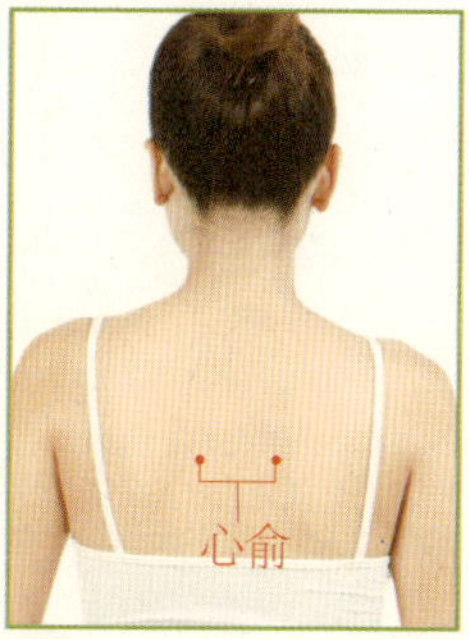

主治心痛、惊悸、失眠、健忘、癫痫。

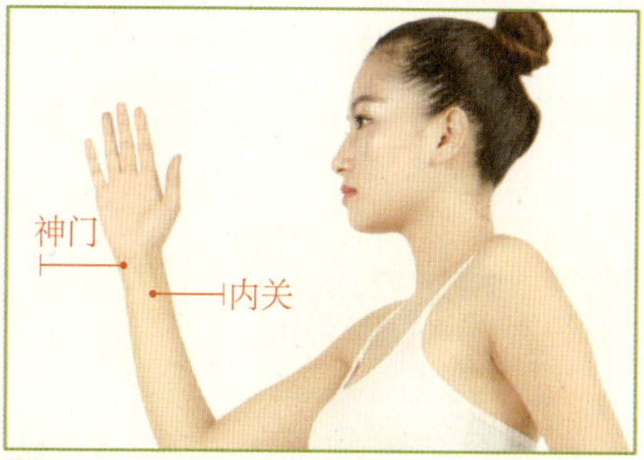

神门主治失眠、神经衰弱、多梦、心绞痛等；内关主治心悸、胸闷、胸痛等心胸病症。

施灸方法

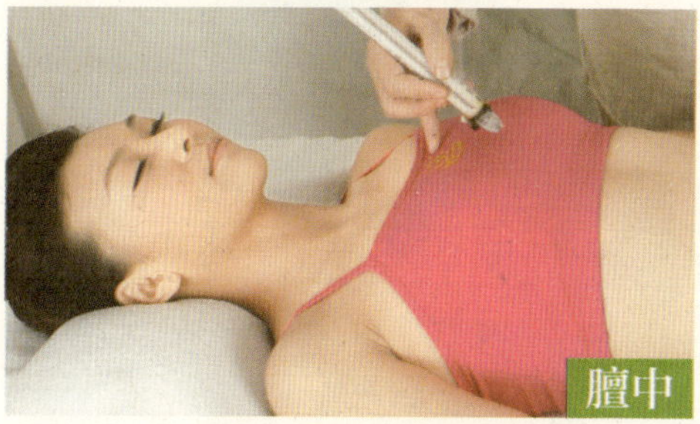

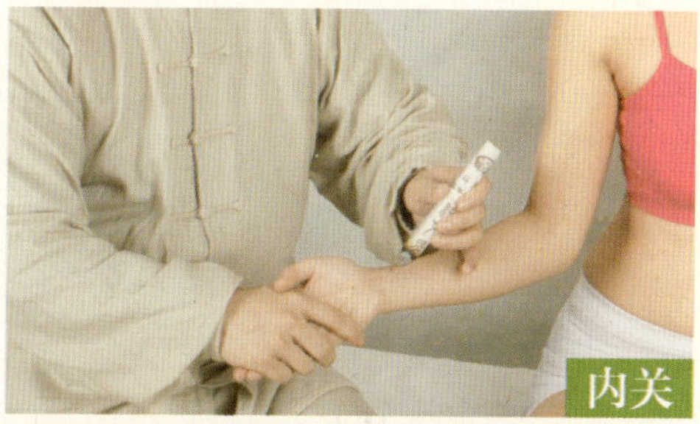

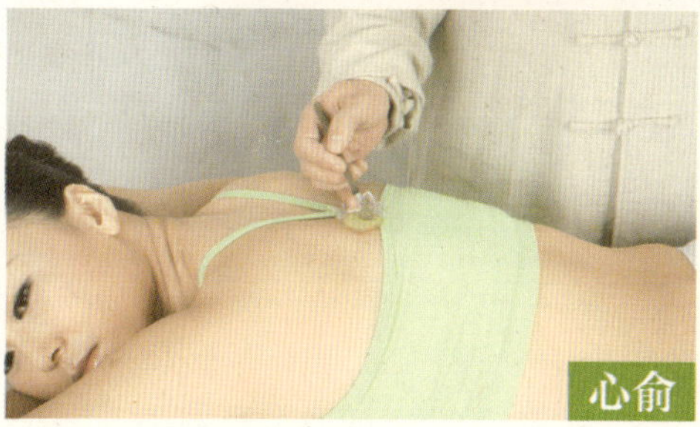

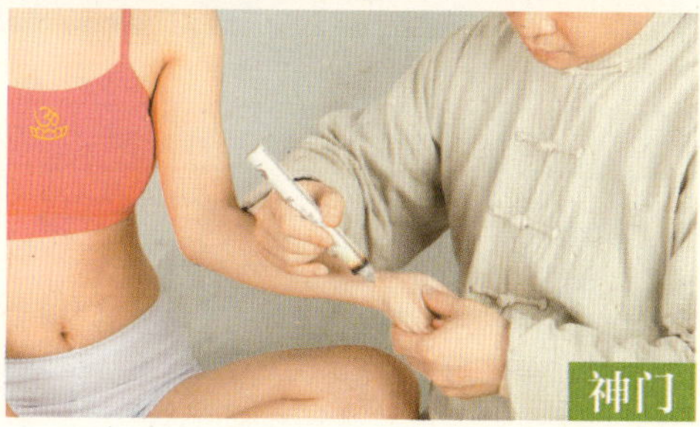

膻中： 用艾条啄雀灸 5 ~ 10 分钟，以受灸者感到舒适无灼痛感、皮肤潮红为度，每日 1 次。

内关： 用艾条温和灸 5 ~ 10 分钟，以施灸部位出现红晕为度，每日 1 次。

心俞： 用艾炷隔姜灸 3 ~ 5 壮，有温热感为度，每日 1 次。

神门： 用艾条温和灸 5 ~ 10 分钟，以局部温热舒适而不灼烫为宜，每日 1 次。

预防和护理

生活中应该尽量避免高脂、高糖食物，同时戒烟戒酒，避免熬夜等严重损耗精力的工作。饮食清淡，易消化，少食油腻、脂肪、糖类。少食多餐，晚餐量宜少，不宜喝浓茶、咖啡。根据各人自身的身体条件、兴趣爱好选择运动，如打太极拳、乒乓球、健身操等。

民间偏方

香蕉茶

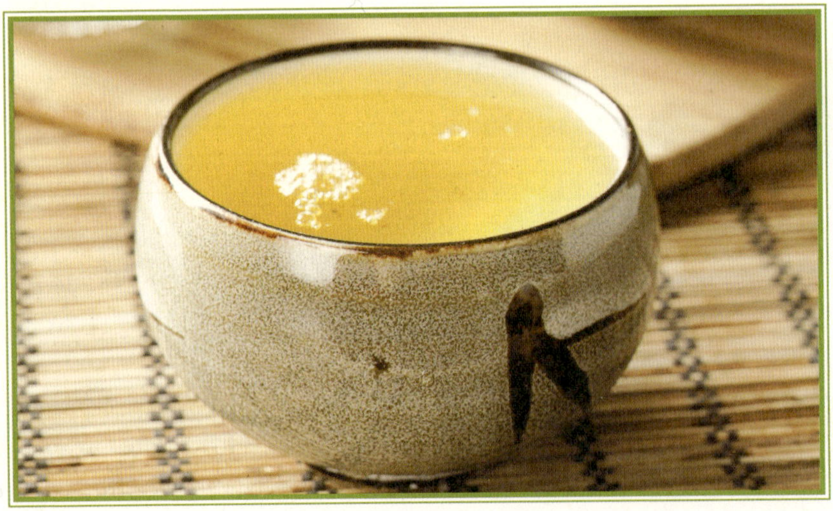

材料：香蕉 50 克，蜂蜜少许

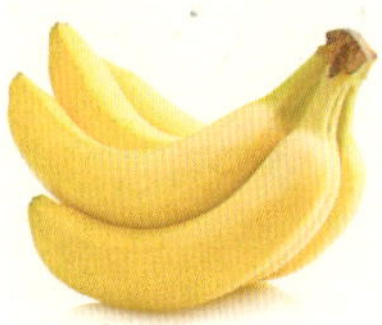

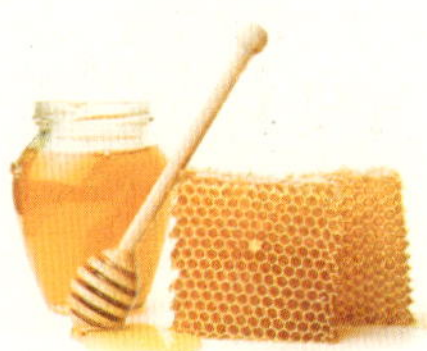

做法：香蕉去皮捣成泥，加入适量的茶水中，加蜂蜜调匀当茶饮。

主治：冠心病、高血压以及动脉硬化等疾病。

用法：每日服 2 ~ 3 次。

第六章 两性隐疾

——灸除男人女人的烦恼

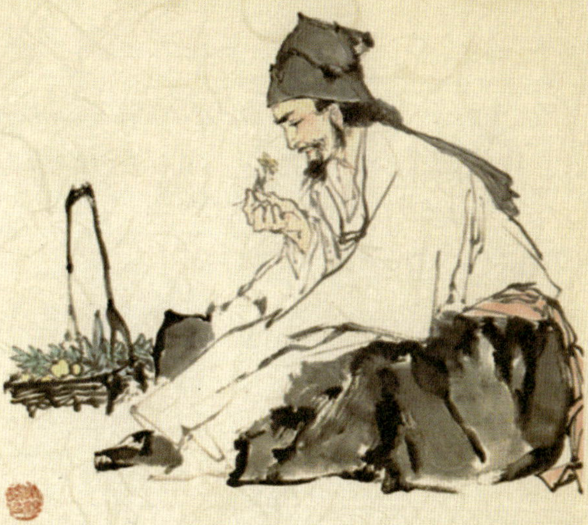

随着人们对健康的关注，男科及妇科疾病受到了越来越多的重视。尤其是夫妻中的任一方患上此类疾病，夫妻生活或多或少会受到影响，甚至影响夫妻感情。

临床上艾灸治疗妇科、男科疾病效果显著，受到很多人的青睐，使得艾灸更备受关注。阳气经督脉运行全身，这才有了生命的运动和代谢、种群的生殖与繁衍，而男性为阳刚之体，离不开阳气的升腾与滋养；女性为“阴柔之体，以血为本”，无论是女性的健康与美丽，还是维持月经和排卵周期、内分泌激素分泌，都离不开阴血的营养与支撑。艾灸不仅可以补益阳气，还能帮助女性调阴血。

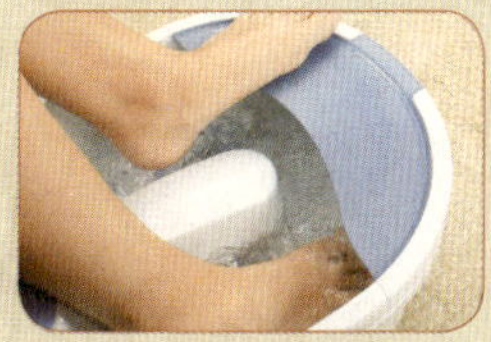

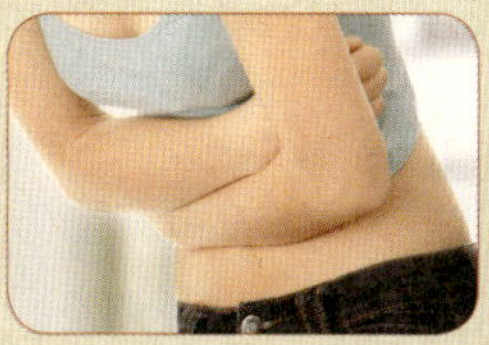

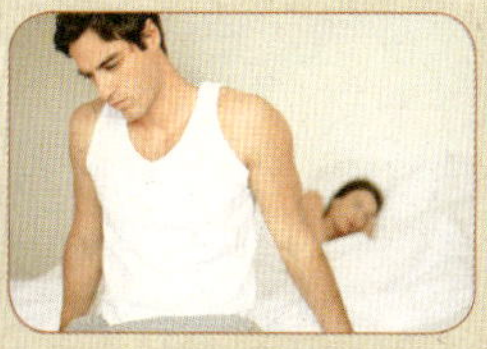

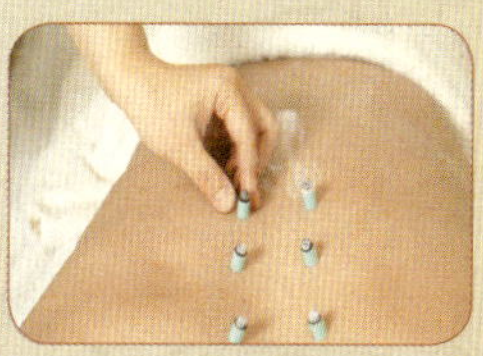

乳腺增生

肝郁气滞型

典型案例

张国华，女，28岁。自从一年前张女士生完孩子之后月经开始变得异常，而且脾气也变得粗暴，总是生气，并且乳房时不时的胀痛。未生育前，经期前几天会出现乳房胀痛的现象，生育后总是会觉得乳房有刺痛感，稍稍一碰就疼的要命。张女士认为是产后压力太大导致脾气不好，并未引起重视。但还出现老想发火，郁闷，并伴有头晕无力、心跳加快、心胸烦闷的症状。于是张女士去医院检查，确诊为乳腺增生。

经医生检查发现张女士乳房可触及大小不同的肿块，伴有疲劳，加上月经不调，头晕无力，肢体乏力，面色淡白，且舌淡，苔白，脉细弱。医生诊断她为肝郁气滞型乳腺增生。

病案分析

乳腺增生中医称为“乳癖”，是由情志内伤肝气郁滞，或思虑伤脾气滞导致痰凝于乳房所致的一种乳腺疾病，是妇外科的常见病症。女性患乳腺增生和子宫肌瘤的原理是一样的，都是因为体内有郁气不能抒发，则凝聚成痰，如果加之脾虚不能及时运走痰湿之邪，则凝聚结节于体内，形成乳腺增生。张女士现在乳房肿痛，是由于生完孩子乳汁淤积导致静脉不通，引起乳腺增生。脾气变粗暴由肝气郁结而致。

中医艾灸对于治疗乳腺增生具有很好的帮助，大部分乳腺增生患者都会选择中医艾灸方法治疗。临床上一般选用乳根、期门、太冲、血海等穴来治疗肝气郁结型乳腺增生，此类乳腺增生大部分是由于肝气瘀结而导致气机不通畅，气郁阻滞而产生。**乳根、期门均位于乳房附近，艾灸的温热直接作用于乳房结块部位，能活血行气，促使结块消散；太冲属于足厥阴肝经上的穴位，灸太冲能平肝泄热、舒肝养血；灸合谷能通经活络，经络通畅，有助于疏解肝郁；灸血海能理气活血，血行通畅，肝郁更容易消解。**

艾灸取穴

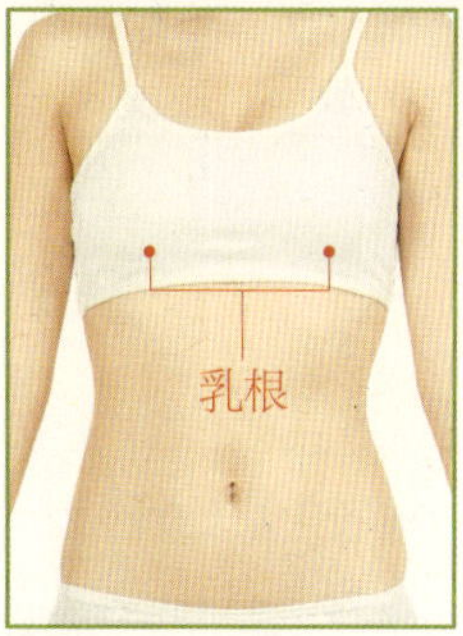

▼ 主治胸胁胀痛、乳腺增生。

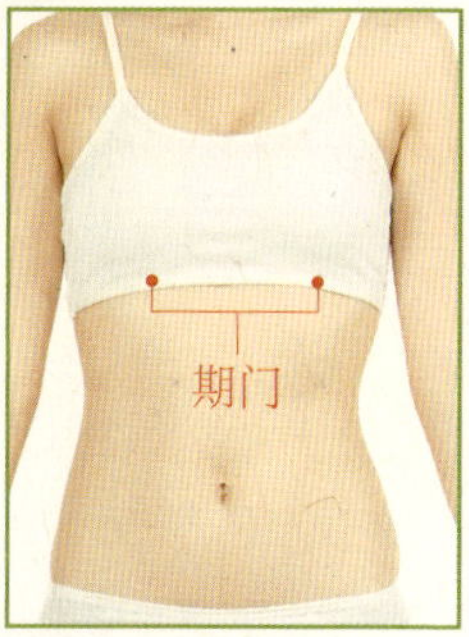

▼ 主治乳房肿胀、乳腺炎、肝炎。

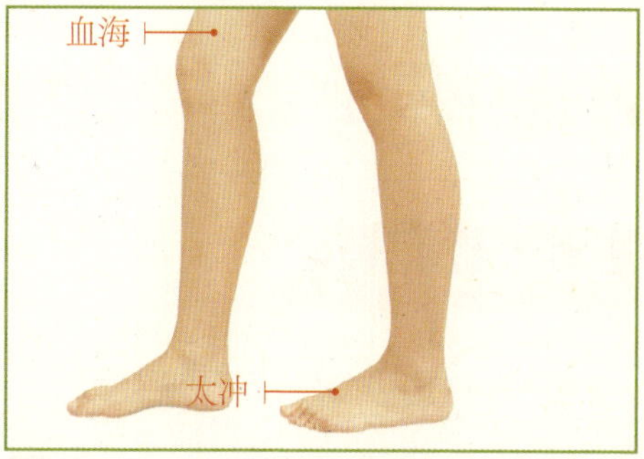

▼ 血海主治月经不调、痛经、闭经等；太冲治胁痛、呕逆、腹胀等肝胃病症。

施灸方法

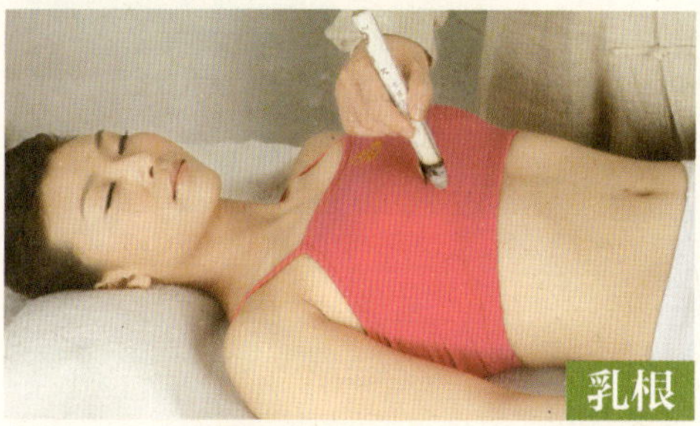

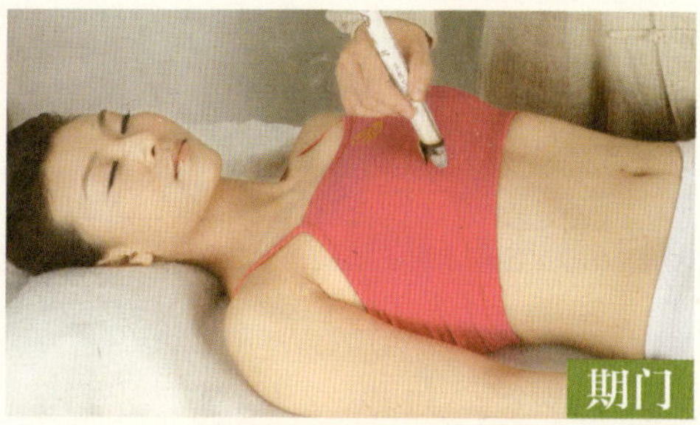

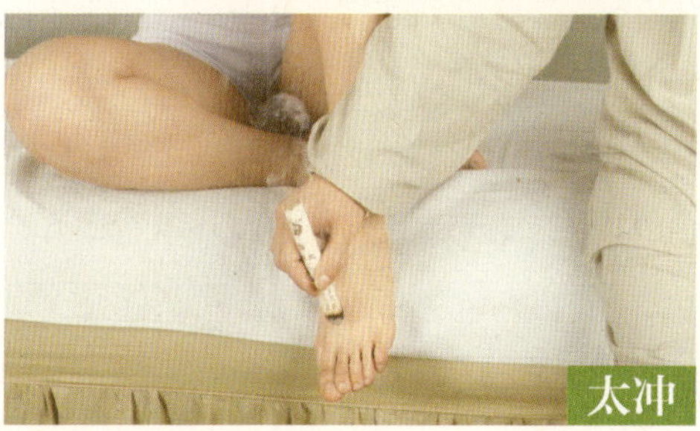

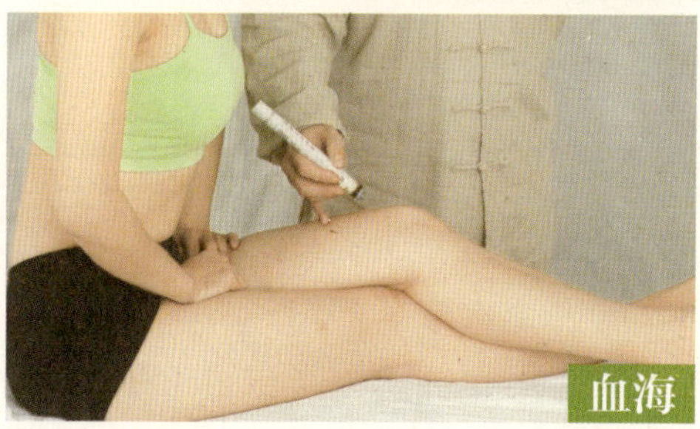

乳根： 艾条回旋灸 10 分钟，灸至局部灼热潮红为宜，每日或隔日 1 次。

期门： 艾条温和灸 10 分钟，灸至局部灼热潮红为宜，每日或隔日 1 次。

太冲： 艾条啄雀灸 15 分钟，以受灸者感到舒适无灼痛感、皮肤潮红为度，每日或隔日 1 次。

血海： 艾条啄雀灸 10 分钟，以施灸部位出现红晕为度，每日或隔日 1 次。

脾虚痰阻型

典型案例

李美佳，女，25 岁，大学生。李美佳从小体弱多病，体格瘦小，但是身材却让人羡慕不已。她胸部发育丰满，其他人都会用异样的眼光看她，她非常不喜欢别人盯着她看，于是总是驼着背穿紧身内衣来掩盖她的胸部。有一天美佳发现胸胀的很厉害，碰一下就觉得很痛，而且感觉身体沉重，什么都没干就觉得很累。平常经前胸胀，而且每次经期都会腹泻，腹胀，而且时间越久胸胀痛得越厉害，最后发展成非经期也会疼痛。经医生检查发现她面色淡白，舌淡，脉细弱，而且双侧乳房可触及大小不同的肿块，伴有神疲，身体困重，头痛如裹等症，考虑是脾虚痰阻导致痰凝于乳房，从而导致乳腺增生。

病案分析

美佳经常穿紧身内衣，严重影响了胸部的气血流通，是导致乳腺增生的原因之一。紧身内衣使胸口长时间受到挤压，产生胸闷、气促的情况，心肺功能受也会因此受到影响。女性的乳房部有很多丰富的血管及淋巴神经，如果内衣太紧，会挤压乳房，乳房的血液循环会因此大受影响，而使乳房缺血、肌肉痉挛，从而易引发乳腺增生。美佳从小体弱多病，因此她是属于体虚之人，经期腹泻、腹胀，则由脾肾阳虚而导致。湿邪困脾，则出现身体困重，身感疲劳，属于典型的脾虚痰阻型乳腺增生。

我们可以选取相关穴位，采用艾灸的方法来改善美佳的病情。乳根、期门、脾俞、阴陵泉、足三里等这些穴位对脾虚痰阻而致的乳腺增生具有很好的治疗效果。**乳根位于乳房根部，艾灸产生的温热直接作用于此处，能通经活络、温化痰湿；灸期门能健脾疏肝、理气活血，改善乳房部的血液循环；灸阴陵泉能健脾理气、通经活络，起到止痛散结的作用；灸脾俞能增强脾的运化功能，运化掉凝结的痰湿，同时治疗经期腹泻、腹胀等症状；灸足三里，能促进气血运行，从而化瘀消肿，并能健脾补胃。**

艾灸取穴

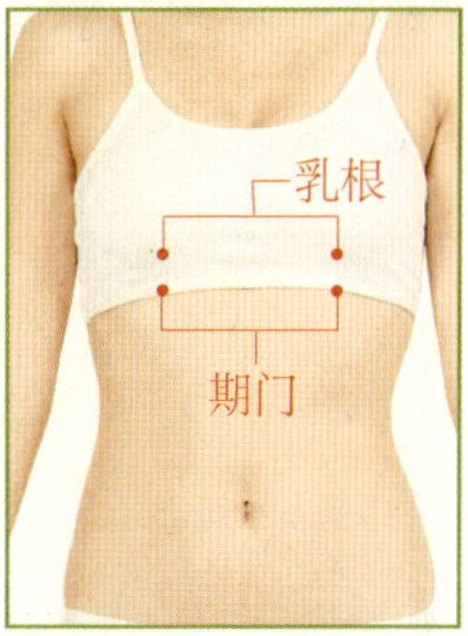

均可以治疗乳房胀痛、乳腺炎、乳腺增生。

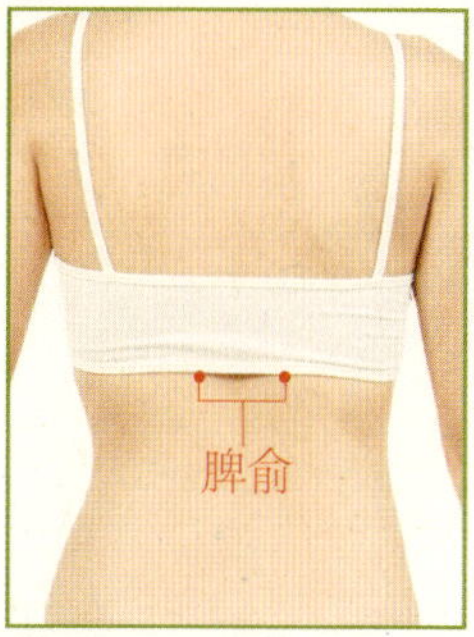

主治脾胃疾患：腹胀、腹泻、痢疾、呕吐。

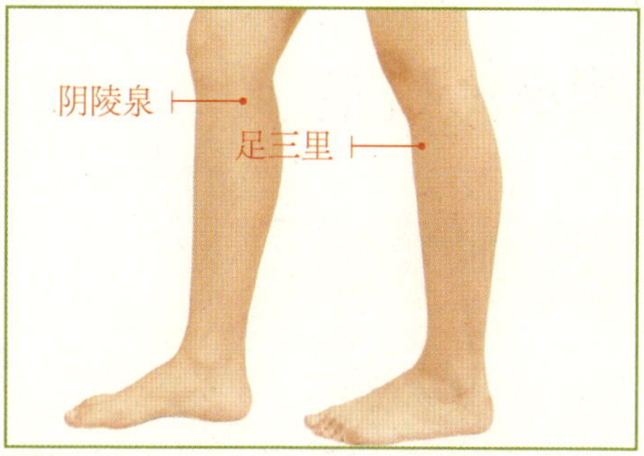

阴陵泉主治阴部痛、痛经、遗精等；足三里治慢性胃肠炎、胃下垂、乳房胀痛。

施灸方法

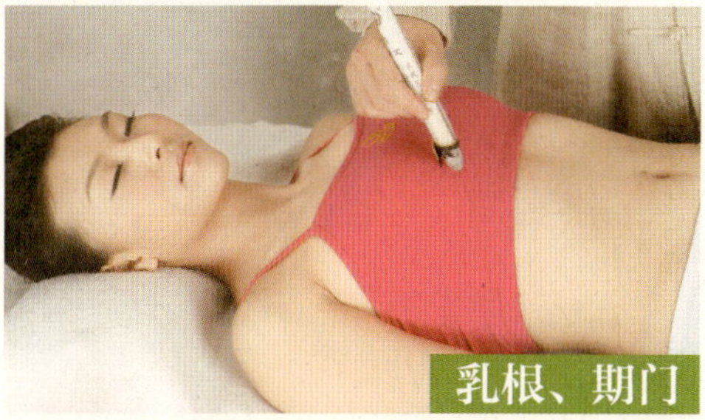

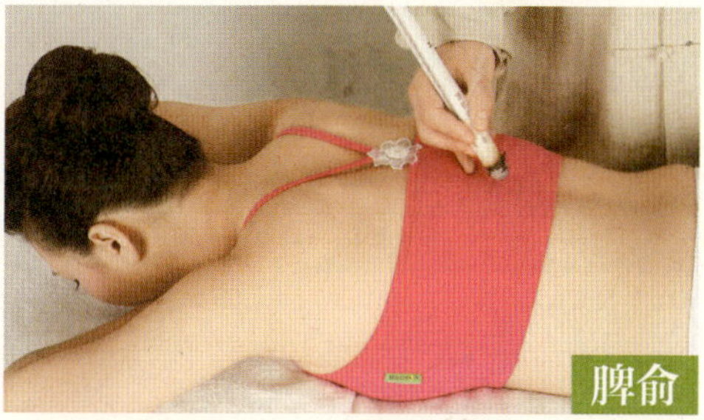

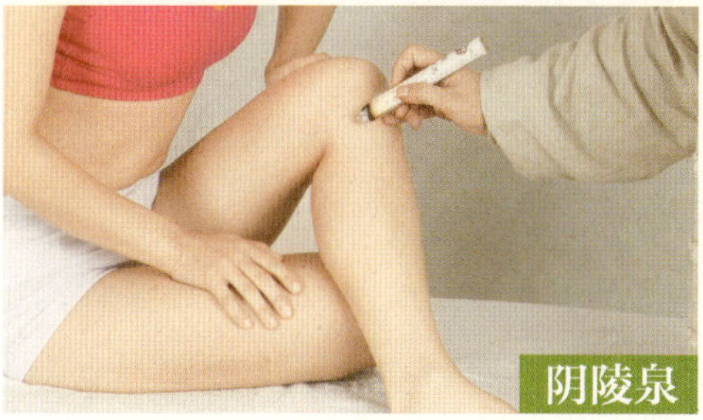

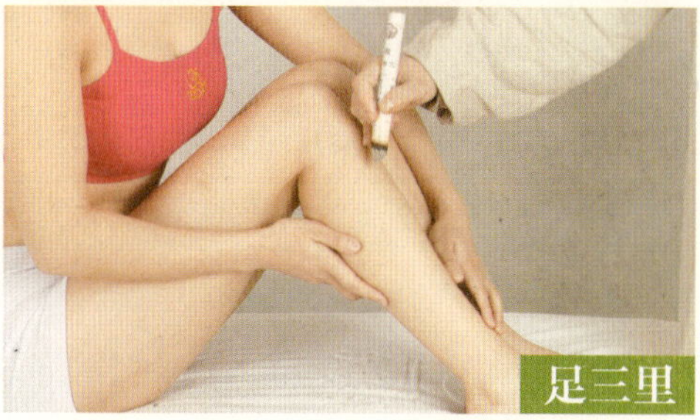

乳根、期门： 艾条温和灸，每穴 15 分钟，以局部灼热为度，每日 1 次。

脾俞： 用艾条温和灸 5 ~ 10 分钟，以施灸部位出现红晕为度，每日 1 次。

阴陵泉： 用艾条温和灸 5 ~ 10 分钟，以穴位皮肤潮红为度，每日 1 次。

足三里： 以温和灸为主，尽量不要发生灸疮。

月经不调

气滞血瘀型

典型案例

冯文静，女，18 岁，学生。今年刚上高三的静静每个月的例假都不能准时到来，每次都会推迟。静静说，她的月经周期很乱，上个月就推迟了一个多星期，有时候还会出现两个月才来一次的现象。突然“造访”的姨妈，经常让她尴尬不已。静静告诉医生，月经量或多或少，颜色暗红，有血块，并且小腹总是胀痛，并且经前有乳房胀痛的现象。经检查发现静静舌暗，苔白，脉弦涩，医生诊断静静为气滞血瘀型月经不调。

病案分析

很多女性对于月经失调没有引起足够的重视，往往听之任之，把它当做小毛病，到最后导致严重的后果。中医认为，七情所伤或外感六淫，或先天肾气不足，多产，房劳，劳倦过度，使脏气受损，肾肝脾功能失常，气血失调，致冲任二脉损伤，发为月经不调。

静静这类中学生出现月经不调的案例很多，一般与身体发育状况、精神过度紧张、学习压力大、熬夜疲劳、恐惧、缺乏足够的运动和休息等因素有关。静静的舌质暗，脉象弦涩，是因学业负担重、身心压力大导致气虚血瘀而引起的月经紊乱，因此建议她通过活血化瘀、行气活血的方法来改善。

艾灸对月经不调具有很好的调节作用，我们可以选用天枢、气海、膈俞、血海等穴来活血化瘀，调经止痛。**灸天枢能调中和胃、理气健脾，脾胃气机运转正常，则能调整气血的运行；气海是人体活力之源，一身真气由此而生，艾灸气海能温阳益气，使气机生化有源；灸膈俞能理气宽胸，活血通脉；灸血海能活血理气、调经统血。（注意：施灸的时候要在月经来潮前至少 7 天开始灸，直至月经来潮时停灸。）**

艾灸取穴

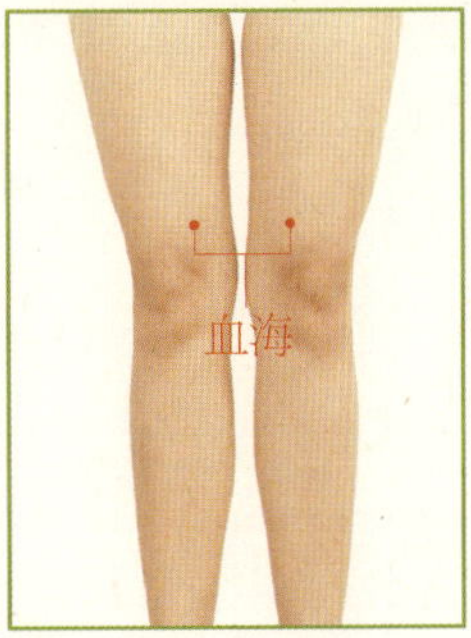

主治月经不调、痛经、闭经等妇科病。

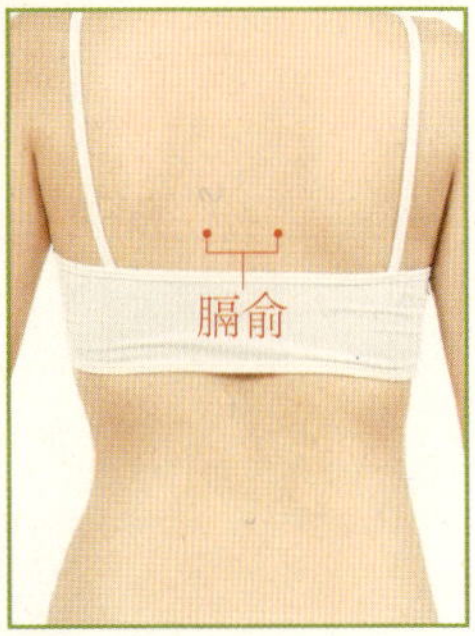

主治功能性子宫出血、月经不调等。

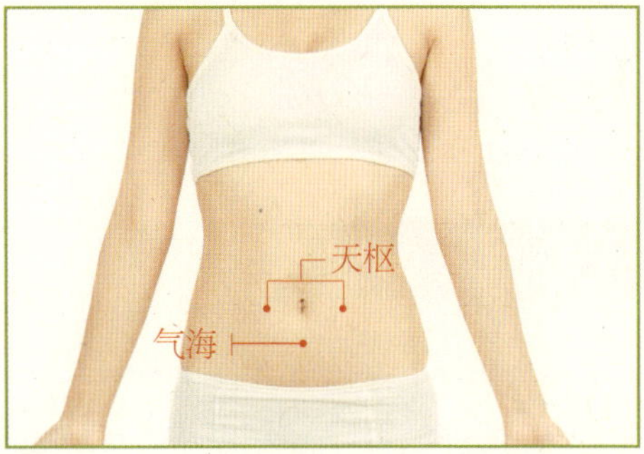

天枢主治月经不调、痛经等妇科疾患；气海主治闭经、崩漏、带下等妇科疾患。

施灸方法

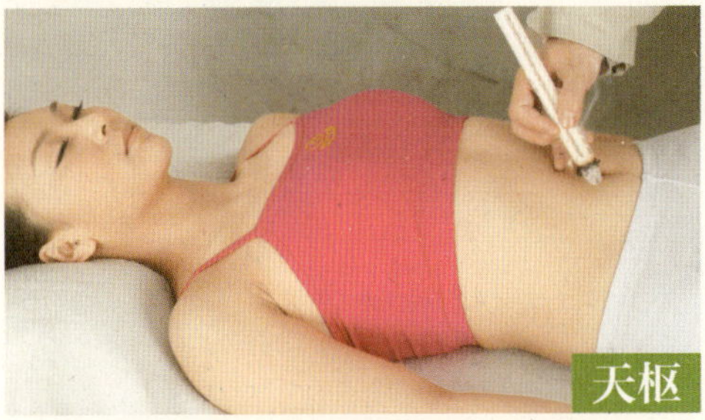

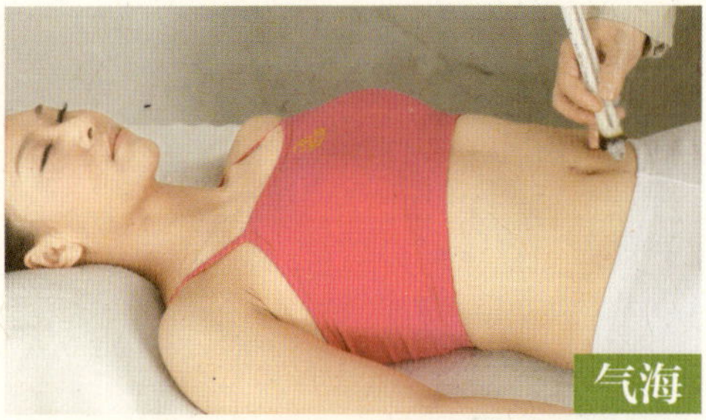

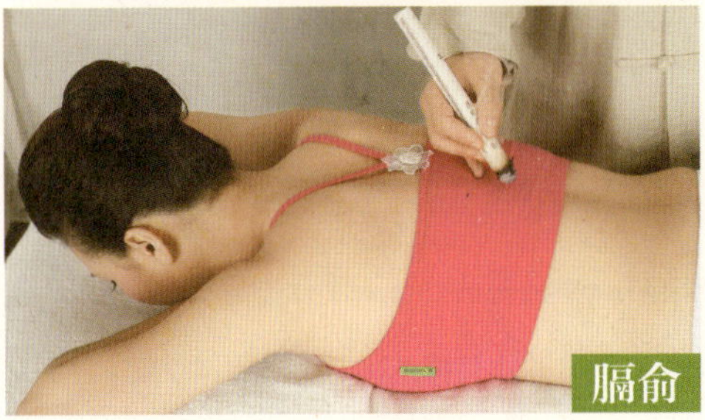

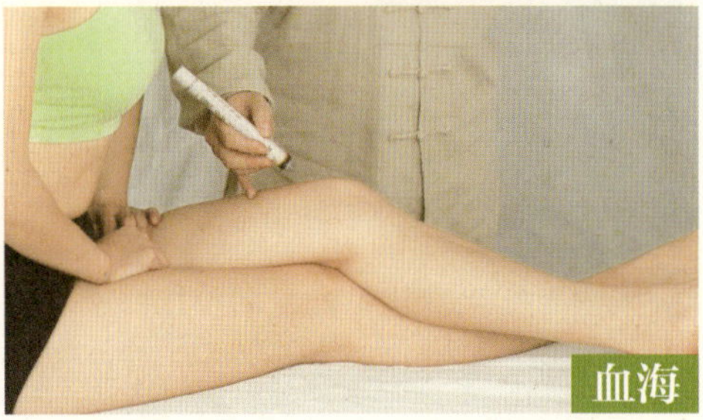

天枢： 艾条温和灸 10 分钟，以局部灼热为度，每日 1 次。

气海： 艾条回旋灸 15 分钟，以受灸者能忍受的最大热度为佳，每日 1 次。

膈俞： 艾条回旋灸 10 分钟，热力要能够深入体内，直达病所，每日 1 次。

血海： 艾条啄雀灸 20 分钟，以局部温热舒适而不灼烫为宜，每日 1 次。

肾虚型

典型案例

梁舒敏，女，29 岁。梁女士刚刚结婚不久，一周两三次性生活。婚后三四个月开始，性生活结束后总是会疲惫，人也越来越消瘦，有时候还怕冷，气色特别差，特别憔悴。到后来一周一次性生活她都觉得身体吃不消。平日月经也是很不规律，月经周期总是推后，而且量少，色淡红或暗红，经质清稀，偶尔伴有耳鸣，腰膝酸软，半夜总是上厕所。经医生检查发现她舌淡，苔薄白，脉沉细无力，是肾虚型月经不调。

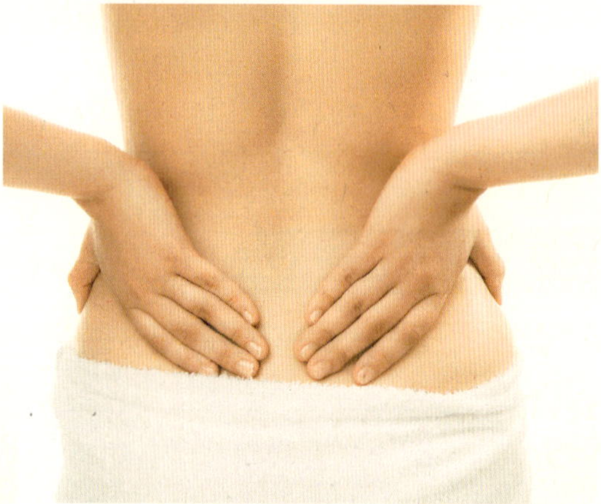

病案分析

肾阳不足又称命门火衰，多因素体阳虚，久病不愈，下元亏损所致。阳虚而导致气血亏损，因而梁女士长期觉得没有什么性欲，身体乏力。腰膝酸软，耳鸣等症状是典型的肾虚表现，月经量少色淡也是由肾虚而引起。治疗梁女士这种肾虚型月经不调要从补肾阳虚开始。

艾灸有很好的补阳气的功效，可以通过温补肾阳，改善月经不调。我们可以选用肾俞、脾俞、气海、足三里来治疗。**耳鸣，腰膝酸软的症状，可以选灸肾俞，肾俞能补肾益精，肾精充足则血液生化有源；灸脾俞能增强脾胃的运化功能，从而运化水谷精微物质以补肾精；气海能温阳益气、扶正固本、培元补虚；乏力、身体疲劳，可以灸足三里，足三里是人体重要的强壮穴位之一，灸足三里能补养一身气血。**

艾灸取穴

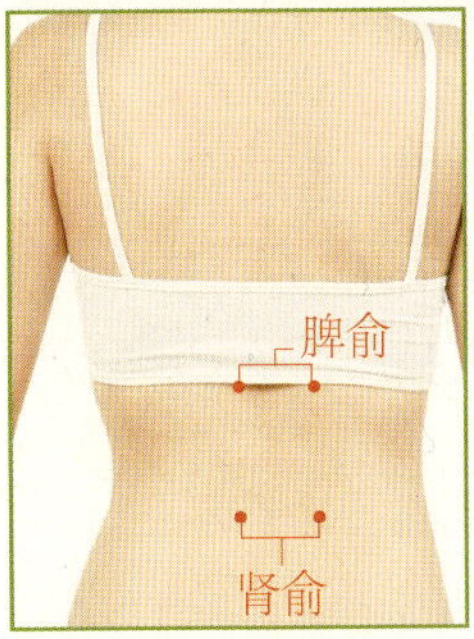

均可治疗肾虚、肾炎、耳聋、消化不良。

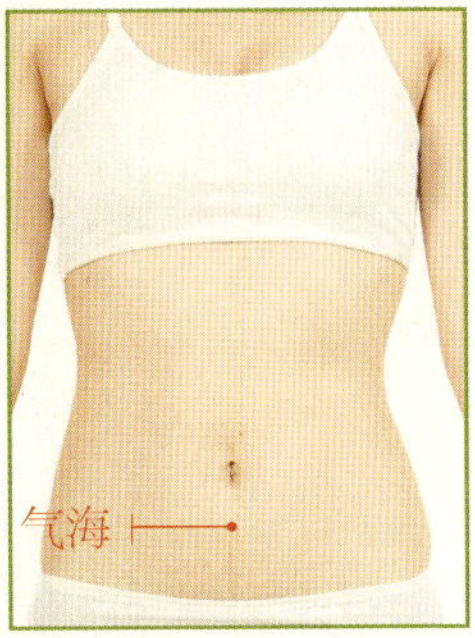

主治下腹疼痛、大便不通、遗尿。

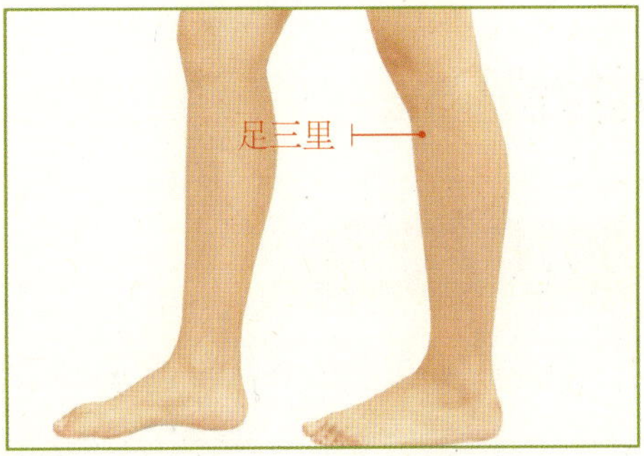

主治膀胱炎、阳痿、遗精、功能性子宫出血、盆腔炎、月经不调等。

施灸方法

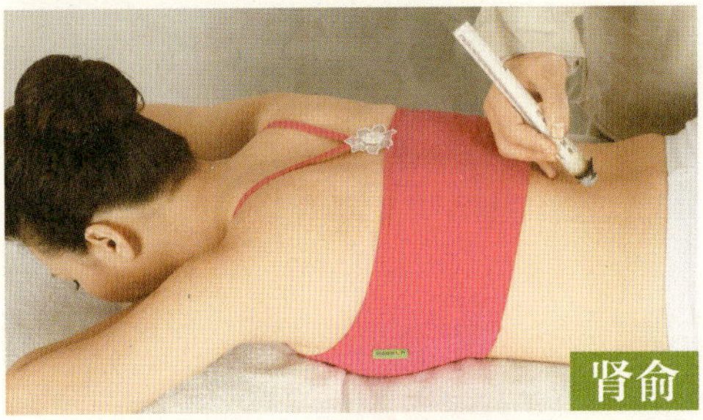

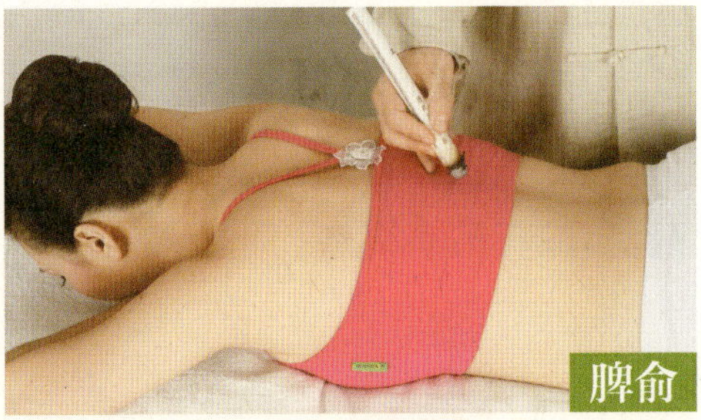

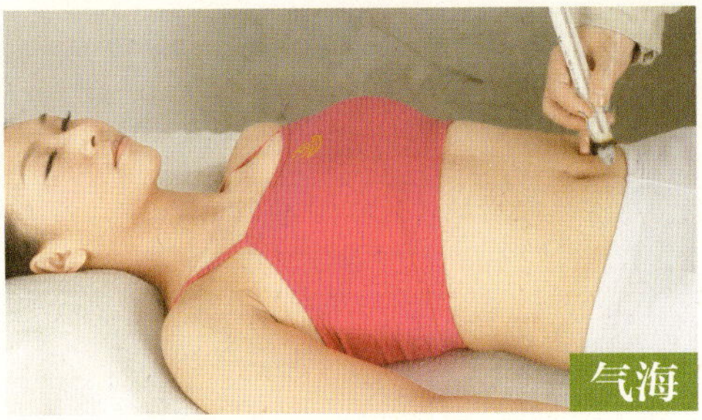

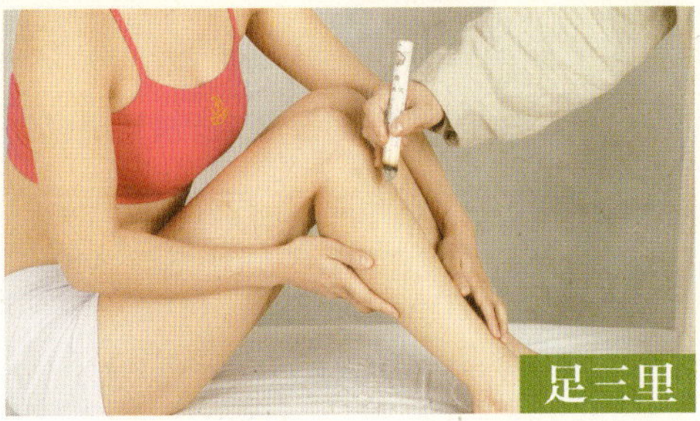

肾俞： 艾条温和灸，灸治 15 分钟，以局部灼热为度，每日 1 次。

脾俞： 艾条温和灸，灸治 15 分钟，以局部温热舒适而不灼烫为宜，每日 1 次。

气海： 艾条回旋灸，灸治 10 ~ 15 分钟，以受灸者能忍受的最大热度为佳，每日 1 次。

足三里： 以温和灸为主，灸治 10 分钟，尽量不要发生灸疮。

带下病

典型案例

李芳，女，26 岁。不知从何时起，她总感觉自己下身有些不舒服，分泌物比原来多了，白带色黄或黄绿如脓并带有一股难闻的味道，并且这种情况越来越严重，还出现瘙痒的症状。有时正在开会，她下身奇痒无比，不得不跑到卫生间进行暂时缓解。李芳说，虽然她在事业上比较顺利，但巨大的工作压力导致她体力透支、抵抗力下降，经常感冒、大便黏腻。现在又遇到这种情况，一方面怕麻烦，另一方面怕耽误工作，她就吃了点消炎药应付了事，每天用阴道清洁剂冲洗私处，但是却越洗越痒，这让她百思不得其解，烦恼不已。于是李芳就去医院检查，经检查发现她舌苔黄腻，舌质红，脉象滑数，属于湿热内蕴型白带异常。

病案分析

带下的量明显增多，色、质、气味发生异常，或伴全身、局部症状者，称为“带下病”。相当于西医学的阴道炎、子宫颈炎、盆腔炎、妇科肿瘤等疾病引起的带下增多。

小芳经常吃消炎药会扰乱阴道的自然生态平衡，破坏阴道菌群间的制约关系，导致真菌生长旺盛，引发白带异常；另外，她频繁使用阴道清洁剂，破坏了阴道里的微环境，导致酸碱平衡失调，降低了阴道的自我抗菌能力，因而大大提高了白带异常爆发的几率。湿热内蕴，会阻碍脾胃运化，湿热下注，损伤任督二脉，即会导致湿热内蕴型的带下。

我们可选用归来、三阴交、蠡沟、脾俞、肾俞、阴陵泉等穴来治疗带下病，效果显著。**白带增多伴有腹部不适，可以选用归来，灸归来能止带止痛；三阴交是女性艾灸常用穴位，灸三阴交能益气壮阳，健脾胃，益肝肾，调经带；灸蠡沟能够舒肝理气、调经止带；灸脾俞能够补益脾胃，从而增强脾的运化功能，从而使体内湿热能被运化祛除；灸肾俞益肾助阳，强腰利水，从而使得脾胃的运化有足够的能量；抵抗力下降可灸阴陵泉，健脾理气，增强体抗力。**

艾灸取穴

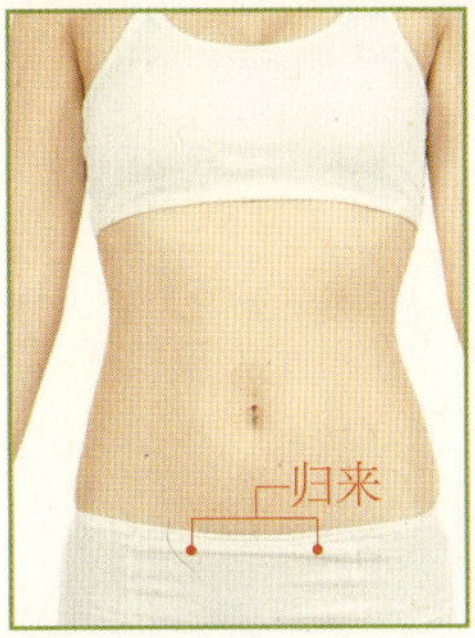

主治腹痛、疝气、月经不调、白带异常。

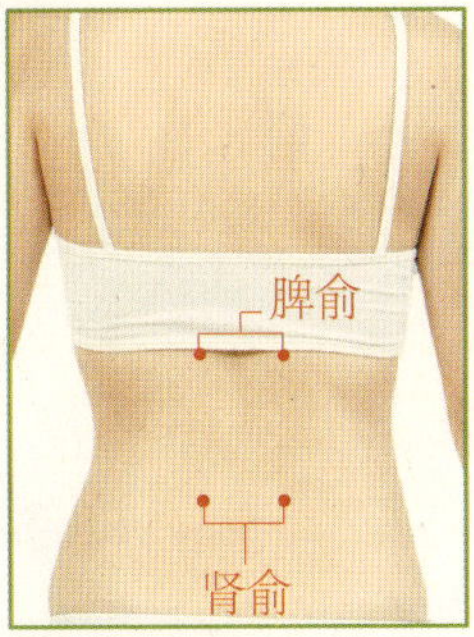

均可治疗腹泻、痢疾、呕吐、水肿、带下。

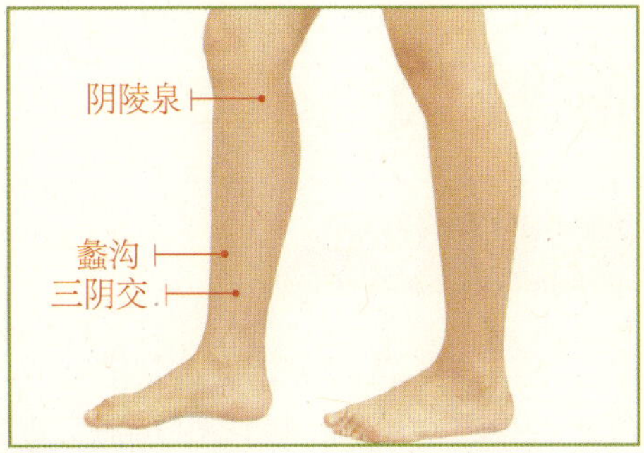

阴陵泉治疗白带异常、阴部瘙痒；蠡沟和三阴交主治月经不调、崩漏、带下。

施灸方法

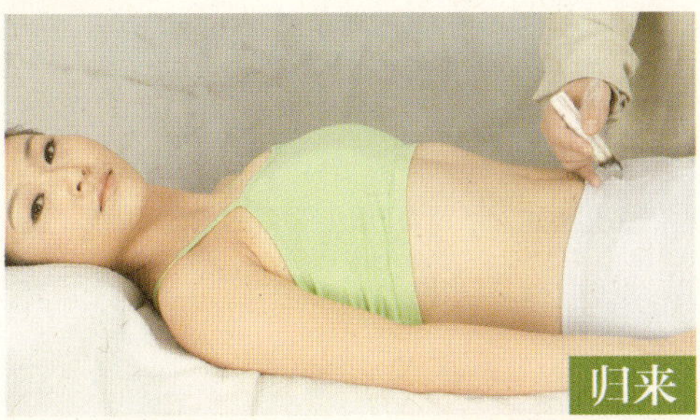
归来

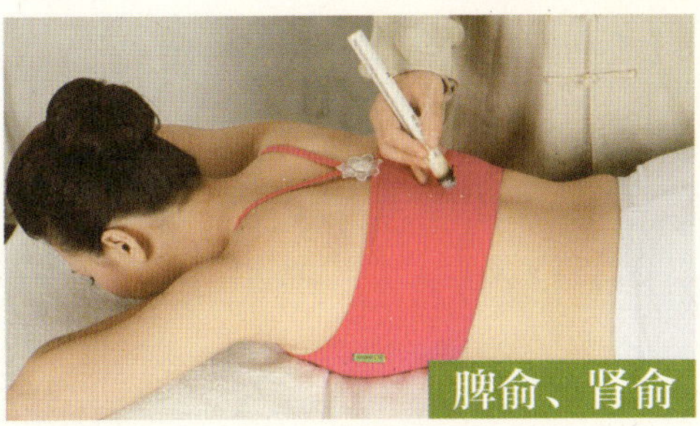
脾俞、肾俞

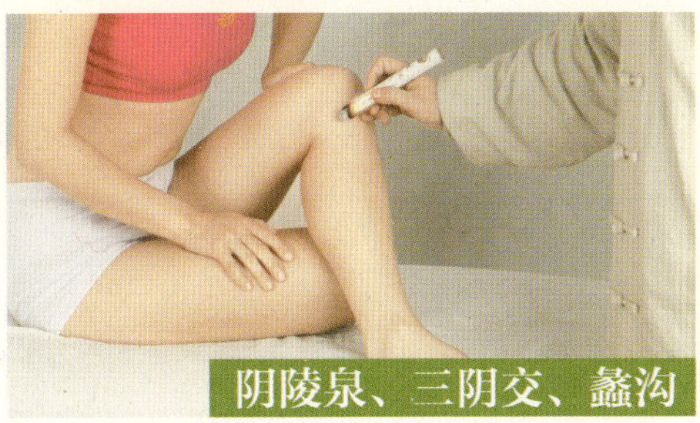
阴陵泉、三阴交、蠡沟

归来： 用艾条雀啄灸 5 ~ 10 分钟，1 天 1 次。

脾俞、肾俞： 艾条雀啄灸或回旋灸，每穴 10 分钟，以局部灼热为宜，每日 1 次，10 次为 1 个疗程，灸至白带正常为止。

阴陵泉、三阴交、蠡沟： 艾条雀啄灸或回旋灸，每穴 10 分钟，以局部温热舒适而不灼烫为宜，每日 1 次。

盆腔炎

典型案例

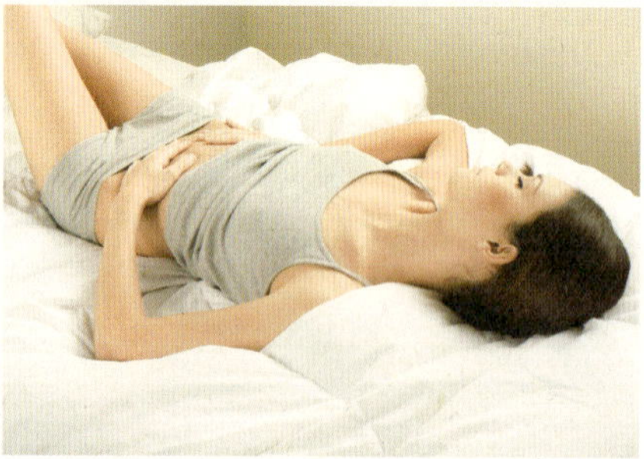

郑芳美，27 岁，女。两个月前，郑女士得知自己意外怀孕，考虑到事业正处于上升期，不适宜要孩子，和老公商量后，她决定去医院做流产。为了防止意外发生，他们选择了一家正规医院，做的也是比较安全的“无痛人流”。手术后，医生嘱咐她至少休息半个月。但因为工作繁忙，郑女士只在家休息了短短三天就去上班了。就在上班的第一个星期，郑女士感觉下腹疼痛难忍，到医院检查，被诊断为盆腔炎。经过几个星期的治疗，病情虽有好转，但反复发作的烦恼让她痛苦不已，于是决定通过中医的艾灸方式来调理调理身子，经过长期艾灸治疗，郑女士的盆腔炎有了很大的改善。

病案分析

盆腔炎是女性常见病之一，一般人流手术之后很容易感染盆腔炎。盆腔炎可分为急性与慢性两种。该炎症多发生在性活跃期、有月经的妇女，初潮前、绝经后或未婚者很少发生盆腔炎，发生盆腔炎时往往是邻近器官炎症的扩散或人流手术后休息不当感染所致。中医认为此病是由于气血失调、冲任受损而引起的。

艾灸之所以对郑女士的盆腔炎有这么大的改善，是因为艾灸有清热利湿、活血化瘀的功效，从而可以治疗此病，尤其对于宫寒引起的慢性盆腔炎效果更佳。一般我们选取中脘、关元、子宫、归来、足三里、三阴交来治疗。**中脘具有健脾化湿的功效，可以清热化湿；关元可以活血化瘀，行气活血，消炎止痛；子宫穴是妇科的要穴，调经止痛，有效预防女性妇科疾病；归来可以调经止带，活血止痛；足三里强身健体；三阴交可以健脾利肾，调补冲任。**

艾灸取穴

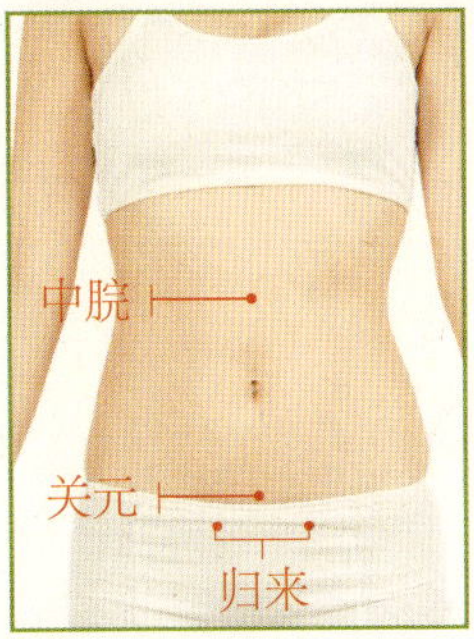

均可治疗尿道炎、盆腔炎、肠炎、痛经。

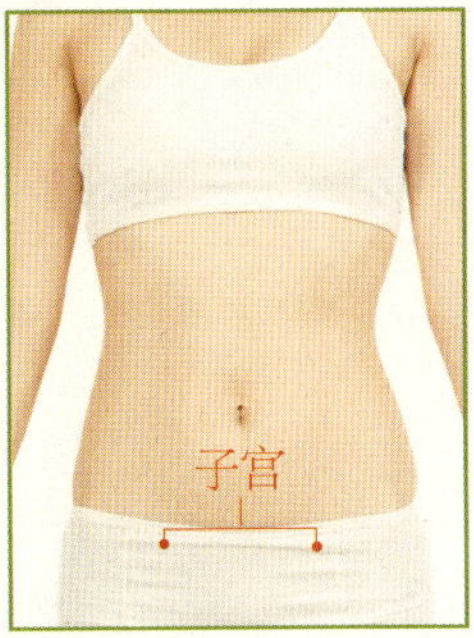

主治月经不调、痛经、子宫内膜炎。

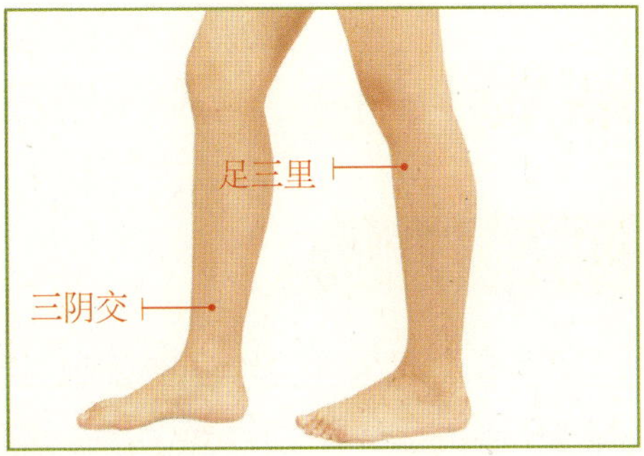

均可治疗月经不调、带下异常、盆腔炎、不孕、滞产等妇产科病症。

施灸方法

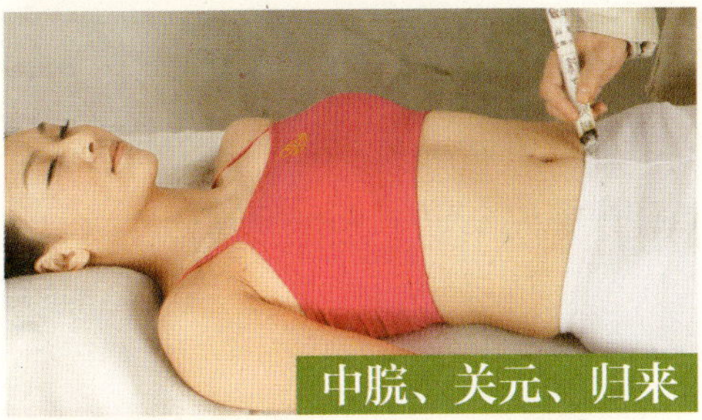
中脘、关元、归来

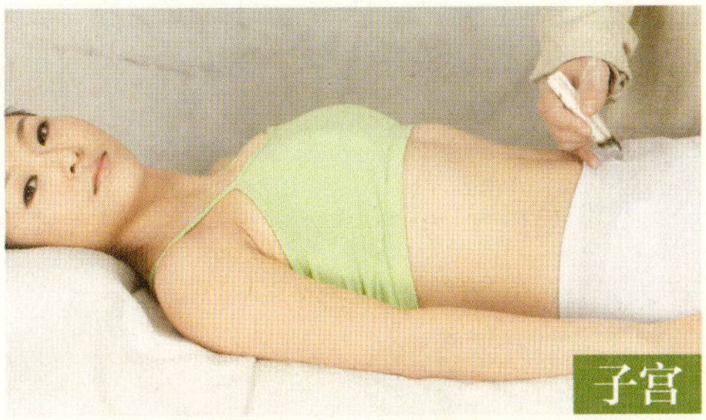
子宫

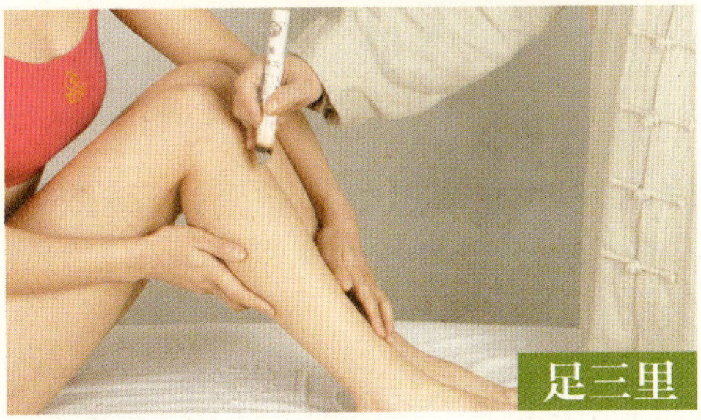
足三里

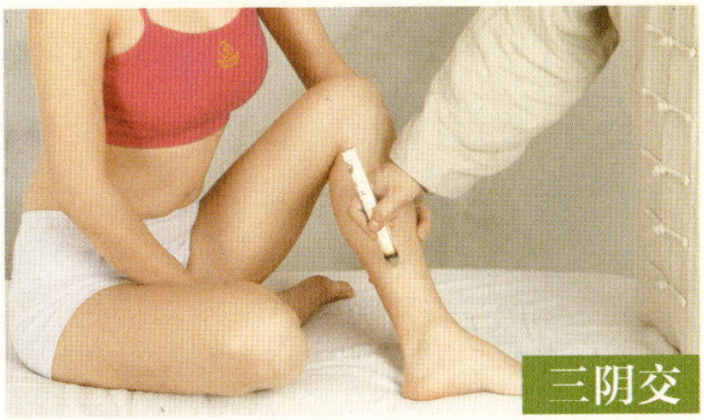
三阴交

中脘、关元、归来： 艾条雀啄灸或回旋灸，每穴 10 分钟，以局部灼热为宜，每日 1 次，10 次为 1 个疗程。

子宫： 用艾条温和灸 10 分钟，灸至局部灼热为度，每日 1 次。

足三里： 艾炷隔姜灸，用黄豆大艾炷施灸，灸治 10 壮，或用艾条温和灸，灸至局部温热即可。

三阴交： 用艾条啄雀灸 10 分钟，以皮肤有红晕、热感上行为宜。

卵巢早衰

典型案例

温莹莹，女，37 岁，从事电商行业。每年的节假日都特别忙，熬夜、加班对温女士来说是司空见惯的事，特殊时期如“双十一”更是连饭都吃不上。长时间下来，她发现自己的皮肤变差了，经常发热出汗，排便也渐渐失常了，脸上长了不少色斑，食欲也跟着变差了，有时会头晕耳鸣，而且经常腰酸腿软，嘴巴很干燥。更严重的是，她的月经量渐渐变少了，由于阴道干涩，性生活时会阴道疼痛，丈夫也疏远了她。她意识到问题的严重性，就去医院做了检查，诊断结果为卵巢早衰。医生告诉她，不治疗的话会提前闭经，产生一系列更年期综合征。而治疗卵巢早衰比较有效的方法有雌孕激素替代治疗和促排卵治疗，但疗程都比较繁杂，且费用不菲。温女士综合考虑之后，决定尝试中医治疗。老中医把脉后，发现她的脉象比较细数，舌红苔少，结合她的症状，认为她是肾阴虚导致的卵巢早衰。

病案分析

卵巢早衰会影响到女性的生育功能，对于没有生育的年轻女性更是不可忽视的疾病。卵巢早衰可以用西药缓解病症，但是长期用药，会给人体带来一定的副作用。中医认为由于肾虚、肝脾失养会引起卵巢早衰。肾阴不足，精血衰少，则头晕耳鸣；肾虚冲任失调，经血蓄溢失常，经期紊乱，经量不定。

中医艾灸可以疏经通络、活血养血。我们可以选曲骨、中极、三阴交、子宫穴来做治疗。**中极和曲骨位于任脉上，对泌尿、生殖系统疾病有独特的治疗作用，且两个穴均位于下腹部，在卵巢附近，对卵巢早衰治疗效果好；灸三阴交能促进任脉、督脉、冲脉的畅通，这三条经络对女性来说很重要，对子宫和卵巢疾病的治疗有较好的效果；子宫穴是妇科要穴，它可以理气和血，对于卵巢早衰可以行气活血，疏通经络。**

艾灸取穴

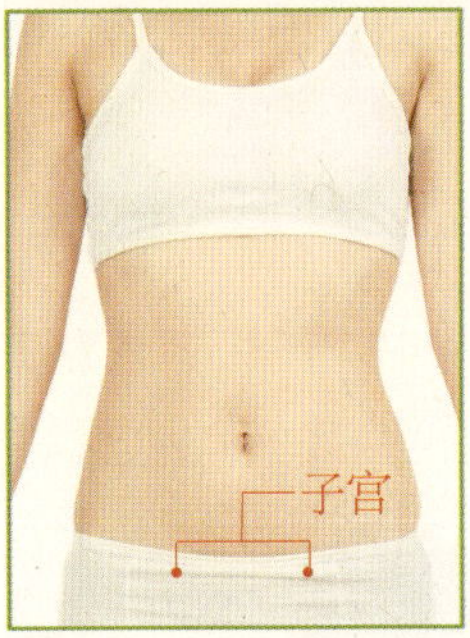

主治月经不调、卵巢囊肿、不孕。

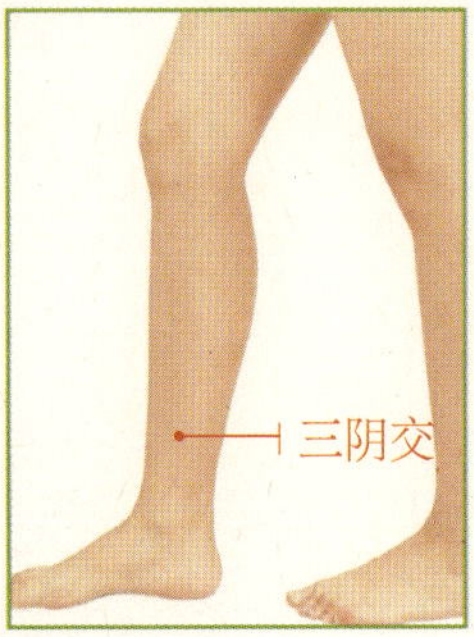

主治不孕、带下异常等妇产科病症。

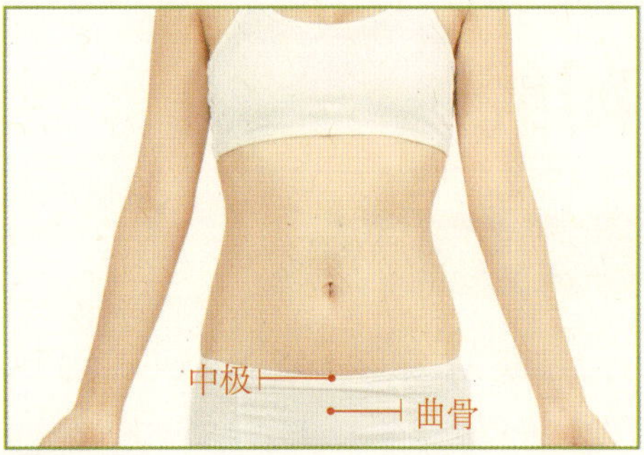

均可治疗赤白带下、小便淋沥、遗尿、遗精、阳痿、阴囊湿疹、疝气、痛经。

施灸方法

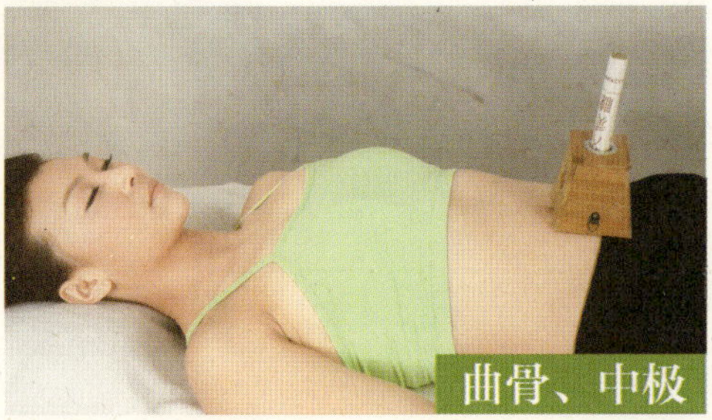
曲骨、中极

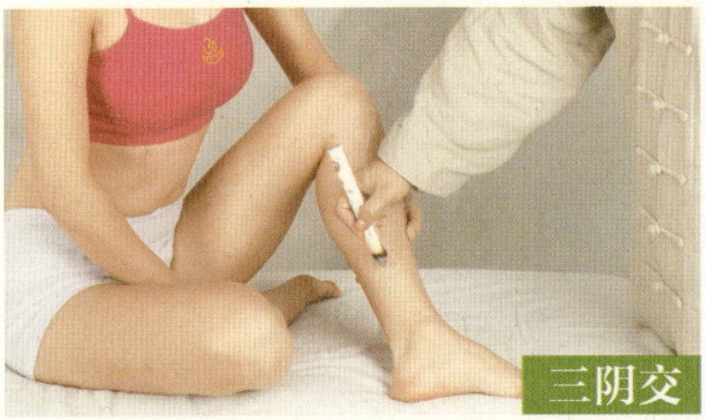
三阴交

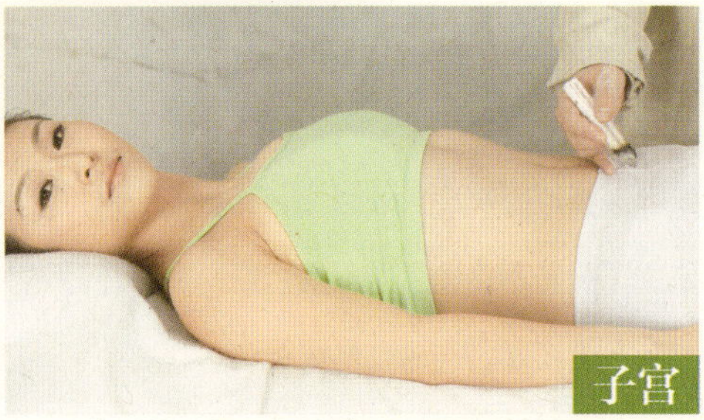
子宫

曲骨、中极：用双眼或单眼艾灸盒一起施灸，灸治 15 分钟，每日 1 次。

三阴交：艾条雀啄灸，灸治 10 分钟，以局部灼热为度，每日 1 次。最好在每次月经来之前的一个星期开始施灸，两次月经之间亦可施灸，月经来时停灸。

子宫穴：艾条温和灸 10 分钟，灸至局部灼热即可，每日 1 次。

闭经

典型案例

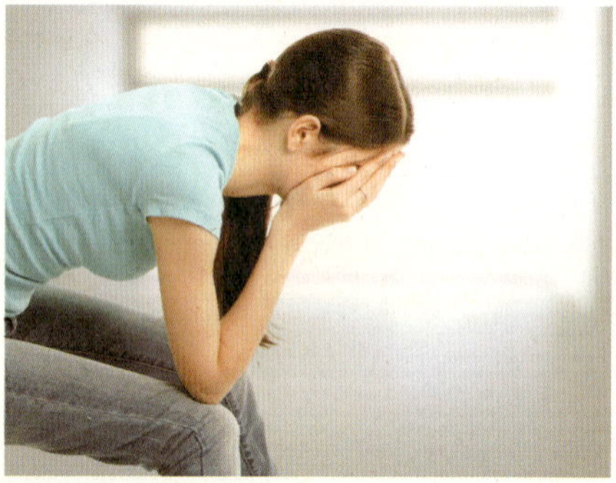

丁冰，女，35岁，公司职员。丁女士一向开朗活泼，和谁都谈得来，每次都滔滔不绝，但这几天不知怎么了，看起来神疲倦怠，脸色苍白，且整个人显得非常抑郁。原来她最近身体异样，已经连续四个月没来月经了，以前虽然也有过一个月没来的情况，可这次迟续的时间太久了。刚开始她还以为自己怀孕了，特意去药店买来验孕棒测试，后来还去医院做了尿检和B超，结果都显示并未怀上。此外，她白天总打不起精神，老想睡觉，有时会感觉胸胁部胀胀的，痰有点多，大便稀薄，外阴也有点干干的，老公总抱怨房事不如意。同事推荐她去看老中医，用艾灸治疗看看。经医生检查发现她，脉象沉滑无力，舌体胖大，苔白腻，判断她是脾肾阳虚、痰湿中阻导致闭经。

病案分析

很多原因都会导致闭经，如流产、过度疲劳、药物、营养不良等。从中医的角度来说，闭经是由于肝肾不足，气血亏虚，血脉失通所致。闭经有虚实之分，虚者多因气血不足和肾虚所致；实者多由寒凝、气滞和血瘀引起。

治疗闭经，首先要做的就是摆正好心态，好的心情对病情的好转大有裨益，然后可以通过艾灸来调养身体，慢慢治疗，会对病情有所改善。我们可以选择艾灸肝俞、气海、血海、三阴交来治疗闭经。**灸气海能温阳益气，气机得补，则气机通畅；肝俞可以解决肝肾不足的问题，能益肝明目，并使肝经疏泄正常，让肝血生化有源、血气充足；灸血海能补益气血，气血充足则气血运行通畅；三阴交是女性艾灸常用穴位，灸三阴交能益气壮阳，健脾胃，益肝肾。**

艾灸取穴

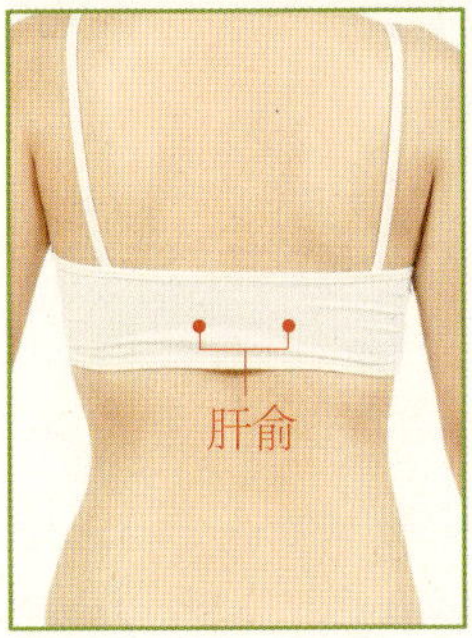

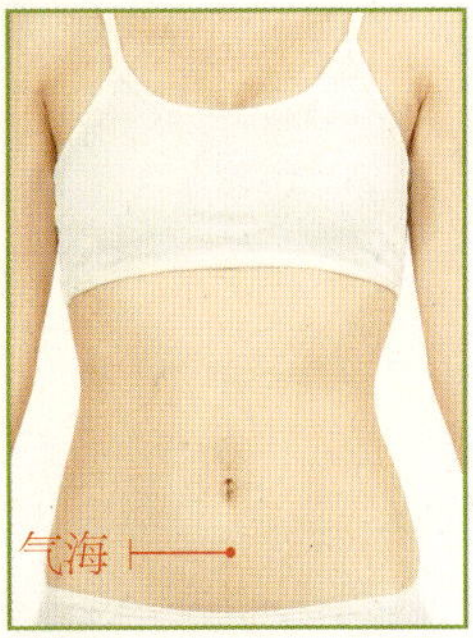

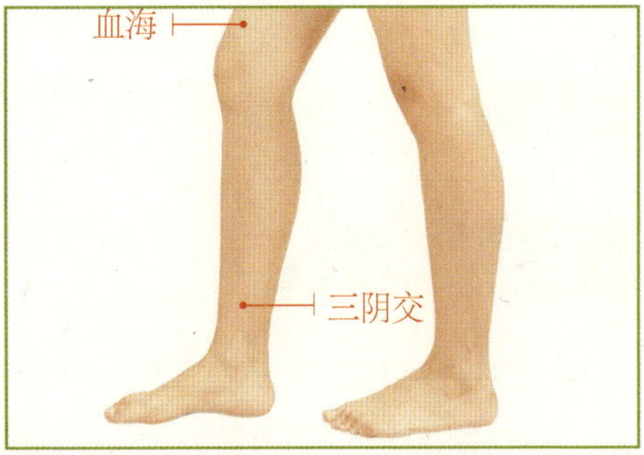

主治乳腺增生、抑郁症、痛经、闭经。

主治痛经、闭经、崩漏、带下、阴挺。

血海主治月经不调、崩漏、痛经；三阴交主治带下、阴挺、闭经、不孕、难产。

施灸方法

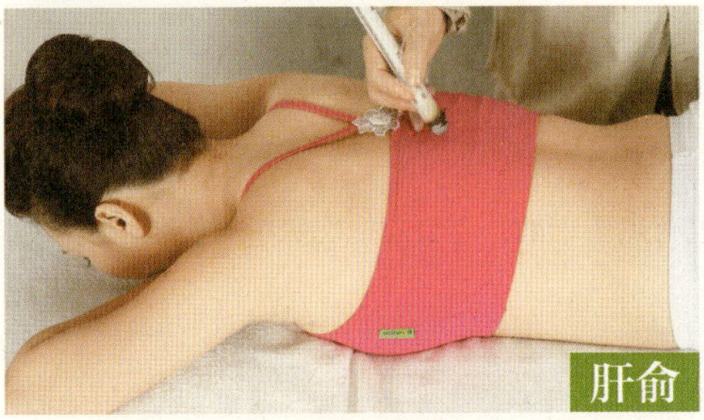

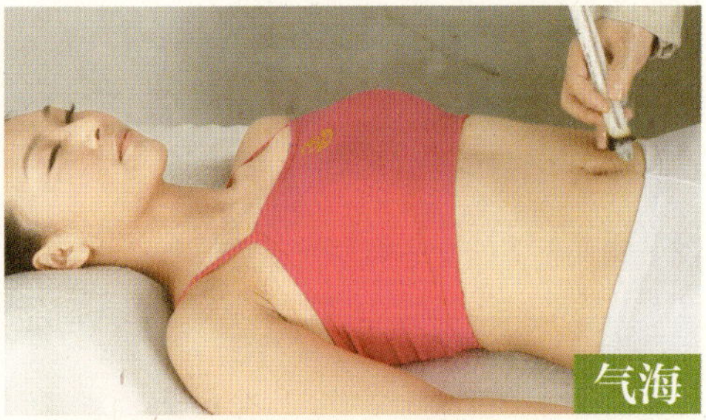

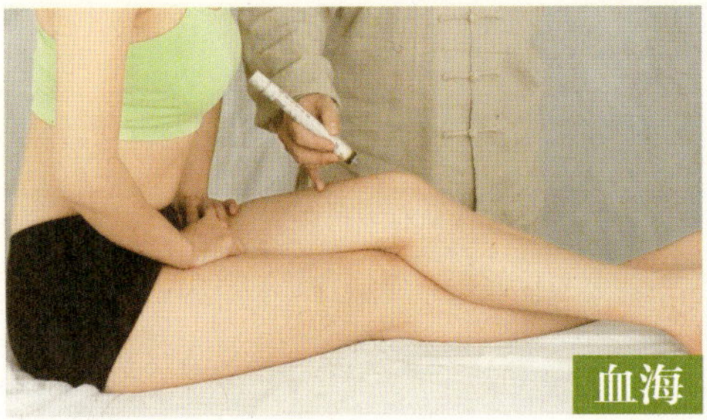

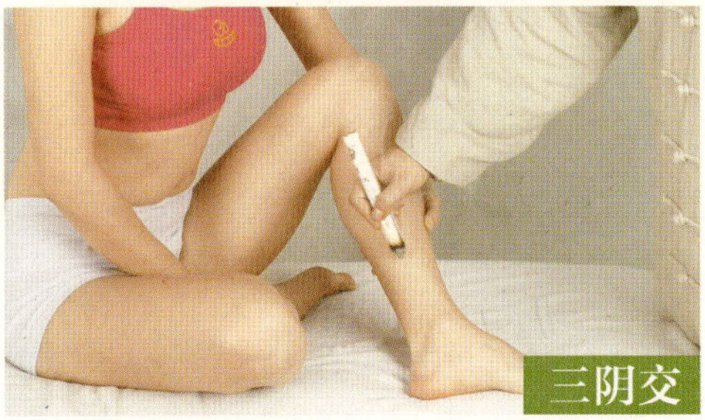

肝俞：用艾条回旋灸 10 ~ 15 分钟，以局部温热舒适而不灼烫为宜，每日 1 次。

气海：用艾条回旋灸 10 ~ 15 分钟，注意不可灼伤皮肤，每日 1 次。

血海：用艾条啄雀灸 10 ~ 15 分钟，以穴位皮肤潮红为度，每日 1 次。

三阴交：用艾条温和灸 10 ~ 15 分钟，以施灸部位出现红晕为度，每日 1 次。

崩漏

典型案例

梅婷婷，女，37岁。婷婷之前一直有阴道不规则流血的现象，但不是很严重，偶尔不规则流血一段时间，吃了止血药就止住了，但是总是淋漓不尽，夏天根本离不开卫生巾，以防又突然流血。婷婷的主要症状就是月经要么不来，要么就出血不止，久而久之量也变大，导致贫血。之前在未生产的状态下做过一次刮宫，在辗转了省内外多家医院，换过很多名医之后，喝了无数止血药还是无效的情况下，选择了艾灸。由最初的艾灸止血到后来月经周期开始正常，再到前几个月怀孕，婷婷的烦恼总算是解决了。

病案分析

崩漏是指妇女非周期性子宫出血，其发病急骤，暴下如注，大量出血者为“崩”；病势缓，出血量少，淋漓不绝者为“漏”。崩与漏虽出血情况不同，但在发病过程中两者常互相转化，如崩血量渐少，可能转化为漏，漏势发展又可能变为崩，故临床多以崩漏并称。青春期和更年期妇女多见。

中医认为崩漏的病因一般为血热、肾虚、脾虚、血瘀；病机涉及肝、脾、肾三脏及冲任二脉。因冲任损伤，不能固涩制约经血，故经血从胞宫非时妄行。可突然发作，亦可由月经失调发展而来。

艾灸可以扶正祛邪、消瘀散结，因此临床上常用艾灸治疗崩漏，改善血热、气虚、气郁、血瘀等症状。我们可以选用隐白、三阴交、中极、关元、百会等穴来治疗崩漏。**隐白为足太阴脾经的穴位，有收敛止血的功效；灸关元能补虚壮元阳，温中止血；三阴交统调肝脾肾，能治疗多种妇科疾患，对崩漏治疗效果好；中极对生殖、泌尿系统疾病有较好的治疗作用；头为诸阳之会，百会处于人之头顶，在人的最高处，又是手、足三阳经与督脉的交会穴，故具有良好的升举阳气的作用，还能温阳以暖下元。**

艾灸取穴

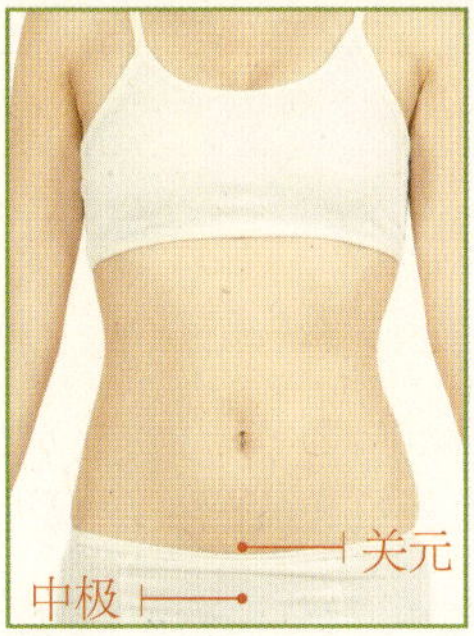

均可治疗癃闭、带下、产后恶露不下。

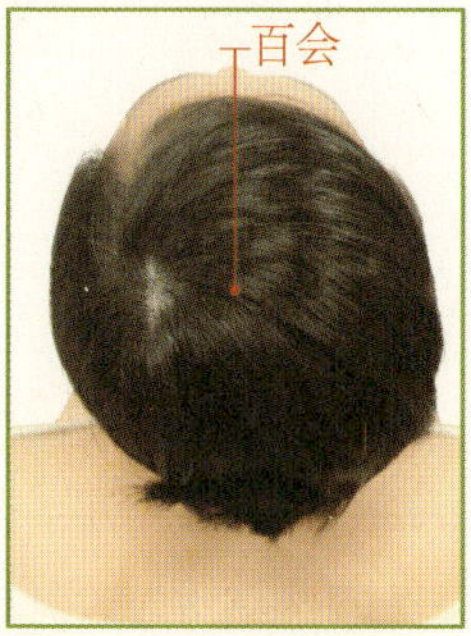

主治阴道大量出血、月经淋漓不断。

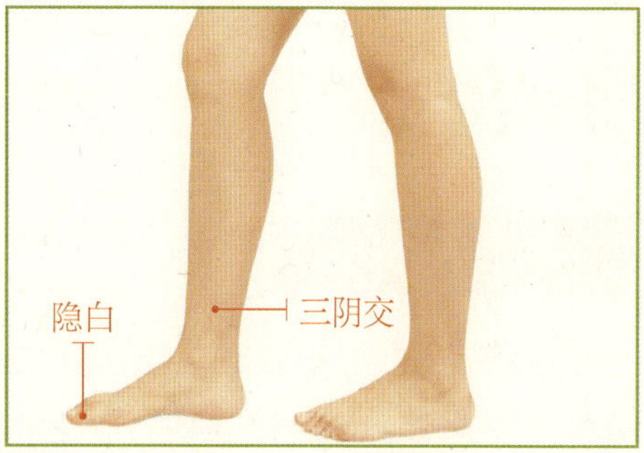

三阴交主治月经不调、痛经、闭经；隐白主治月经过多、崩漏等妇科病症。

施灸方法

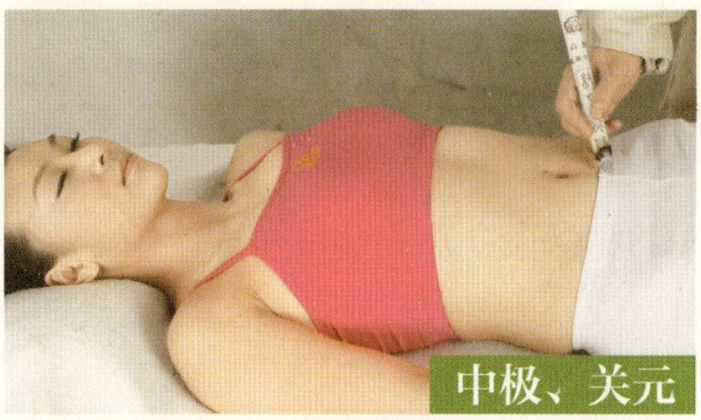

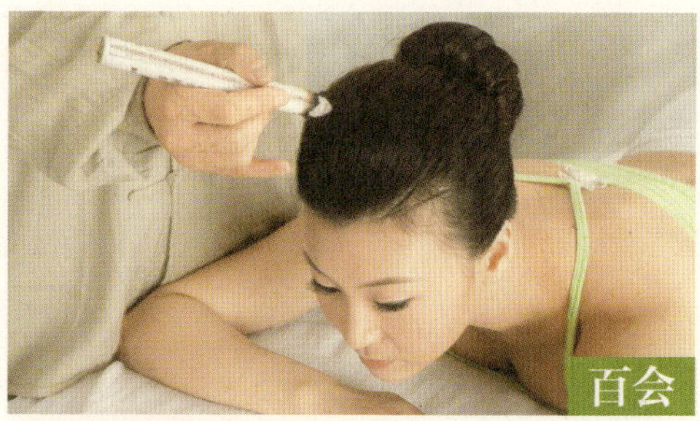

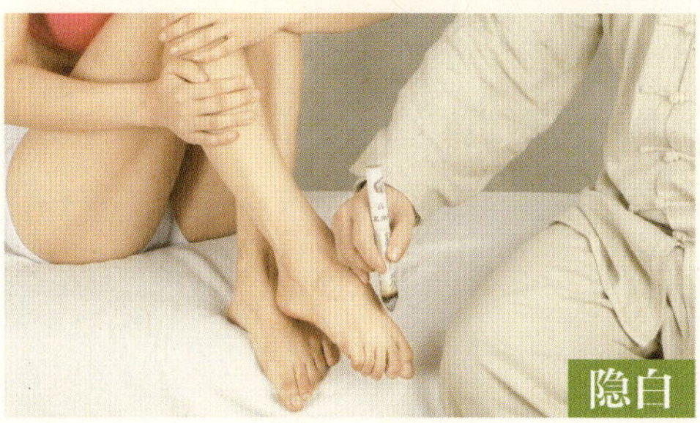

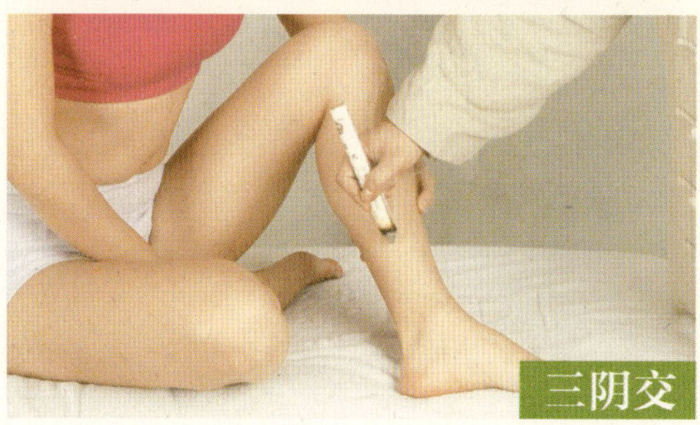

中极、关元： 艾条回旋灸，每穴 10 ~ 15 分钟，以局部温热为度，每日 1 次。

百会： 用艾条温和灸 5 ~ 10 分钟，以受灸者能忍受的最大热度为佳，每日 1 次。

隐白： 用艾条温和灸 5 ~ 10 分钟，以穴位皮肤潮红为度，每日 1 次。

三阴交： 用艾条啄雀灸 5 ~ 10 分钟，以施灸部位出现红晕为度，每日 1 次。

不孕症

典型案例

吴晓敏，女，29岁。她结婚已经2年多了，虽然婚后没采取任何避孕措施，但她一直没怀上孩子。医生跟她说，不孕问题可能出在丈夫或妻子身上，或者两人都有问题。于是两人去医院做过详细检查，没查出什么问题。随后吴小姐支支吾吾地说，结婚前谈男朋友时打过胎，自己无法怀孕有可能跟这事有关。每次和丈夫行房事时，她都会想起堕胎的事，总会很恐惧，甚至对房事产生排斥的心理。另外，她的月经偶尔也会来迟，有时候还误以为自己怀上了，空欢喜一场。

医生发现她的脉象比较细弱，面色暗淡，舌苔泛白，是肾阳亏虚的表现。问她是否有腰酸腿冷、夜尿频多的症状，她说有，于是医生建议她试试艾灸调理看看，说不定有很好的疗效，于是吴小姐开始了艾灸治疗。过了几个月，吴小姐兴奋不已的告诉医生她已经怀上了，她从那天开始每天都坚持做艾灸，结果真的怀上了宝宝。

病案分析

近年来，随着生活节奏的加快，人们的压力越来越大，随之产生的各种疾病也越来越多，不孕症就是其中一种。婚后夫妇有正常的性生活，未避孕的情况下同居2年而未受孕就有可能患了不孕症。不孕症是导致夫妻感情不和、家庭破裂的重要原因，应该引起足够的重视。除了艾灸治疗，吴小姐自己要从阴影中走出来，要树立起良好的自信心，过于紧张、焦虑、恐惧会导致内分泌失调，不利于受孕。另外，要形成良好的生活习惯，保证充足的睡眠，均衡膳食，荤素搭配，远离烟酒、咖啡；同时要多参加户外运动，为怀孕打下坚实的基础。

我们可以选用子宫、关元、命门、肾俞、三阴交等穴来治疗不孕症。**由于吴小姐肾阳虚而引起不孕，因此要从补肾阳虚开始治疗，灸肾俞能补肾益精，肾精充足则气血生化有源；灸子宫穴，艾灸的温热能通过经络温补胞宫；关元是保健强壮要穴；灸命门能强肾固本，温肾壮阳，强腰膝，固肾气；灸三阴交能健脾胃，疏肝益肾，调经血，改善生殖功能。**

艾灸取穴

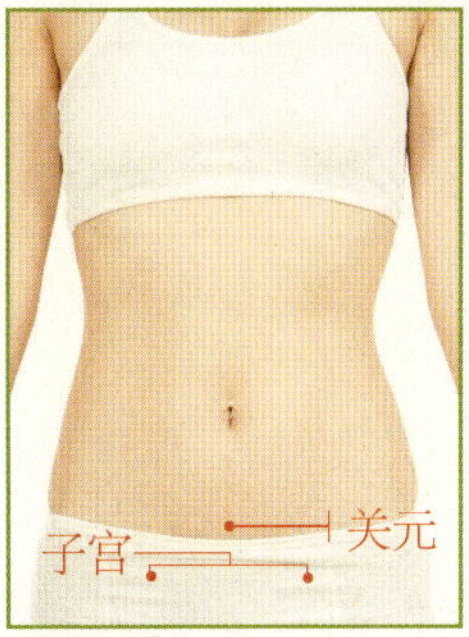

均可治疗妇科月经不调、不孕、痛经。

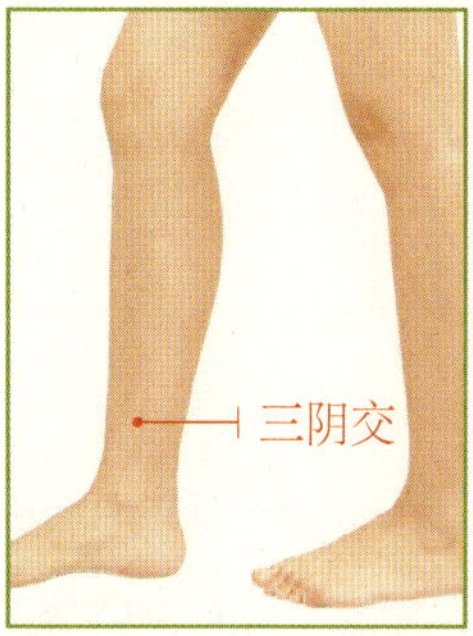

主治带下、阴挺、闭经、不孕、难产。

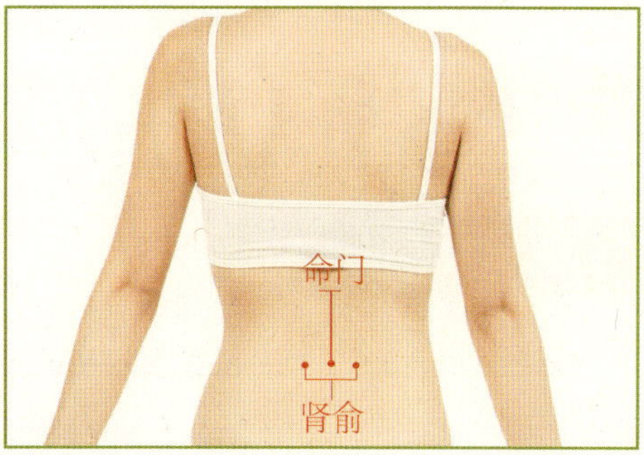

命门主治阳痿、早泄、不孕；肾俞主治腰痛、月经不调、不孕等泌尿生殖疾患。

施灸方法

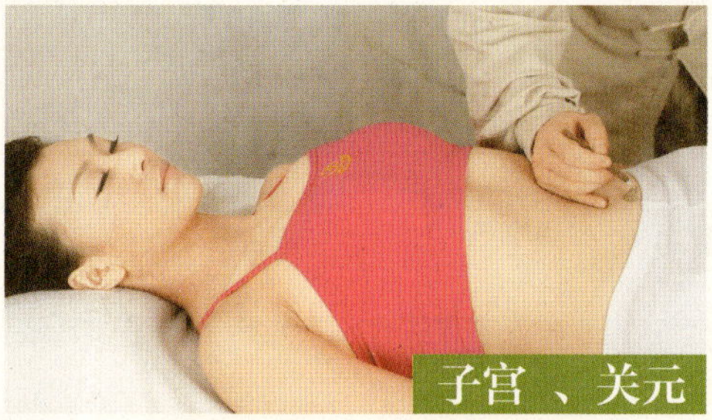
子宫 、关元

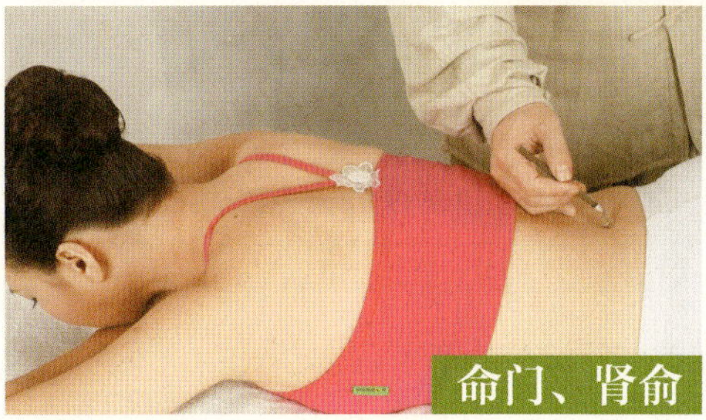
命门、肾俞

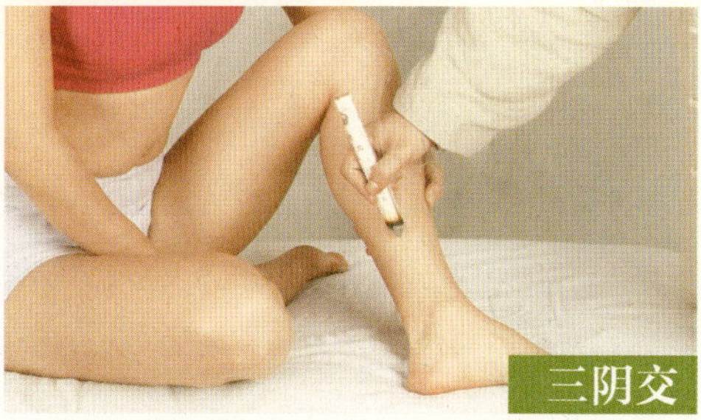
三阴交

子宫 、关元：艾炷无瘢痕灸，用黄豆大艾炷，每穴 10 壮，每灸完 1 壮即按压所灸穴位 1 次，每日 1 次，10 次为 1 个疗程。

命门、肾俞：艾炷无瘢痕灸，用黄豆大艾炷，每穴 10 壮，每灸完 1 壮即按压所灸穴位 1 次，每日 1 次，10 次为 1 个疗程。

三阴交：用艾条温和灸 5 ~ 10 分钟，每日 1 次。

更年期综合征

典型案例

杨青，女，48岁，是一位知性女子，平时生活宁静又充满朝气。但最近变得颇不“平静”，月经迟迟不来，身体发热出汗，情绪也变得不稳定起来，以前的她从不轻易发脾气，现在却动不动就急躁、发怒，丈夫说她好像变了一个人。后来，杨女士去看了医生才知道自己得了更年期综合征，吃了一些药，效果不是很明显。医生边给她把脉，一边问她还有什么其他症状，杨女士说：“月经迟迟不来，有时耳朵会嗡嗡作响，脸上不时会发热，腰膝酸痛，皮肤总感觉很干燥，有轻微的失眠，记性也比以前差了。”医生看了下她的舌苔，然后告诉她脉象比较细数，舌头发红，舌苔较少，是肾阴虚的表现。

病案分析

更年期综合征是指妇女在五十岁左右绝经前后所出现的眩晕、耳鸣、面色潮红、潮热汗出、精神疲倦、情绪烦躁、易怒、心悸、失眠、多梦、不思饮食、口干舌燥、腰膝酸软、背痛、月经异常等一系列症状。女性更年期综合征是因为妇女在绝经前后，肾气渐渐衰竭，冲任亏虚，精血不足等原因带来一系列生理变化，很多女性由于体质或精神因素的影响，一时不能适应这些生理变化，使得阴阳失去平衡，脏腑气血功能失调而出现的紊乱。中医认为妇女“七七任脉虚，脉衰少，天癸竭”，此时出现的一系列症状源于肾精亏虚所造成的五脏虚损。要调节和缓解更年期出现的各种症状，首先要自己调节好心情，然后结合艾灸辅助治疗，补肾益气。

治疗更年期综合征我们可以选相关穴位艾灸辅助治疗，效果显著。如劳宫、涌泉、厥阴俞、胆俞均可以有效改善更年期症状，延缓衰老。**灸劳宫能补益心血，从而能滋养五脏；灸涌泉能滋阴潜阳、宁心安神，还能增精益髓、补肾壮阳，从根本上补虚损，同时还能引火归元，从而改善失眠等症状；灸厥阴俞能泄心包热，从而益心补血；灸胆俞能理气活血、疏肝利胆，缓解更年期各种情绪问题。**

艾灸取穴

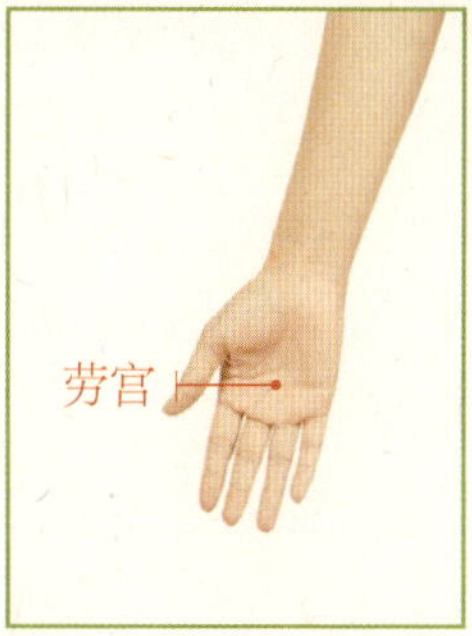

主治心痛、心悸、癫痫、口疮、口臭。

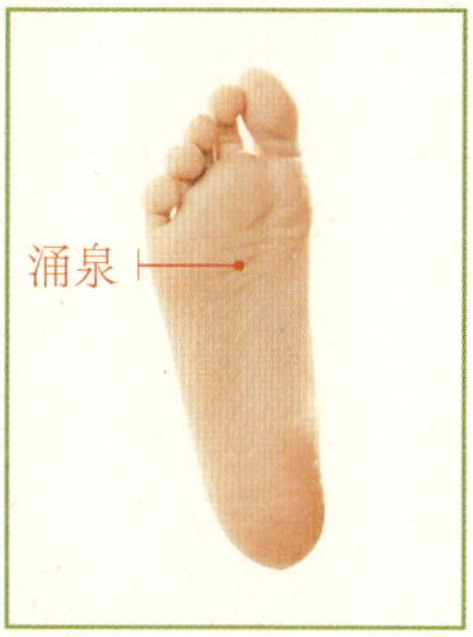

主治神经衰弱、精力减退、失眠、多眠症。

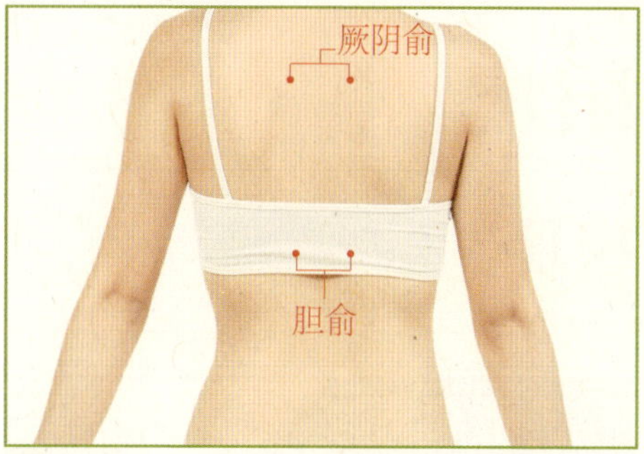

厥阴俞治疗神经衰弱、肋间神经痛等；胆俞主治口苦、胁痛、惊悸、胸腹胀满。

施灸方法

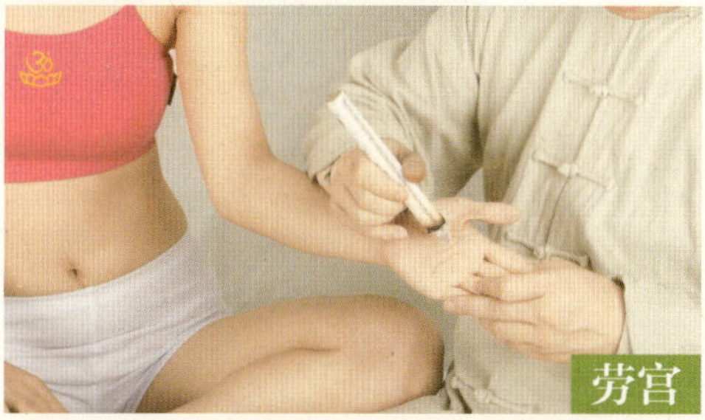

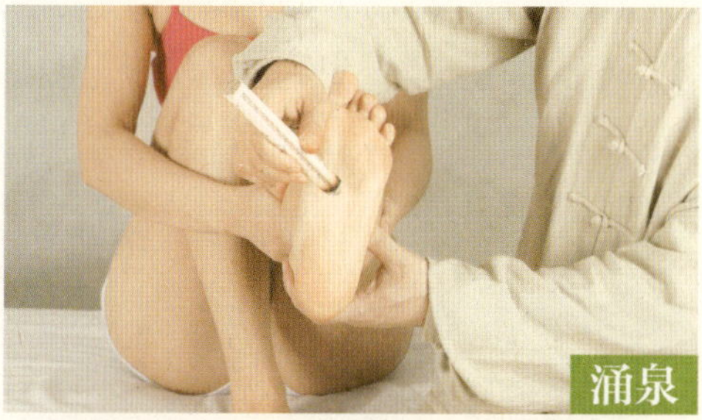

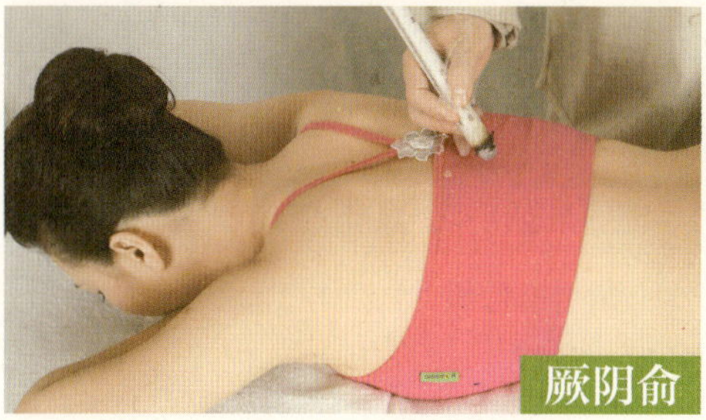

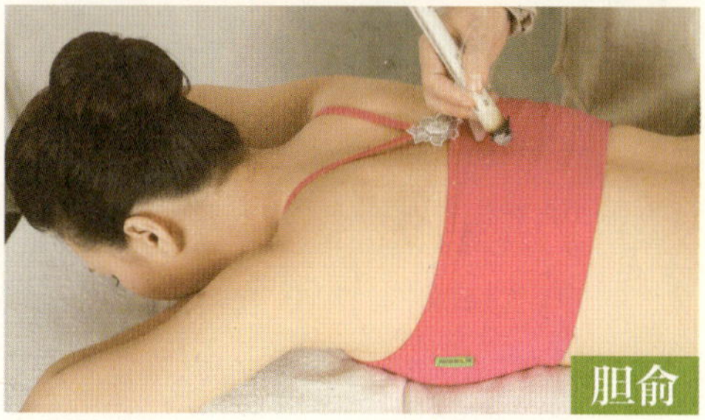

劳宫： 艾条温和灸10分钟，以局部灼热为度，每日1次。

涌泉： 艾条温和灸10分钟，以受灸者能忍受的最大热度为佳，每日1次。

厥阴俞： 艾条回旋灸10分钟，以穴位皮肤潮红为度，每日1次。

胆俞： 艾条回旋灸10分钟，以局部灼热为度，每日1次。

阳痿

实证

典型案例

周荣华，男，30 岁。周先生和她老婆是工作上认识的，两人都属于“工作狂”，彼此意气相投又互相赏识，甚是般配。有一天同事见周先生闷闷不乐的坐在院子里抽烟，走过去对他说：“怎么了？”周先生见到同事之后把烟按灭，他脸上好像布了阴云，叹了口气，低头不语。同事紧接着一直问什么情况，周先生犹豫了一会儿，终于鼓起勇气说：“我那方面好像‘不行’，开始时倒是挺硬的，等到要进入的时候就发软了，我很紧张，后来不管我怎么努力，都硬不起来，老婆很失望，虽然她嘴上没说出来。我该怎么办？”同事听了周先生的话，就告诉他有个老中医看男科病看的很好，推荐让他试试艾灸，于是周先生就去找了老中医去看病。经检查发现周先生舌红，苔白，脉濡数，诊断为实证阳痿。

病案分析

像周先生这种症状在医学上称为“阳痿”，是指在有性欲要求时，阴茎不能勃起或勃起不坚，或者虽然有勃起且有一定程度的硬度，但不能保持性交的足够时间，因而妨碍性交或不能完成性交。除了先天性原因，疾病、手术和外伤、药物、放射等外部原因，生活作息紊乱和精神焦虑、抑郁等心理原因也可能会导致阳痿。

中医认为，房事过度、少年频繁手淫、心脾受损和思虑过度、恐惧、抑郁、湿热下注等都会导致阳事不举。周先生平常公司繁忙时经常加班到深夜，饮食比较单调，都是以快餐为主，以前很喜欢运动，现在工作压力大，很少去运动了，这也是导致周先生阳痿的关键。在艾灸治疗实证阳痿时，可以选用关元、然谷、阴陵泉、三阴交等穴来治疗，效果显著。**灸关元能增强体质，使疏泄功能维持正常；灸然谷能调节水火，清热利湿；灸阴陵泉利水通淋、清利温热、益肾调经、通经活络；灸三阴交能健脾和胃化湿、疏肝益肾。**

艾灸取穴

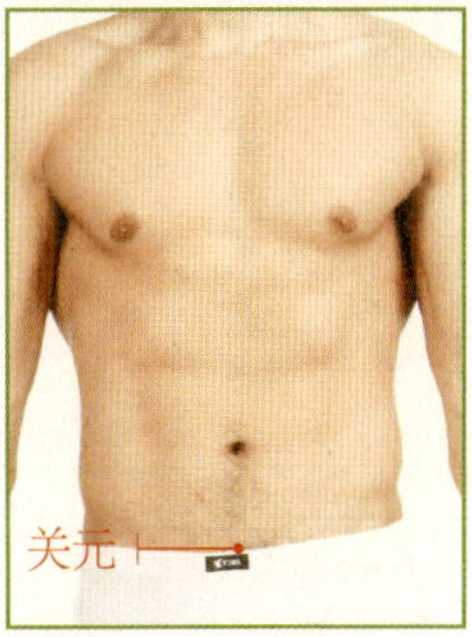

主治疝气、遗精、阳痿、早泄、尿闭。

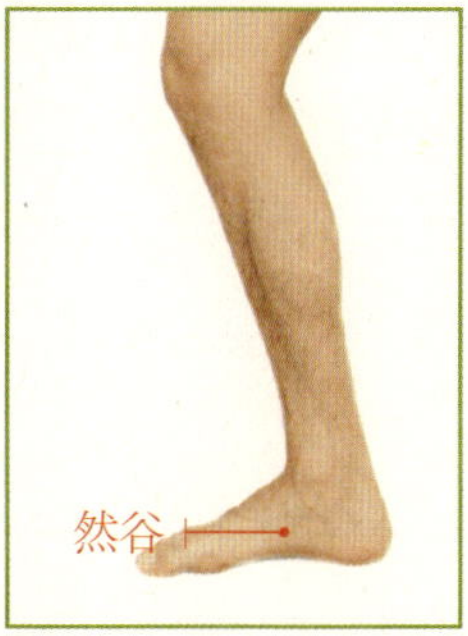

主治阳痿、小便不利等泌尿生殖系疾患。

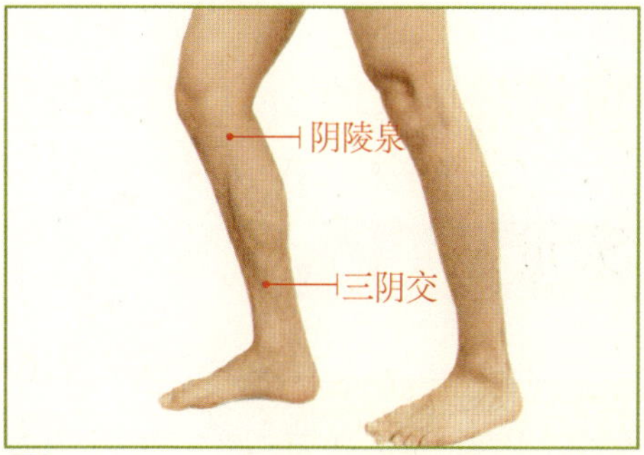

阴陵泉主治尿路感染、肾炎、遗精、阳痿；三阴交主治遗尿、疝气。

施灸方法

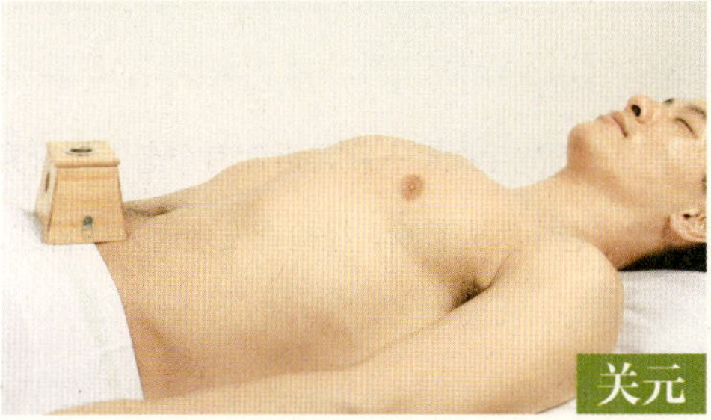

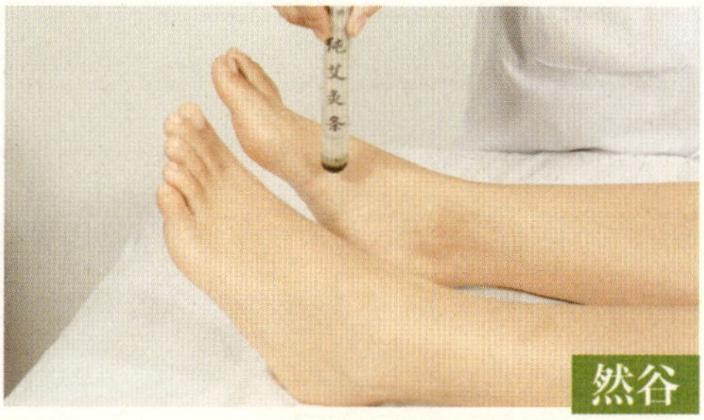

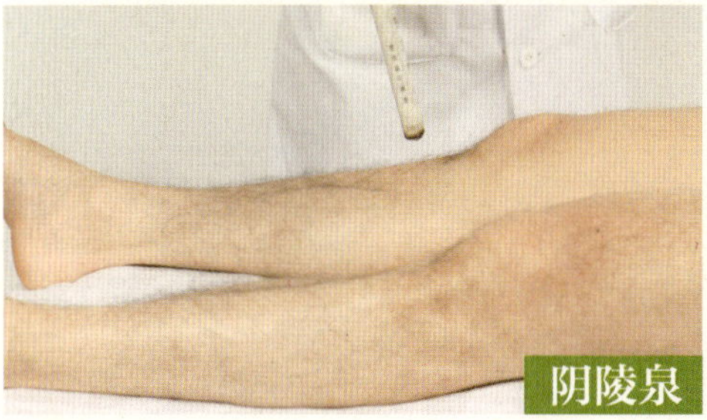

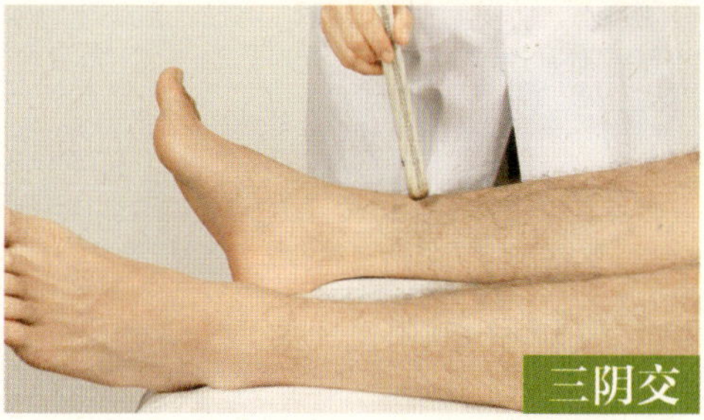

关元： 单孔艾灸盒灸，将单孔艾灸盒置于关元穴处，点燃施灸，操作 5 ~ 15 分钟。

然谷： 艾条温和灸然谷穴 10 ~ 15 分钟，灸至皮肤红润、温热为度。

阴陵泉： 用艾条温和灸 5 ~ 10 分钟，每日 1 次。

三阴交： 用艾条温和灸 5 ~ 10 分钟，以穴位皮肤潮红为度，每日 1 次。

虚证

典型案例

黄云山，男，40岁。黄先生和妻子结婚十几年了，他们两个也有了一个乖巧的女儿，可从去年上半年开始黄先生夫妻就经常吵架，因为工作压力大，在加上年纪渐长，黄先生越来越感到力不从心，而老婆现在却是到了如狼似虎的年纪。刚开始的时候，妻子很包容，并没有不满，也会帮黄先生找方法或者安慰他，可时间一长态度就发生了改变，老是说这个不行那个不行的，黄先生都知道，可是又碍于面子，不敢去治疗，最多也是自己去药店买壮阳药吃。谁知，药吃越多，病情越严重。妻子终于无法容忍，向他提出了离婚。黄先生非常沮丧，于是暗下决心要治疗他的病。经过四处打听，他找到了当地有名的中医。医生检查了一下，发现黄先生舌淡，苔薄白，脉细弱无力。黄先生告诉医生他行房前阴茎萎软不举或举而不坚，精液清冷或射精有障碍，有时候常伴有头晕目眩、腰酸耳鸣、畏寒肢冷、精神萎靡、夜尿多。经检查发现黄先生是虚证而导致的阳痿，由于肾阳亏虚，气血生化不足而致。后来医生让他做艾灸治疗，没想到一个月的时间，黄先生和妻子的房事时间真的延长不少，当时黄先生和妻子都很高兴。

病案分析

虚证阳痿一般是由于肾阳亏虚，气血生化不足所导致，常表现为行房前阴茎萎软不举或举而不坚，精液清冷或射精障碍，常伴有头晕目眩、腰酸耳鸣、畏寒肢冷等。黄先生腰酸、精神萎靡等一系列症状表明它属于虚证引起的阳痿。艾灸治疗阳痿效果非常好，临床上很多人都通过艾灸将阳痿治愈。男性朋友们患有阳痿早泄对家庭和婚姻的影响都是十分不利的，时间一久难免会招来配偶的抱怨，而使原本幸福的婚姻出现裂缝。

我们可以选用关元、气海、命门、肾俞、然谷来治疗。**对于虚证可以选用气海，灸气海能温阳益气、扶正固本、培元补虚；腰酸耳鸣，畏寒肢冷是由于肾阳亏虚而致，可以选用命门，灸命门能生发肾阳，让肾阳之火循经而行；灸肾俞补精益肾，使肾精气血生化有源；而灸然谷能调节水火，水火相济，气血运行方才正常有度。**

艾灸取穴

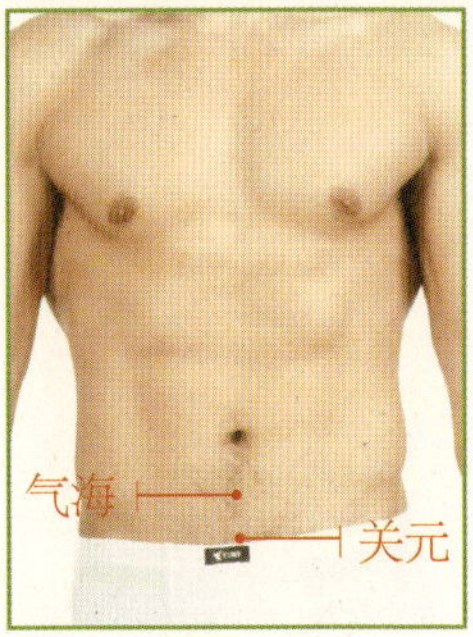

均可治泄泻、遗尿、疝气、遗精、阳痿。

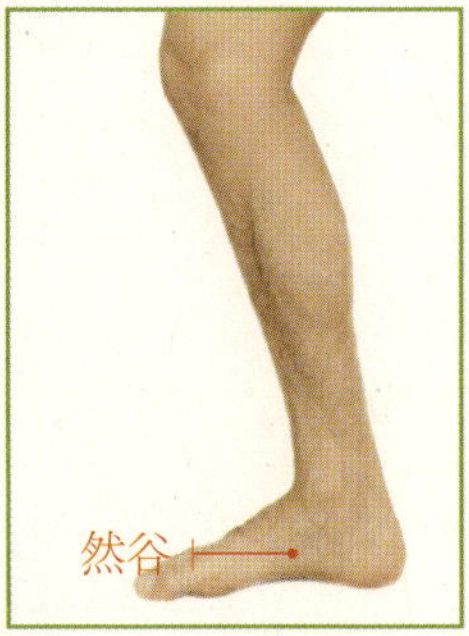

主治阳痿、小便不利等泌尿生殖系疾患。

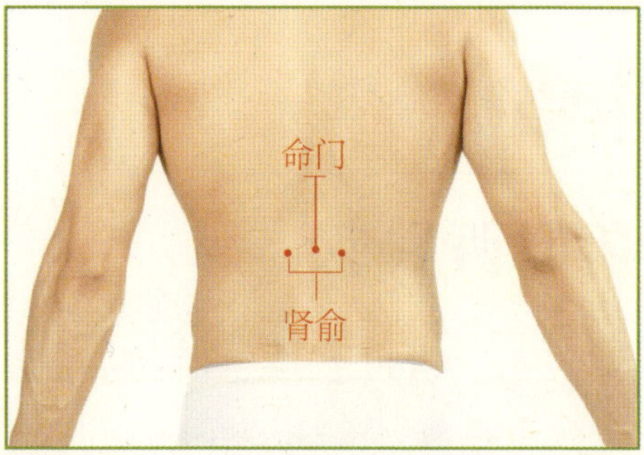

命门主治虚损腰痛、阳痿、遗尿、尿频、泄泻；肾俞主治遗精、早泄、阳痿。

施灸方法

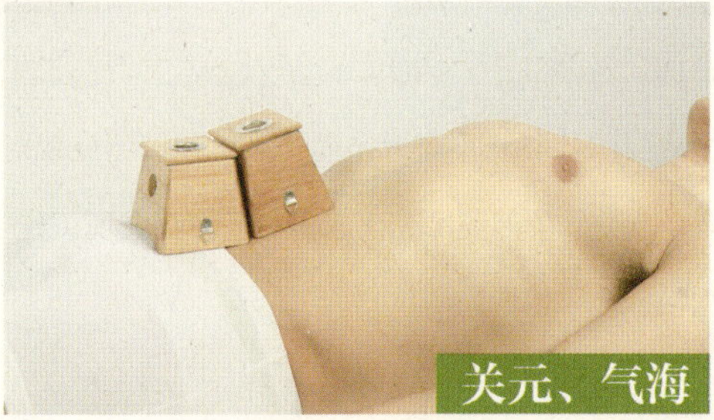
关元、气海

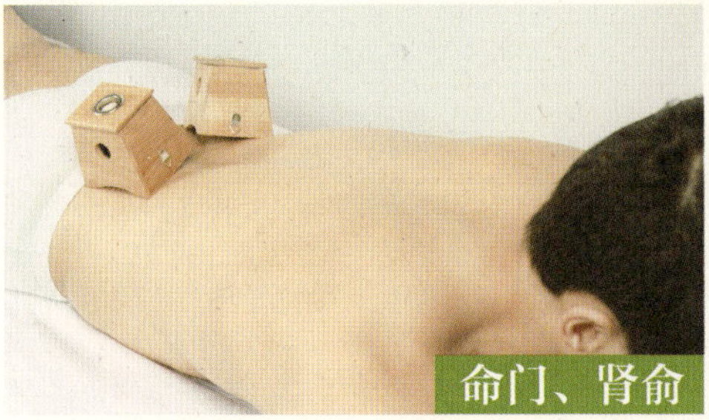
命门、肾俞

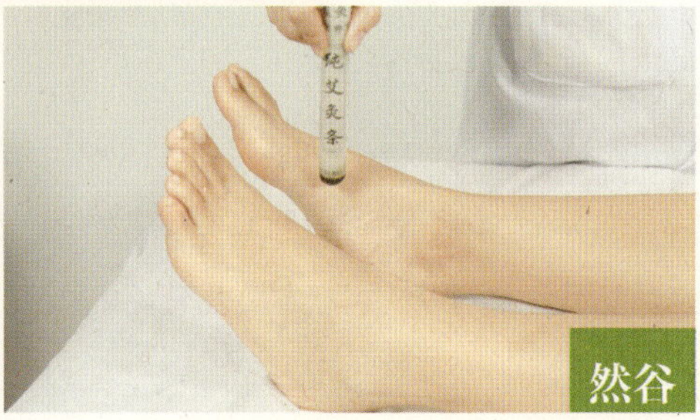
然谷

关元、气海： 单孔艾灸盒灸，将单孔艾灸盒置于关元穴和气海穴上自行灸治，每次 10 ~ 20 分钟，或以温热为度。

命门、肾俞： 单孔艾灸盒灸，将单孔艾灸盒分别置于命门穴和肾俞穴上自行灸治，每次 10 ~ 20 分钟，或以温热为度。

然谷： 艾条温和灸 10 ~ 15 分钟，灸至局部灼热为度，每日 1 次。

早泄

阴阳两虚型

典型案例

赵刚，男，31 岁。赵先生刚结婚不久，可是每次和老婆做那事都不如人意，她的老婆口头上没说什么，可是从她的神色赵先生已经看出有点不满，他很焦虑，怕别人笑话，不敢去看医生。赵先生有时一进去就完事了，情况好的时候也坚持不了一分钟。于是赵先生的老婆就带赵先生找了中医去做了检查，医生告诉他他这种情况属于早泄。赵先生平日特别怕冷，平常上楼梯感觉腰膝酸软，觉得每天都特别疲劳。医生看了赵先生舌质发现微红，脉细弱，根据所描述的症状来判断，赵先生是阴阳两虚而引起的早泄。

病案分析

早泄是指男性进行房事时，阴茎尚未接触或刚接触女性的阴道，在很短的时间内就发生射精，随后就出现疲软，不能继续进行性行为，是一种常见的男性性功能障碍疾病。中医认为，早泄是由于纵欲过度，或者有手淫病史，导致损伤精气，命门大衰；思想忧郁损伤心脾；恐惧过度，损伤肾气所致。在心理方面，也有可能由于精神紧张、心理阴影造成。夫妻缺乏交流、配合也是早泄的原因之一。按照中医上的脏腑理论，早泄分为相火亢盛，肾气不固，肝经湿热，心脾亏虚及肝气郁结等证型，此外，阴阳两虚则气血生化无源，无力固摄精液，引起早泄。总的治疗原则是以补肾固精，清肝补脾为主。

对于早泄可以用中医艾灸方法治疗，选取相关穴位进行艾灸。如关元、气海、腰阳关、肾俞对阴阳两虚型早泄都有很好的治疗效果。**首先关元是强壮大穴之一，灸关元能补益强健；灸气海能温阳益气、扶正固本、培元补虚；灸腰阳关能温补阳气，并能使阳气运行通畅；灸肾俞能补肾益精，使阴阳生化有源。**

艾灸取穴

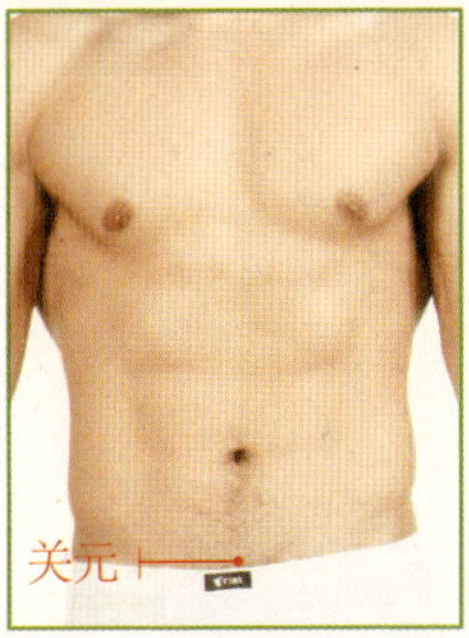

主治遗精、阳痿、早泄、尿闭、尿频。

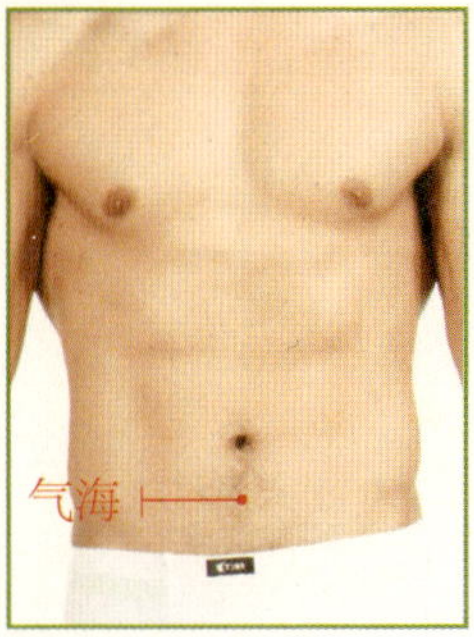

主治遗尿、疝气、遗精、阳痿。

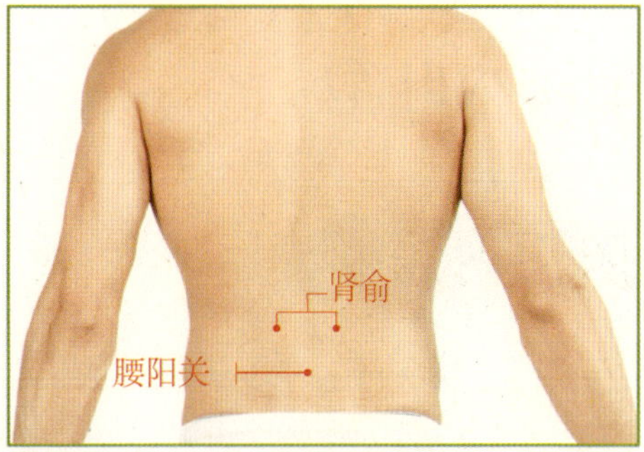

均可治疗遗精、阳痿、腰骶疼痛、耳鸣、精力减退等。

施灸方法

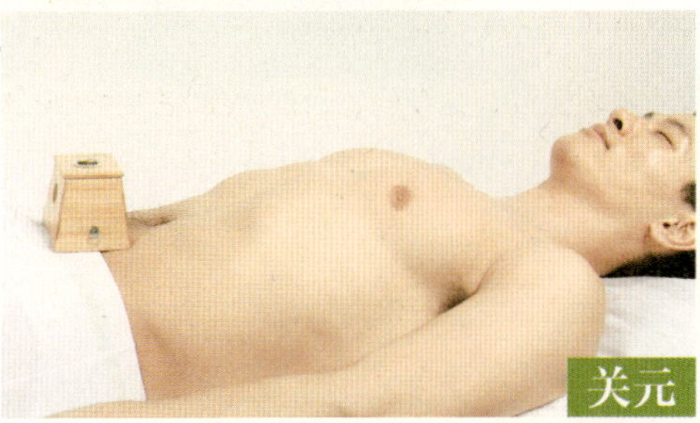

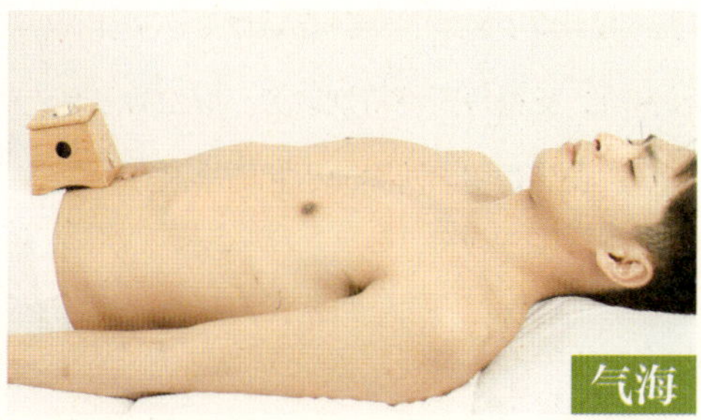

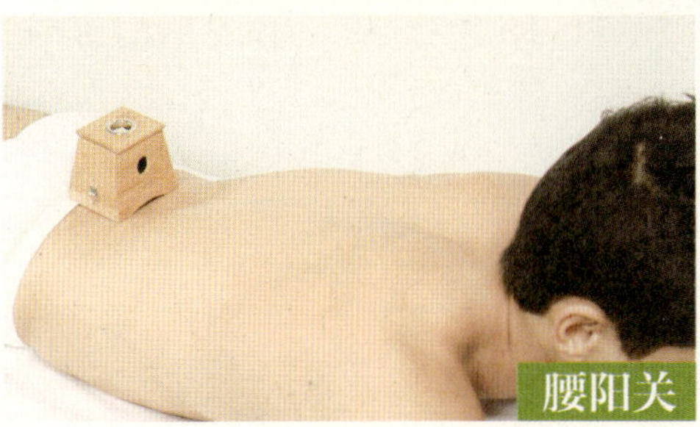

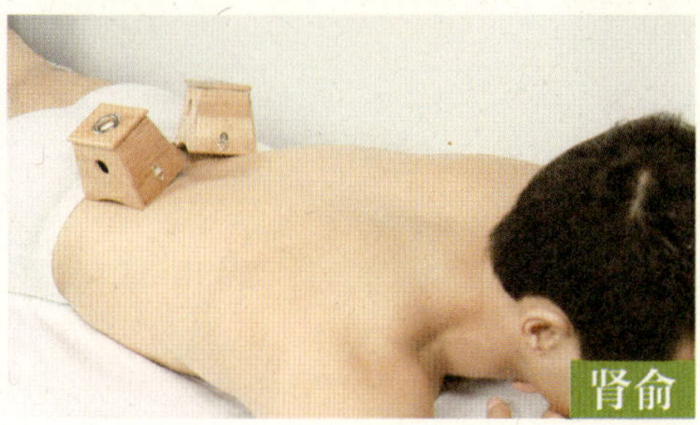

关元：单孔艾灸盒灸，将单孔艾灸盒置于关元穴上自行灸治，每次 10 ~ 20 分钟。

气海：单孔艾灸盒灸，将单孔艾灸盒置于气海穴上自行灸治，每次 10 ~ 20 分钟，或以温热为度。

腰阳关：单孔艾灸盒灸，将单孔艾灸盒置于腰阳关穴上自行灸治，每次 10 ~ 15 分钟。

肾俞：单孔艾灸盒灸，将单孔艾灸盒置于肾俞穴上自行灸治，每次 10 ~ 15 分钟。

阴虚火旺型

典型案例

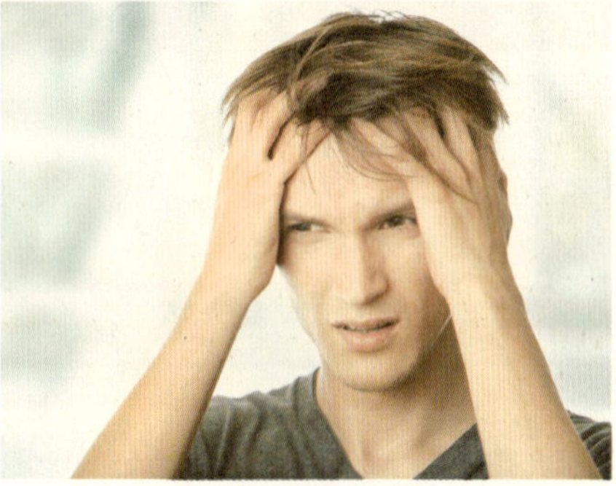

刘刚，男，31 岁。刘先生婚前与妻子在一起的最初几年，性交的时间总是特别短。妻子虽不说什么，但能感觉到她的强烈不满。刘先生经常自我安慰，男人开始时没有经验，所以不能坚挺持久。不过，早泄的次数多了，愈来愈怀疑自己是真的不行了。于是，四处寻找医生和药物，急切地希望解决这个问题。开始，刘先生以为是前列腺疾病造成的，于是治了近一个月，没有任何好转。于是改变策略，找中医，用艾灸方法治疗看看。中医说肾阳不足引起早泄，必须抓紧补肾壮阳才能解决问题。由于双方父母催得紧，刘先生戴着早泄的“帽子”结了婚。婚后性生活无任何起色。反思之前的治疗，认为自己应该没什么病，或许是自己太敏感所致。后来现时间久了，身上开始出现各种不适症状，不仅性交时早泄，晚上睡觉的时候常常会遗精，白天醒来伴有头晕目眩、心悸耳鸣、口燥咽干。经医生检查发现刘先生舌红，少苔，脉弦数。经均以上分析，医生告诉刘先生是阴虚火旺而致早泄。

病案分析

中医早泄是指由于阴虚火旺、阴阳两虚或紧张所引起的男子刚进行性交不久即射精，或阴茎未插入阴道即发生射精的病症，而影响正常的性生活。主要表现为性交时射精过早、过快。由于临床表现的不同，可分为阴虚火旺和阴阳两虚两大类。肾阴亏虚，阴不潜阳，虚火旺盛而致阴虚火旺型早泄。

对于阴虚火旺型早泄一般选用肾俞、志室、三阴交、太溪、然谷等穴来艾灸治疗。**灸肾俞能够补肾益精，肾精得补，则水火交泰；灸志室能固精锁阳；灸太溪能益气壮阳、滋阴补肾；灸然谷能平衡水火，对阴虚火旺有很好的效果；灸三阴交能益气壮阳，健脾胃，益肝肾。**

艾灸取穴

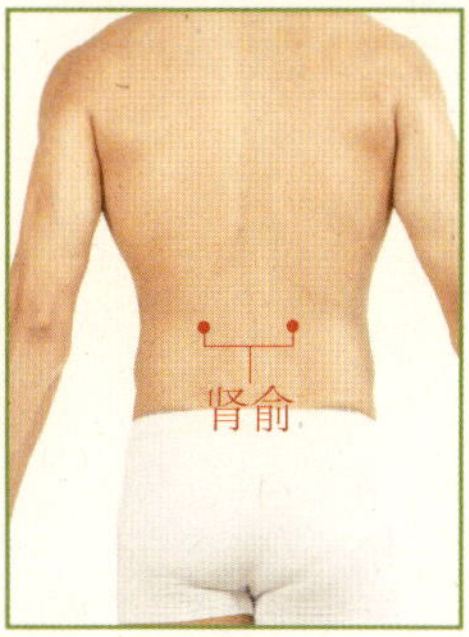

主治遗尿、遗精、阳痿、耳聋、耳鸣。

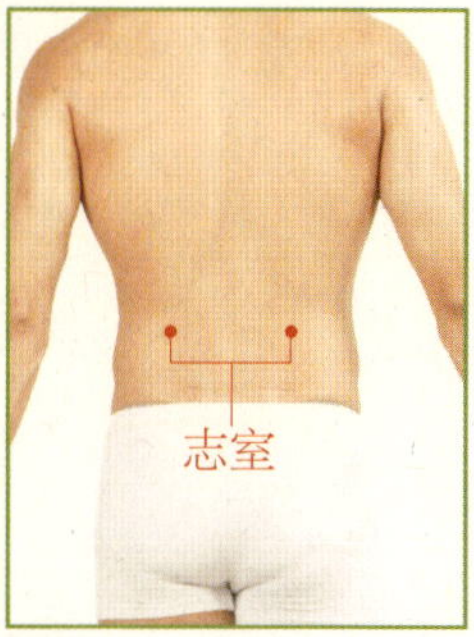

主治遗精、阳痿、遗尿、小便不利。

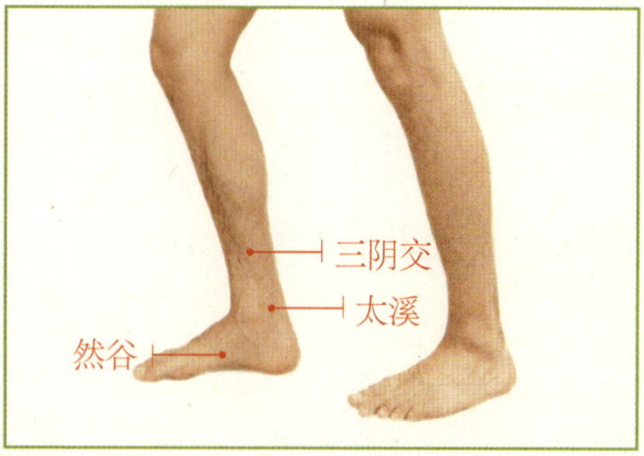

均可以治疗遗精、阳痿、小便频数等泌尿生殖系疾患。

施灸方法

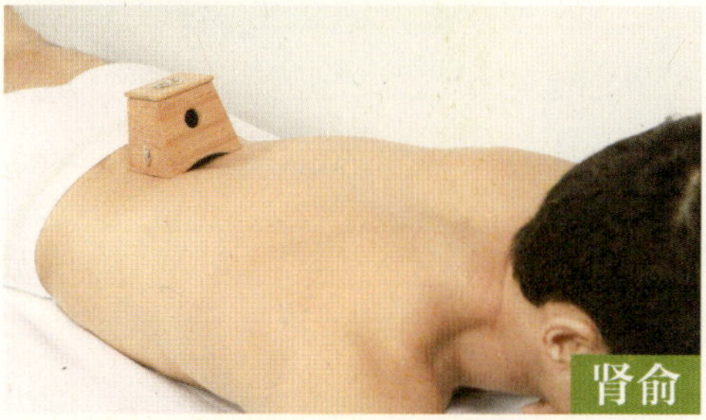

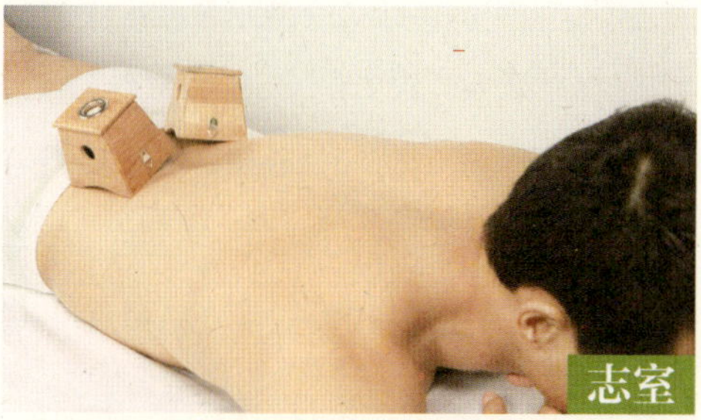

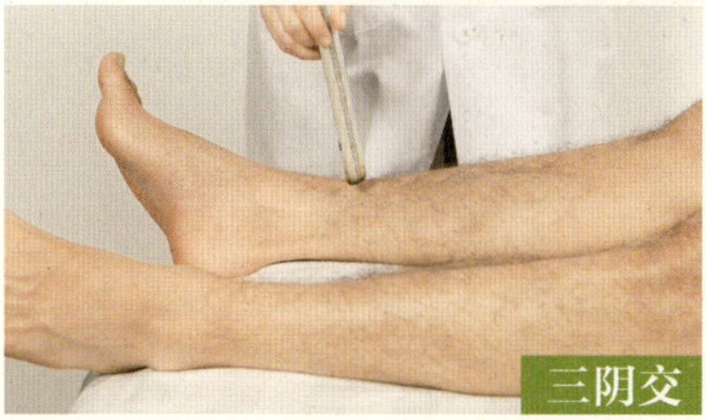

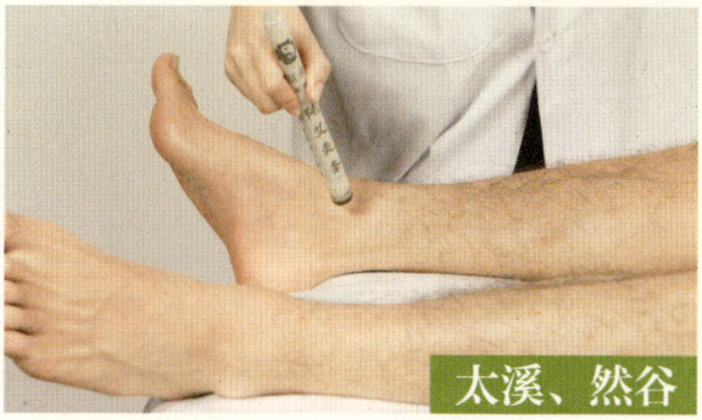

肾俞： 单孔艾灸盒灸，将单孔艾灸盒置于肾俞穴上自行灸治 10 ~ 15 分钟，或以温热为度。

志室： 单孔艾灸盒灸，将单孔艾灸盒置于两侧志室穴上自行灸治 10 ~ 15 分钟，或以温热为度。

三阴交： 艾条温和灸 10 分钟，以局部灼热为度，每日 1 次。

太溪、然谷： 艾条温和灸，每穴 10 分钟，以局部温热舒适而不灼烫为宜，每日 1 次。

不育症

肾阴阳两虚型

典型案例

王大峰，男，37 岁，农民。王先生结婚已经三年了，却未生子，就被村里的人在背后说成“有病”。其实刚结婚的时候，王先生和妻子觉得先赚足钱再考虑生孩子，现在事业渐渐稳定了，想生个孩子，享受天伦之乐，顺便也堵住村民的悠悠之口。可是事与愿违，解除“安全措施”一年了，妻子的肚子却毫无动静。去医院检查，身体也很健康，完全没毛病。无奈之下，夫妻俩就决定进城来找中医看看。医生看到王先生舌质淡，苔少。医生问他身体有没有其他不舒服的地方，还有平时饮食睡眠怎么样，王先生说，下午的时候手心、脚心会发热，有时会莫名其妙地腰酸、口干舌燥。在外面和朋友吃饭比较杂，喝酒也比较多，晚上总是失眠多梦，还会出现耳鸣。医生跟他说：“你这种情况是肾阴阳两虚所致的，最近房事的频率是不是很高？”王先生有点不好意思地点了点头，说：“这不是想快一点生个娃出来嘛！”医生告诉他，欲速则不达，很多事情是急不来的，特别是生孩子这种事，半点都马虎不得。房事过频，会损伤肝肾，导致精子过少、死精过多，不利于受孕。

病案分析

中医把不育症分为以下几种类型：肾阳不足型、肾阴虚型、脾肾阳虚型、气血两虚型、肝经湿热型、肝郁血瘀型。肾阴阳两虚会导致全身气血虚弱，无法滋养全身，从而导致身体机能下降，以致不育。

艾灸治疗肾阴阳两虚型不育症的时候一般选用关元、中极、太溪、三阴交。临床上这四个穴位治疗效果显著。**关元是人体健壮大穴之一，灸关元能温暖下元，补阳益气；灸中极能温经益血，从而补阴阳之虚；灸太溪能益气壮阳、滋阴益肾、壮阳强腰；灸三阴交能益气壮阳，健脾胃，益肝肾，先天后天得补，则阴阳自然调和。**

艾灸取穴

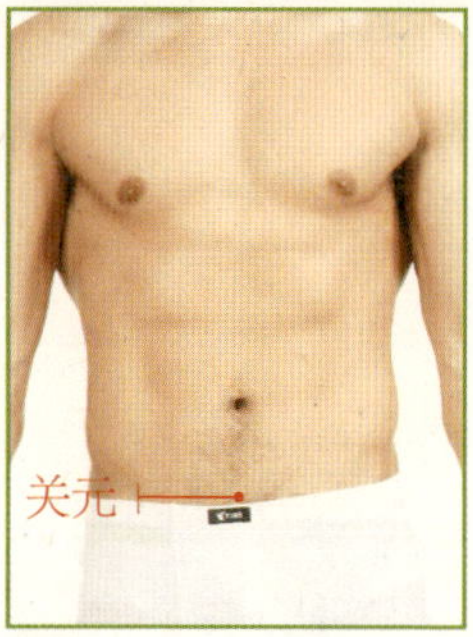

主治遗精、阳痿、早泄、尿闭、尿频。

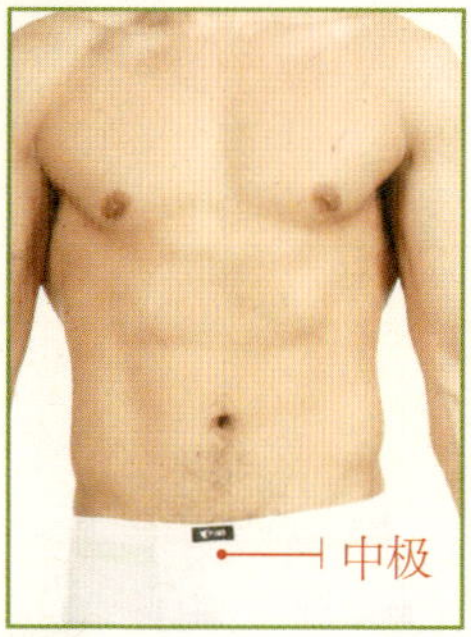

主治早泄、尿道炎、遗精、遗尿。

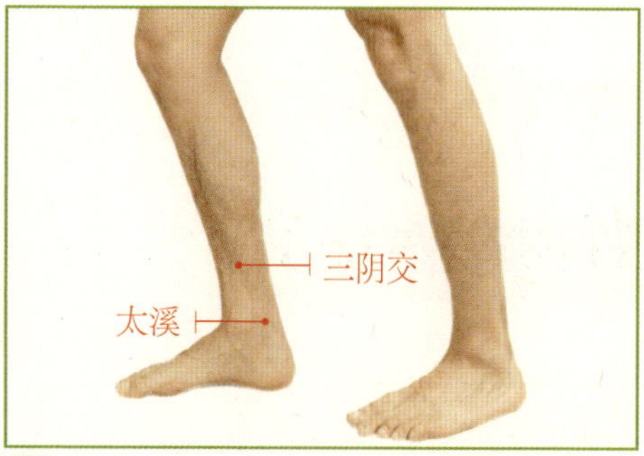

均可以治疗遗精、阳痿、小便频数等泌尿生殖系疾患。

施灸方法

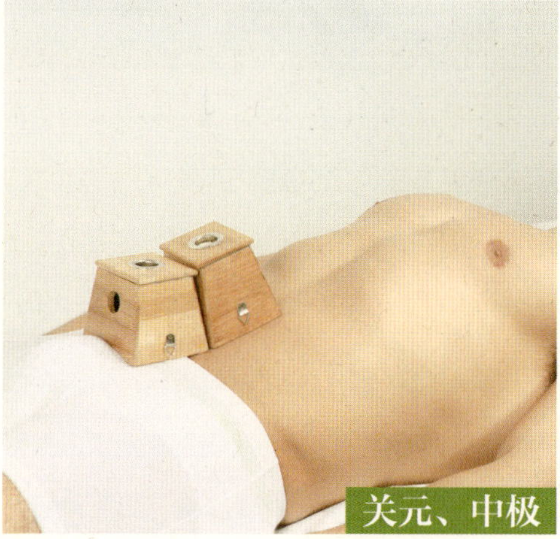

关元、中极

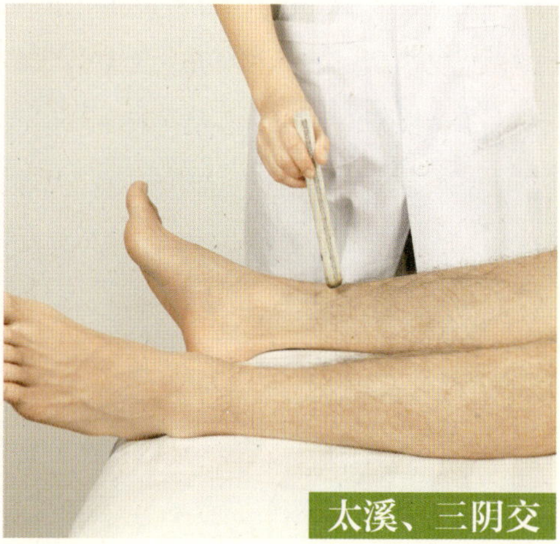

太溪、三阴交

关元、中极：单孔艾灸盒施灸，将单孔艾灸盒分别置于关元穴和中极穴处自行灸治，每次10 ~ 15分钟。

太溪、三阴交：艾条温和灸，分别在距太溪穴和三阴交穴上约3厘米处施灸，如局部有温热舒适感，即固定不动，可随热感而随时调整距离。每次灸10 ~ 15分钟，以灸至局部稍有红晕为度。

阴虚火旺型

典型案例

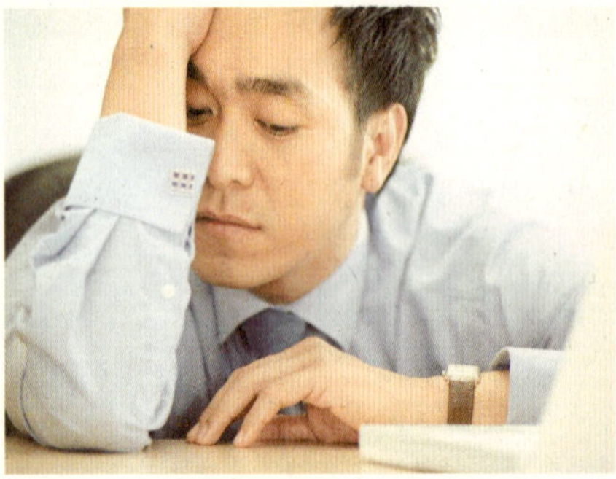

李创成，男，38岁。李先生夫妻俩婚后九年无子。7年前，他们曾到当地医院就诊，结果发现男方精子“少弱畸”。不育的“罪名”当即扣在了他的头上。但他治疗了长达7年之后，仍然无果，只好到省城求治。他们去找了有名的老中医，李先生告诉医生，平日他很少有性欲，有时有性生活会伴阳痿，性交时精液量少或有无精液射出的情况，平时怕冷、四肢总是觉得凉飕飕。医生发现李先生面色白，精神不振，困倦乏力且舌色淡，舌体胖大，并诊断李先生是由于肾气不足而致的不育。

病案分析

男性不育多以肾亏为主，可导致肾亏的原因有先天肾气不足、房劳过度、情绪因素、外感邪气、饮食不当、劳倦体虚、外伤损害、痰湿内阻等多种因素。常见的有肾气不足、肾阴阳两虚两种类型。肾气为生命活动提供原动力，肾气不足，则身体机能减退，从而导致不育。肾气为生命活动提供原动力，肾气不足，则身体机能减退，从而导致不育。现代医学的性功能障碍及性功能不全、死精症、无精症、少精症、精液不液化及男性高泌素症，均可参照本病治疗。

肾气不足，我们可以选择肾俞、命门、神阙、足三里等穴来治疗，达到补肾壮阳的效果。**灸命门可强肾固本，温肾壮阳，强腰膝，固肾气；灸肾俞能补肾益精，从而补益气血；灸神阙可以使人体真气充盈、精神饱满、体力充沛；灸足三里能促进气血运行，并能健脾补胃、增强正气。**

艾灸取穴

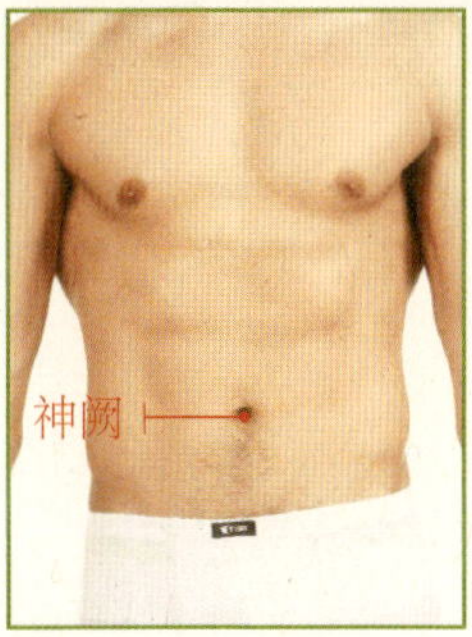

主治腹痛、早泄、脱肛、痢疾、水肿。

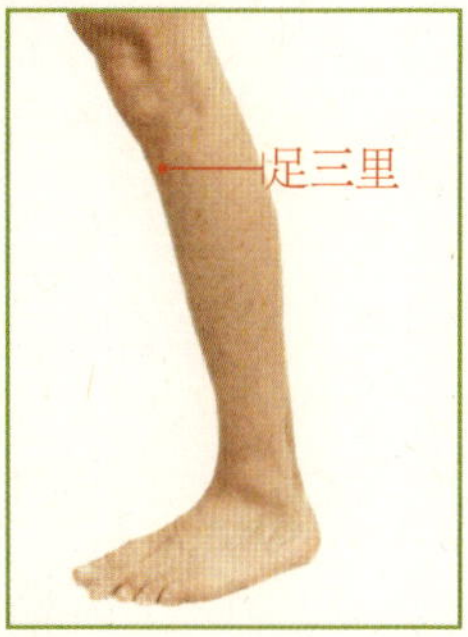

主治消化不良、下肢痿痹、便秘、早泄。

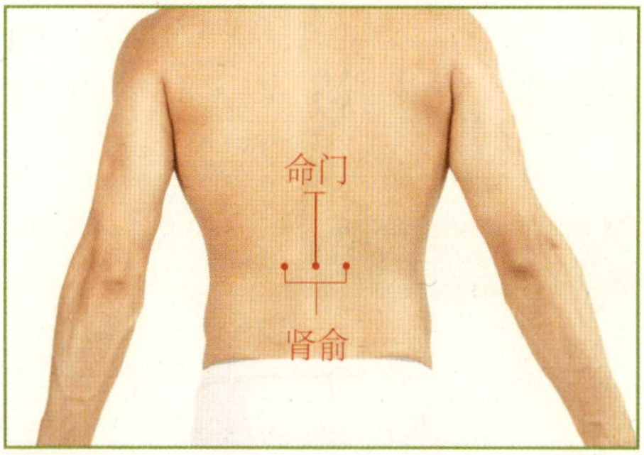

均可治疗遗精、阳痿、腰骶疼痛、耳鸣、精力减退等。

施灸方法

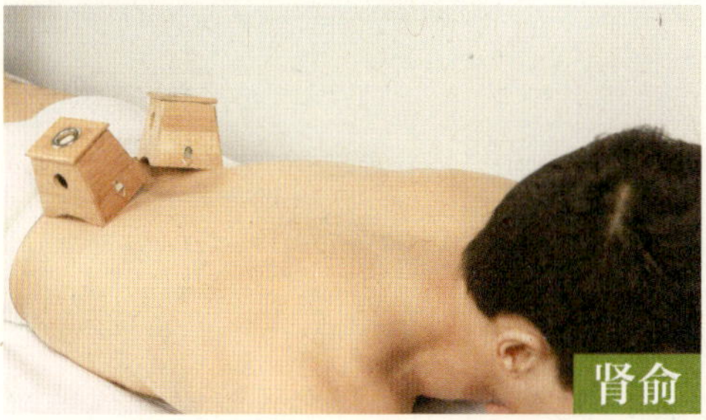
肾俞

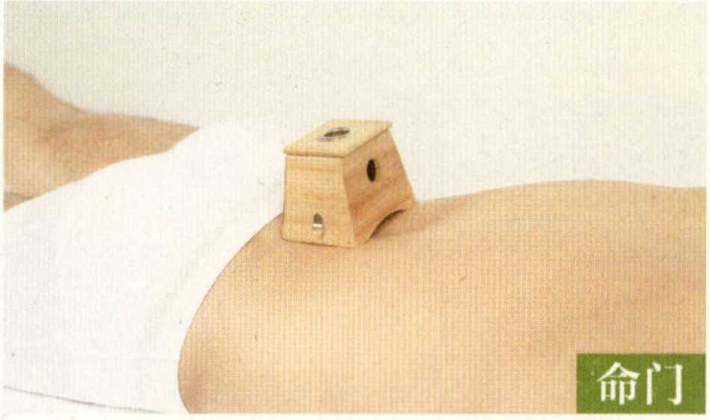
命门

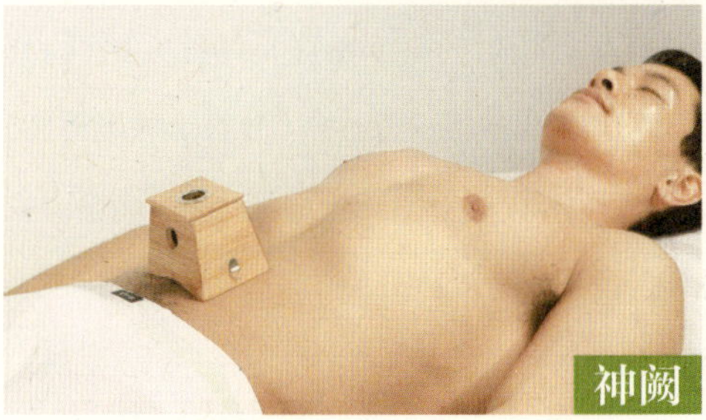
神阙

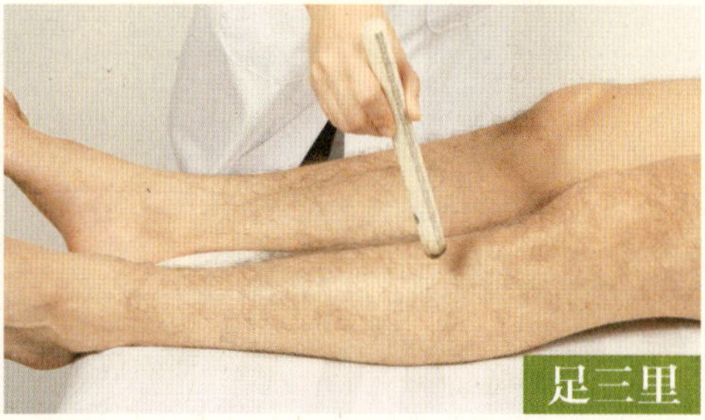
足三里

肾俞：单孔艾灸盒施灸，将单孔艾灸盒置于肾俞穴处自行灸治，每次 10 ~ 15 分钟。

命门：单孔艾灸盒施灸，将单孔艾灸盒置于命门穴处自行灸治，每次 10 ~ 15 分钟。

神阙：单孔艾灸盒施灸，将单孔艾灸盒置于神阙穴处自行灸治，每次 10 ~ 15 分钟。

足三里：艾条温和灸 15 分钟，每日 1 次。

前列腺炎

典型案例

何俊生，男，45 岁，出租车司机。何先生是一名老出租车司机，干这一行已经十多年，由于工作原因有时候常常会憋尿，并且何先生由于工作压力大，经常抽烟喝酒，用这种方式来解除压力。何先生前一阵子感觉自己排尿的次数多了，原本一觉睡到天亮，现在要起来两三次夜尿，而且排尿比以前困难了，以前很顺畅，现在却排的很慢，想用力加快速度就明显感觉到膀胱痛，于是感到问题严重就去了医院，结果医生说是前列腺炎，开了很多药，可是效果并不是很大。于是何先生选择艾灸来慢慢调理，结果病情真的好了很多。

病案分析

前列腺是男性的重要附属性腺，它虽只有核桃大小，在人体器官中并不引人注目，但它在男性生殖中扮演着不可缺少的角色，而且位置特殊，也比较“脆弱”。前列腺炎可以称为是“职业病”，引起前列腺炎有三个常见的原因：一是休息不好，精神紧张；二是烟酒的刺激；三是长时间久坐，憋尿而引起。烟酒会影响前列腺的血液循环；久坐不动，会直接压迫前列腺，使得血液循环不畅，导致局部的代谢产物堆积而无法顺利排出。出租车司机由于长时间驾车常常需要憋尿，这会加重前列腺的水肿、充血，进而引起排尿障碍。饮水少时产生的高浓度尿液会对前列腺产生刺激，容易引起发炎，导致前列腺受损，前列腺炎的发生机率就大大增加了。

中医认为，湿热下注、气滞血瘀皆可引起前列腺炎。嗜食肥甘酒酪和辛辣之品，积湿生热，下注膀胱，可导致本病。长期久坐以致气血运行不畅，经脉受阻，气血瘀滞，亦可诱发本病。因此，想要治疗前列腺炎，需要从清热利湿、活血化瘀入手。

中医艾灸治疗，一般选取然谷、关元、命门、腰阳关等穴来消除前列腺炎。**灸然谷、命门、腰阳关等穴对泌尿生殖系统疾病的治疗有较好的作用；关元为真阳所居、化生精气之处，艾灸关元能使清阳上升、浊阴下降、元阳温暖、血液充盈，能培肾固本、通调冲任、理气活血，对前列腺炎的治疗大有帮助。**

艾灸取穴

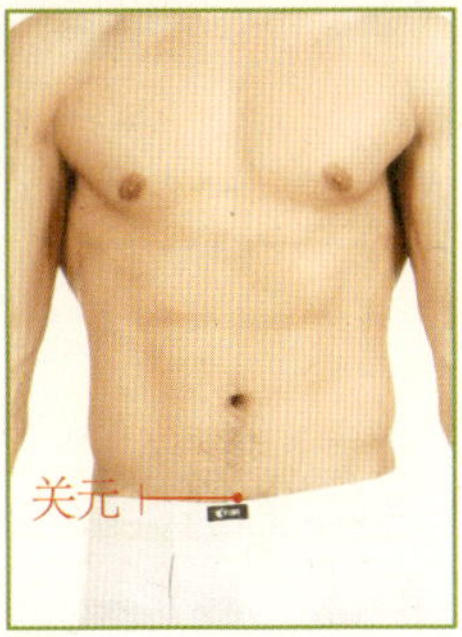

主治遗精、阳痿、早泄、尿闭、尿频。

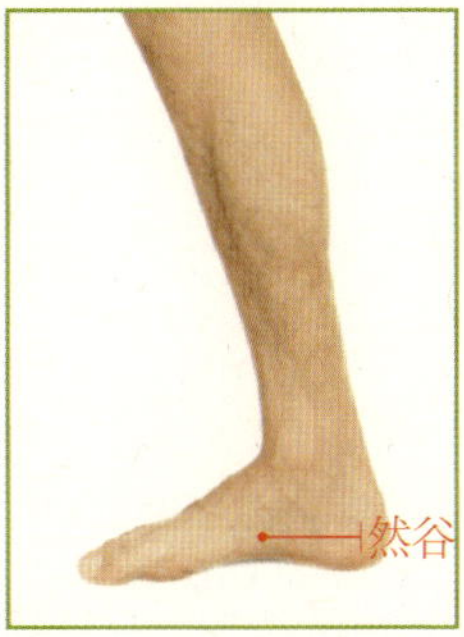

主治阳痿、小便不利等泌尿生殖系疾患。

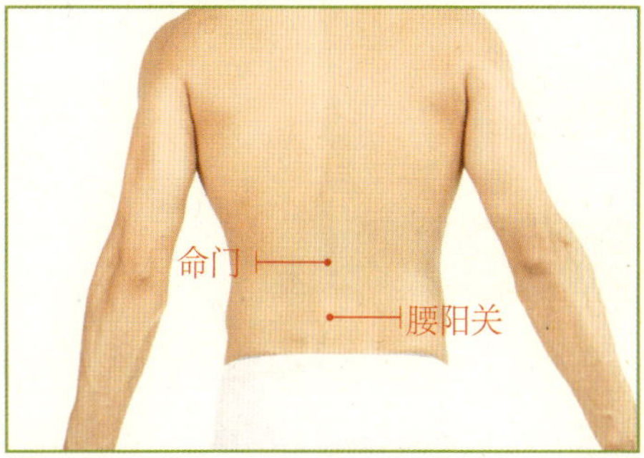

均可治疗遗精、阳痿、腰骶疼痛、耳鸣、精力减退等。

施灸方法

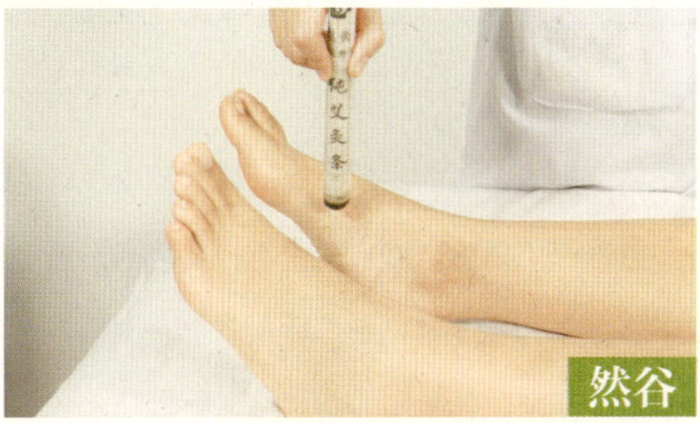
然谷

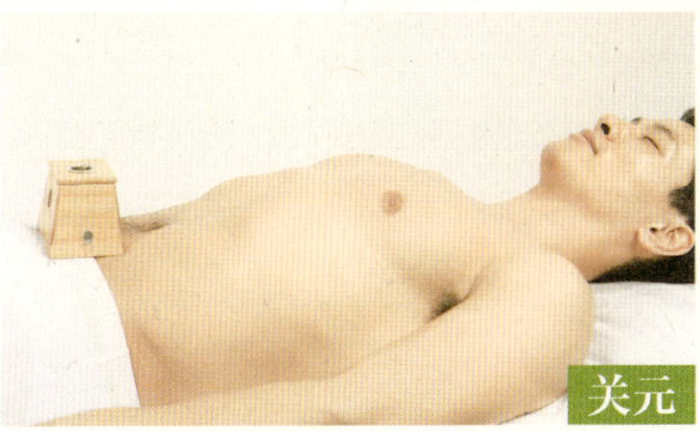
关元

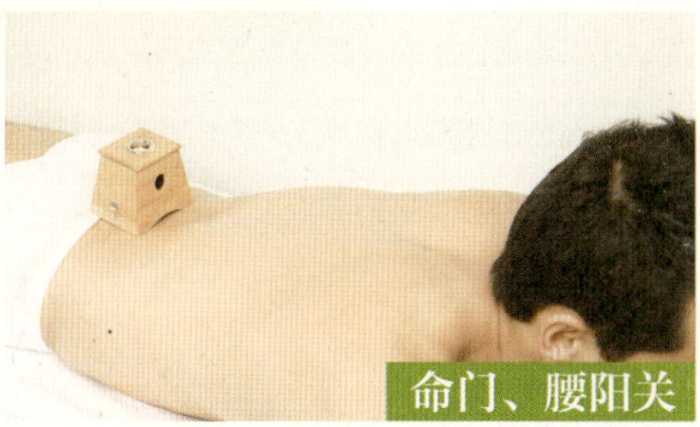
命门、腰阳关

然谷：用艾条温和灸 5 ~ 10 分钟，每日 1 次。

关元：用单孔艾灸盒灸，每次至少灸 15 分钟。

命门、腰阳关：单孔艾灸盒施灸，将单孔艾灸盒置于命门穴和腰阳关穴处自行灸治，每次 10 ~ 15 分钟。

遗精

典型案例

郑杰，男，25 岁，学生。郑杰刚上大学，最近几天夜里他总会遗精，多的时候一个晚上会有两三次，有时候是伴着做梦，有时平白无故就遗精了。现在每天都感觉很困倦，老是想睡觉，上课听不进去，还经常丢三落四，有时耳朵还嗡嗡作响。医生问他是不是接触了什么刺激性的东西，有没有手淫的习惯。他说，以前他并没有接触过那些图片、视频，上了大学之后，舍友们的电脑里基本上都有几部那种视频，互相传来传去，他就看了不少，看了之后比较亢奋，就忍不住……

病案分析

遗精是指不因性生活而精液频繁遗泄的症状。伴随着做梦出现的，叫梦遗；无梦、甚至是清醒时精液自出的，叫滑精。古语说“精满自溢”，就像一个容器装满了水就会漏出来，正常的成年未婚男子，每月遗精 1 ~ 5 次都属于正常情况。中医认为，遗精是因为脾肾亏虚，精关不固，或者火旺湿热，扰动精室所致的，不因性生活而精液频繁遗泄的病症。发病的原因主要有房事过度，先天不足，思欲过度，饮食不调，湿热侵袭等。

根据脉象的沉迟和郑杰的描述来看，是肾虚不固和手淫过度导致肾精亏虚，进而导致精关不固，引起滑精。《证治要诀· 遗精》里说：“有色欲太过，而滑泄不禁者。”要想治愈必须从两方面入手，双管齐下，一方面要约束自己，抵制容易让自己冲动的图、文、电影等，戒除手淫；另一方面通过食疗，补肾固精。

对于遗精我们可以选取相关穴位进行艾灸治疗。如肾俞、三阴交、腰阳关、气海均可治疗遗精。**灸肾俞能补肾益精，使阴阳生化有源，肾精得补，则水火交泰；灸三阴交能益气壮阳，健脾胃，益肝肾；灸腰阳关能温补阳气，并能使阳气运行通畅；灸气海能温阳益气，扶正固本，培元补虚。**

艾灸取穴

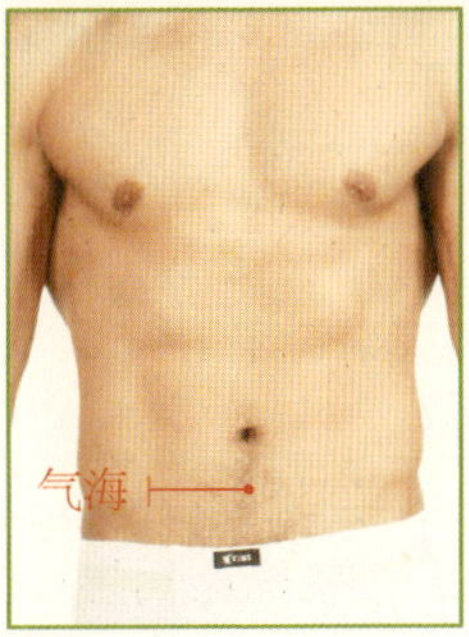

主治遗尿、疝气、遗精、阳痿。

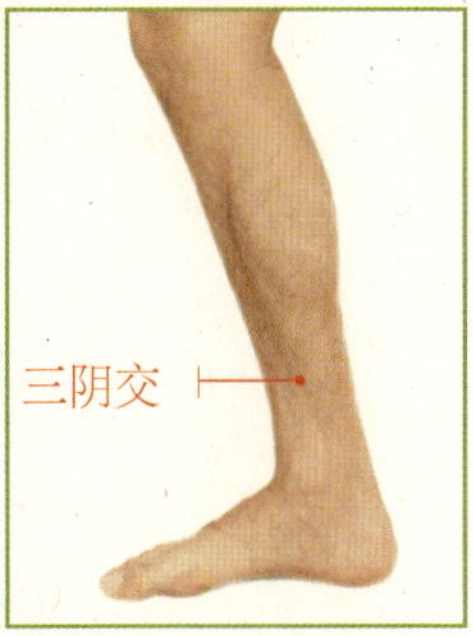

主治遗精、阳痿、遗尿、疝气、足痿。

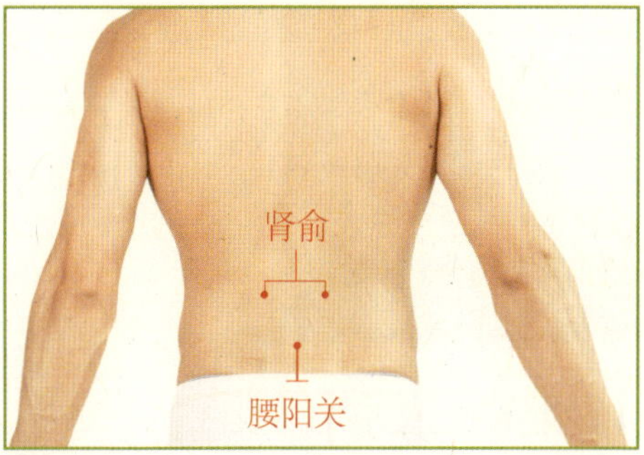

均可治疗遗精、阳痿、腰骶疼痛、耳鸣、精力减退等。

施灸方法

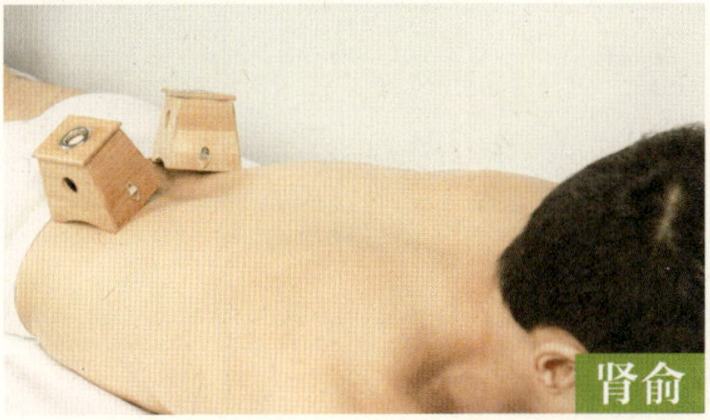

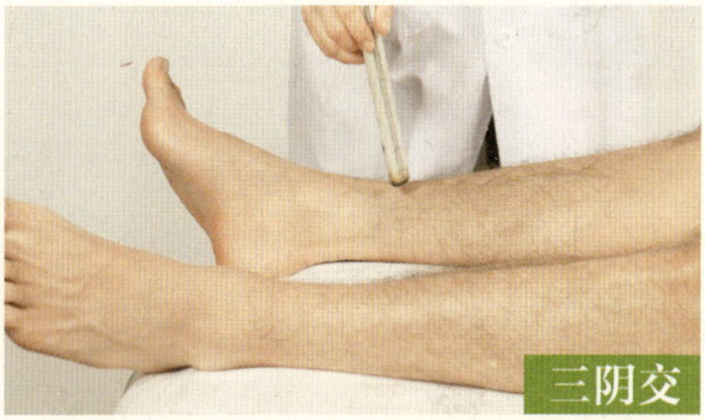

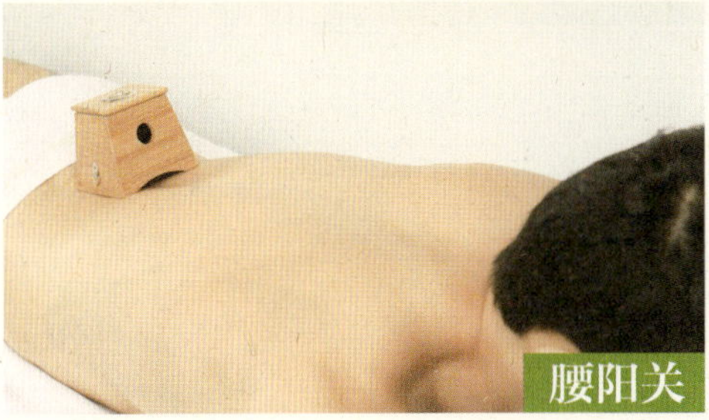

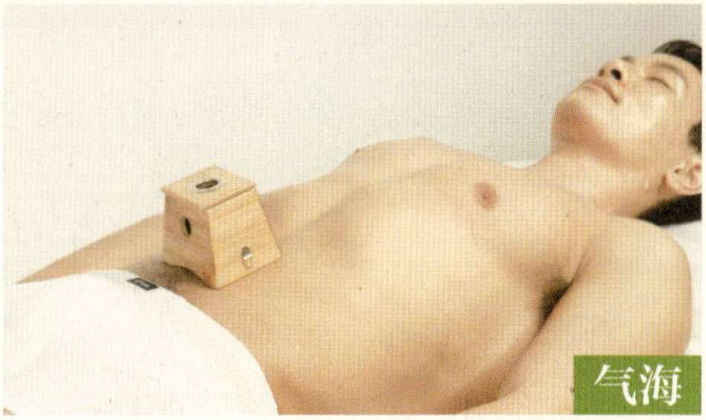

肾俞：单孔艾灸盒施灸，将单孔艾灸盒置于肾俞穴处自行灸治，每次 10 ~ 15 分钟。

三阴交：用艾条温和灸 15 分钟，以局部灼热为度，每日 1 次。

腰阳关：单孔艾灸盒施灸，将单孔艾灸盒置于腰阳关穴处自行灸治，每次 10 ~ 15 分钟。

气海：单孔艾灸盒施灸，将单孔艾灸盒置于气海穴处自行灸治，每次 10 ~ 15 分钟。

预防和护理

成人未婚或婚后久别 1 ~ 2 周出现一次遗精，遗精后并无不适，这是生理现象。千万不要为此忧心忡忡，背上思想包袱，自寻烦恼。既病之后，不要过分紧张。遗精时不要中途忍精，不要用手捏住阴茎不使精液流出，以免败精贮留精宫。

民间偏方

韭菜粳米粥

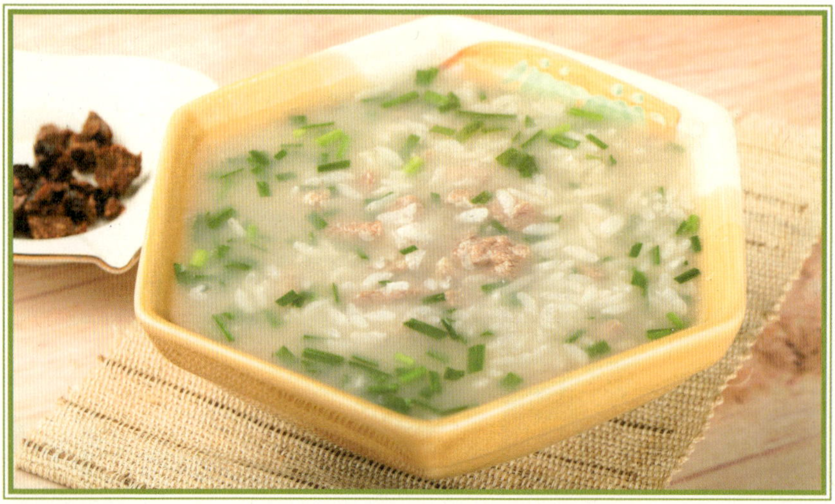

材料：鲜韭菜 80 克，粳米 100 克，羊肉 150 克，盐适量

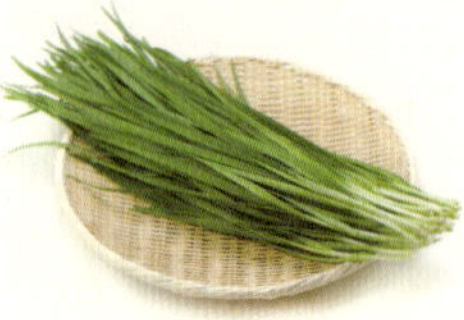

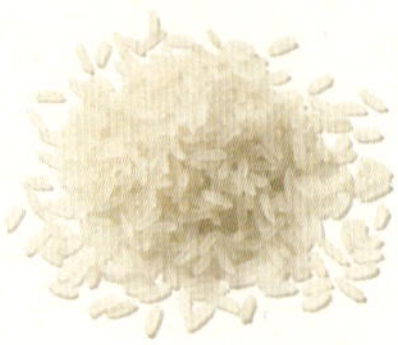

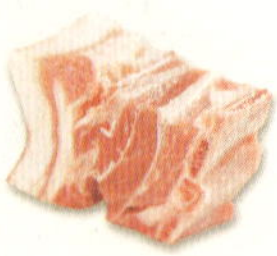

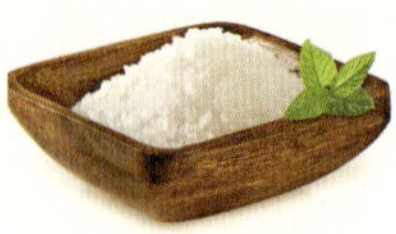

做法：鲜韭菜洗净切细，羊肉切片，粳米洗净待用。锅中放入水、粳米，用大火烧开后转小火煮 40 分钟，下入韭菜、羊肉炖 3 分钟，调味即可。

主治：遗精、早泄、性功能减退。具有补中益气、健胃暖脾、补肾助阳的功效。

用法：每日 2 次，7 日为 1 个疗程。

第七章 灸除皮肤烦恼

——绽放迷人的光彩

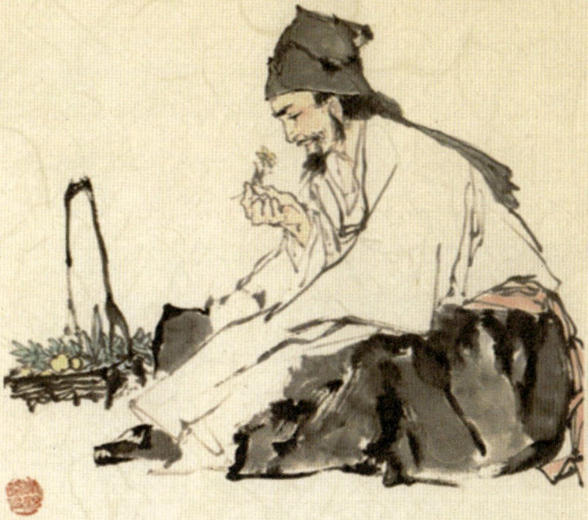

爱美之心，人皆有之。现代女性把美容护肤作为日常生活的必修课。不过与其把大量时间、金钱浪费在美容院，不如轻轻松松在家里用艾灸实现美丽愿望。

皮肤干燥、粗糙、衰老及皱纹的增多，多与体内慢性疾病、内分泌功能障碍、机体自然衰老，以及局部皮肤血液循环障碍有关。中医认为皮肤的老化是先天禀赋不足、后天脾胃虚弱，以及劳神过度、精血衰少，皮肤失于濡养所致。

艾条燃烧生成的甲醇提取物能清除自由基，抗氧化物质渗入体内，抗老化作用显著，所以艾灸不仅能祛除病痛，还能美容润肤，解决皮肤的烦恼。

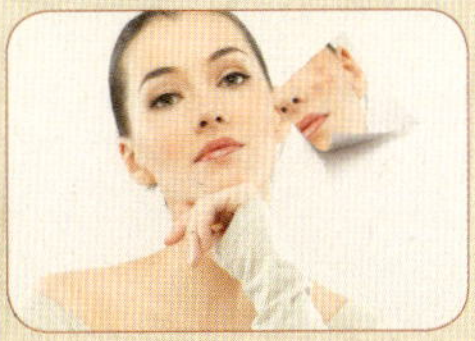
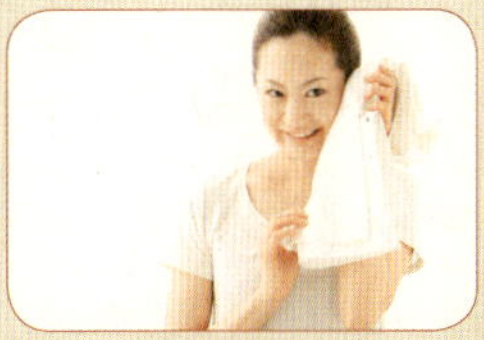
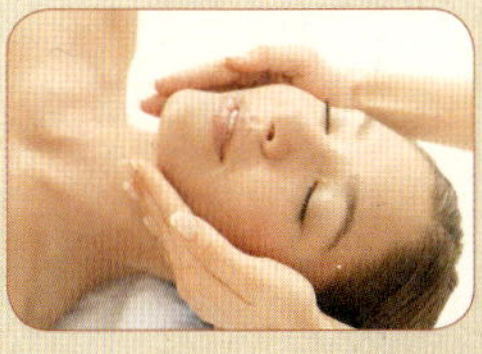
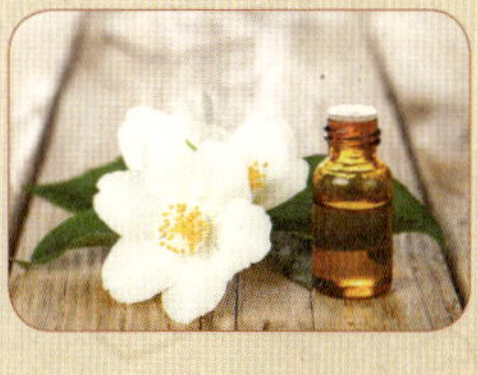

面色萎黄

典型案例

赵紫薇，女，39 岁。曾经的赵女士是个大美人，在她上大学的时候，很多人都追求她，她去哪里一向都是最受瞩目的人气女神，但是自从结婚生完孩子，赵女士开始走向了人生的低谷。赵女士发现一年前开始，一向很能吃的她变得吃什么都不香，没有食欲，并且整个人就像瞬间老了好几十岁一样，皮肤变得暗黄、松弛，没有一点光泽，感觉自己越来越像“黄脸婆”。赵女士曾经用过很多美白产品，试了很多方法，但是还是面色发黄令她非常失望。于是赵女士就找了医院去看病，医生告诉她是由于脾胃虚弱，气血不能上荣所致，让她试试艾灸调理。3 个月后赵小姐发现，坚持做艾灸真的让她整个人显得气色饱满，容光焕发，短短的几个月让她重新找回了当年的自信，令她激动不已。

病案分析

中医的五行学说将五脏分别对应不同的颜色：脾为黄，肾为黑，心为红，肺为白，肝为青。在面色上，我们最常见的病色是黄色和黑色，但从健康向疾病演变的过程中，黄色是个“分水岭”，黑色往往比较难治。和白里透红的健康肤色相比，黄色的面色就是变深了之后的肤色，也就是细胞被氧化的结果，所以中国人形容病态时有很多类似的成语——“面色蜡黄”“面如土色”“面黄肌瘦”，其中都包含了“黄”。这种比白色深、比黑色浅的颜色，其实是在提示你，身体已经处于消耗状态，如果再过度使用就要变生疾病了。

对于面色萎黄我们选择灸肾俞、神阙、中脘、气海、涌泉、血海等穴位。**灸肾俞有补肾壮阳、益气安神、健脾益胃的作用，多用于治疗肾气虚衰、腰酸疼痛等症，并能振奋精力，消除疲劳；常灸神阙能益气补阳、温肾健脾、延缓衰老；灸中脘，可健脾益胃、培补后天、增进食欲、益气养血，改善女人脾虚胃弱，饮食不思，面色萎黄等症状；常灸涌泉可使女人精力旺盛，免疫功效加强；气海与血海可以补气血、通经络、活血养血，改善面色萎黄，让皮肤白里透红。**

艾灸取穴

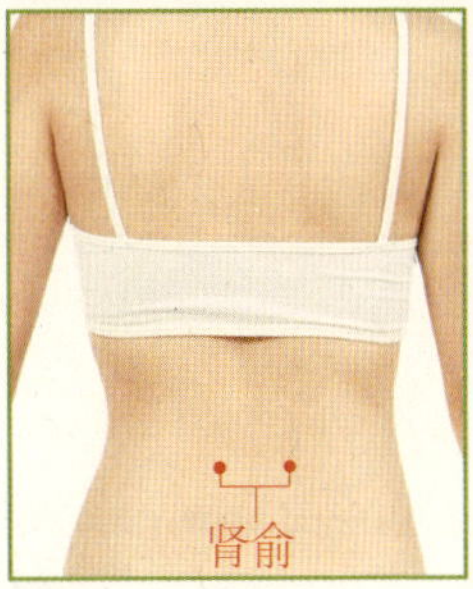

主治耳鸣耳聋、神经衰弱、肾虚。

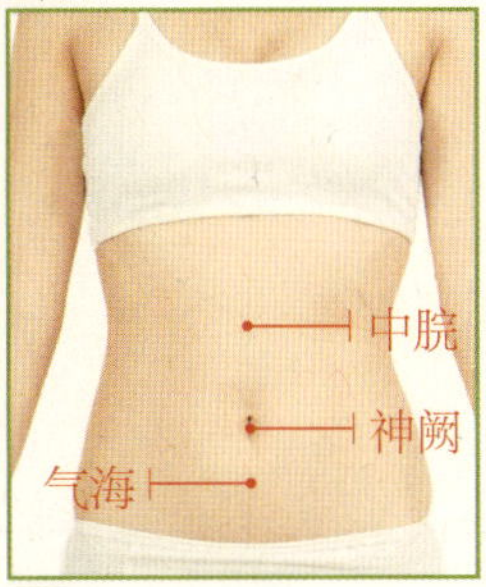

均可治疗失眠、神经衰弱、真气不足。

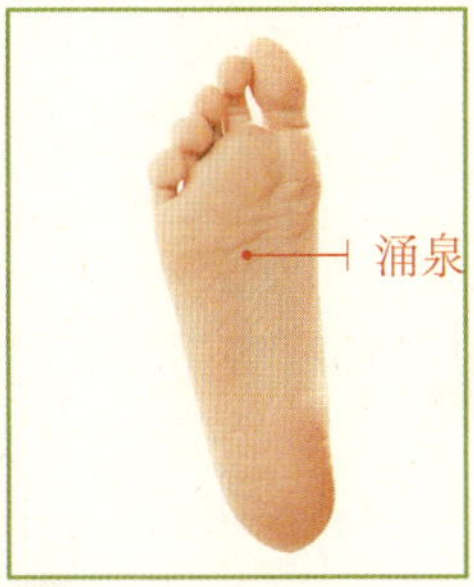

主治神经衰弱、眩晕、头痛、精神病。

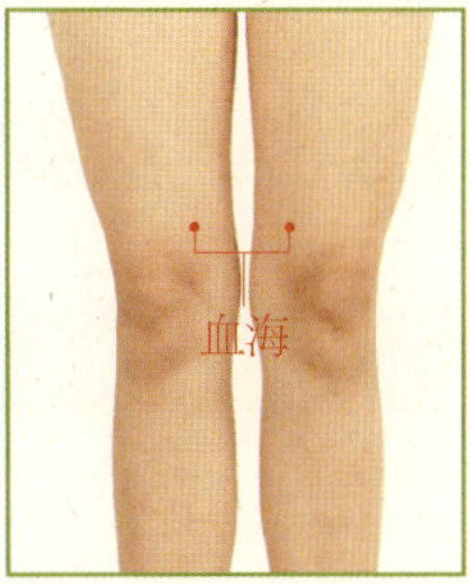

主治荨麻疹、痤疮、瘀血证。

施灸方法

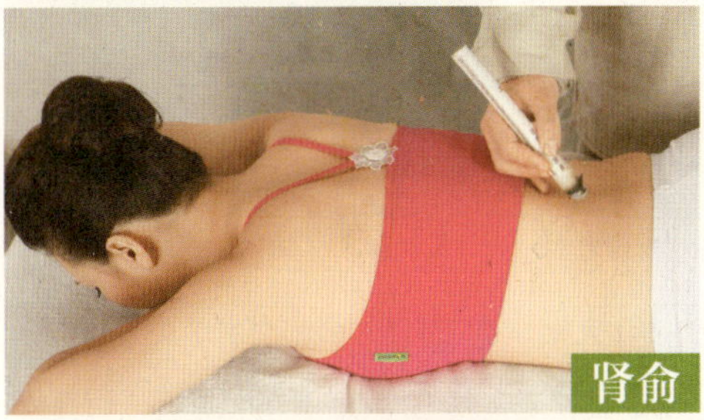
肾俞

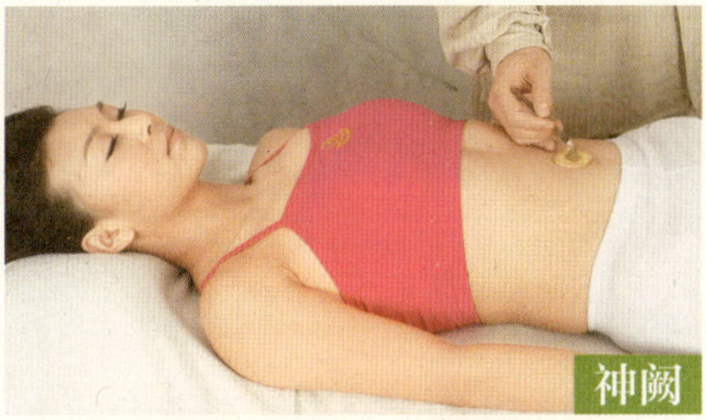
神阙

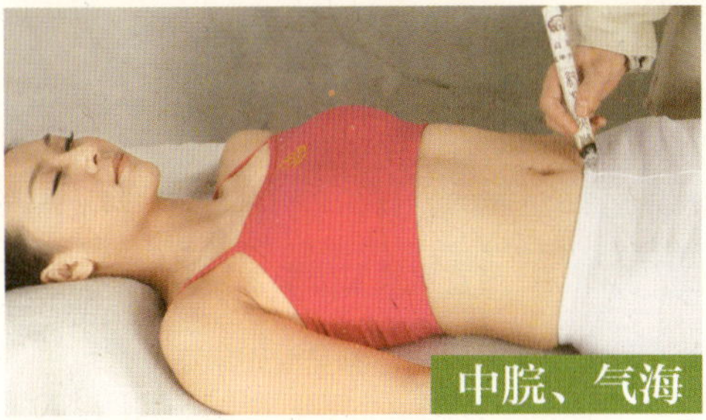
中脘、气海

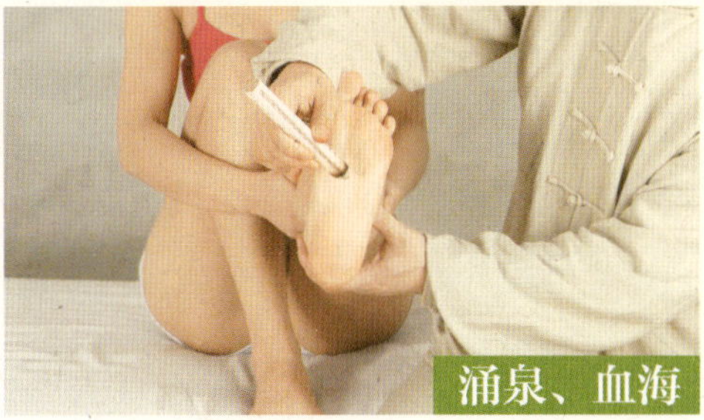
涌泉、血海

肾俞： 用艾条温和灸 5 ~ 10 分钟，每日 1 次。

神阙： 隔姜灸 5 壮，有灼热感时移除，每日或隔日 1 次。

中脘、气海： 艾条温和灸，每穴 15 分钟，以穴位温热为度，每日 1 次，10 次为 1 个疗程，平时可经常保健施灸。

涌泉、血海： 各用艾条温和灸 5 ~ 10 分钟，每日 1 次。

皮肤干燥

典型案例

王莹，女，25 岁，从事珠宝销售工作。每年入秋后，她总会出现皮肤干燥的问题，尤其是脸部皮肤容易变得紧绷绷的，甚至还出现脱皮的现象。刚开始感觉脸干巴巴的时候就往脸上喷水，可没过多久又干燥了。以为多喝水可以改善皮肤干燥，可就算喝再多的水，也不见效。后来通过同事介绍尝试了各类保湿面膜，也不太管用。医生告诉她，多次使用各种保湿面膜是不科学的，因为面膜中含有的精华成分的比例很高，每天将大量的精华成分敷在脸上，皮肤的吸收能力有限，并不是你给多少皮肤就吸收多少，皮肤一旦达到饱和就不会再吸收了，也就无法起到保湿的效果。

病案分析

拥有水嫩光滑的肌肤不仅是王女士的梦想，也是大多数女生向往的。可随着年龄的增长、生活压力的增加以及周围环境的影响，很多人都会觉得肌肤变干燥、粗糙，没有光泽。

中医专家建议，除了靠食疗和护肤品补水外，不妨试试艾灸身上的几个“补水”穴。如太溪、三阴交、照海、肺俞、肾俞对补水具有很好的疗效。天气干燥的时候，艾灸的时间应该短一些，因为燥易伤阴，少灸一些时间，既可补阴，又可防燥伤阴。

艾灸太溪有滋补肾阴的作用，适用于阴虚体质偏于肾阴虚的人。皮肤之所以粗糙，都是体内的浊气、毒素在捣乱。艾灸三阴交，可清除体内浊气、毒素，令皮肤恢复光洁细腻，干净无暇。艾灸照海可补一身之阴，孙思邈在《千金要方》里称照海为“漏阴”，就是说如果这个穴位出了问题，人的肾水减少了，会造成肾阴亏虚，引起虚火上升。“肺主皮毛”，肺的宣发肃降作用将脾所转输的津液和水谷精微，布散到全身，外达于皮毛，以温润、濡养五脏六腑、四肢百骸、肌肉皮毛，所以滋养肺阴则皮肤滋润。灸肾俞可以把肾脏的寒湿水气外输膀胱经，从而起到益肾助阳、强腰利水的作用。

艾灸取穴

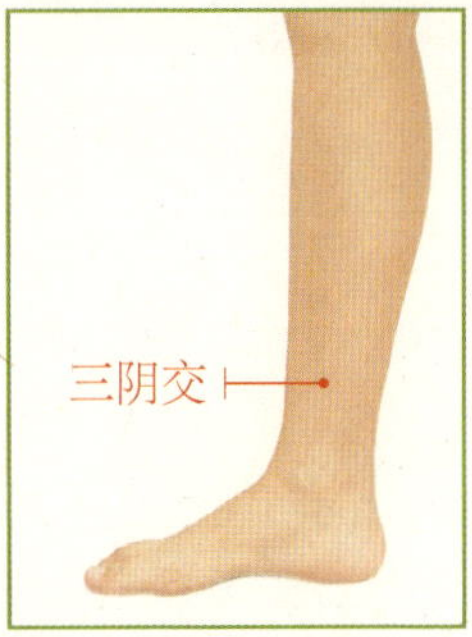

主治神经衰弱、荨麻疹、神经性皮炎。

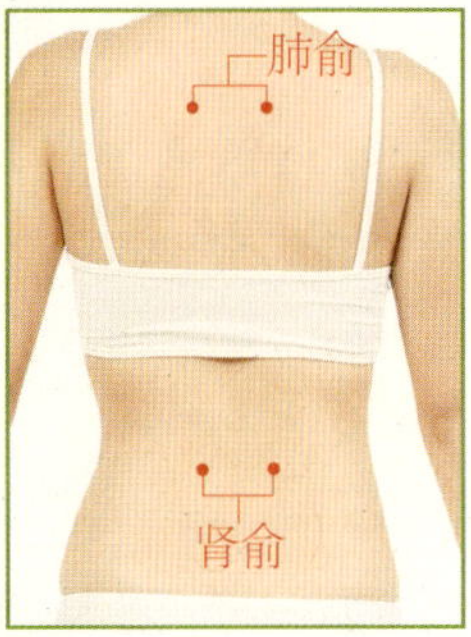

均可治疗腹泻、痢疾、呕吐、纳呆、水肿。

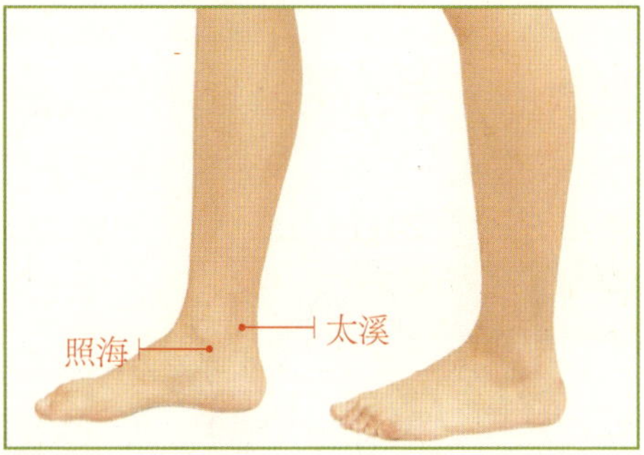

照海主治咽喉干痛、咽喉炎、失眠；太溪主治咽喉肿痛、口腔炎、消渴等。

施灸方法

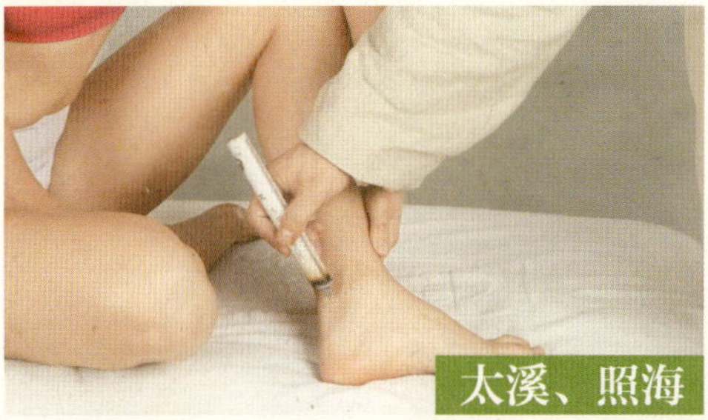

太溪、照海

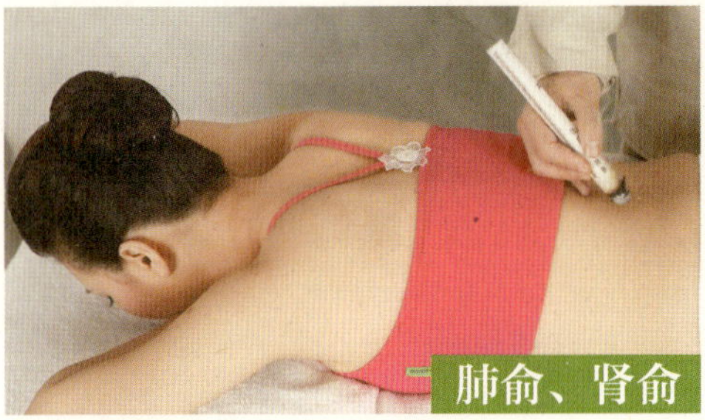

肺俞、肾俞

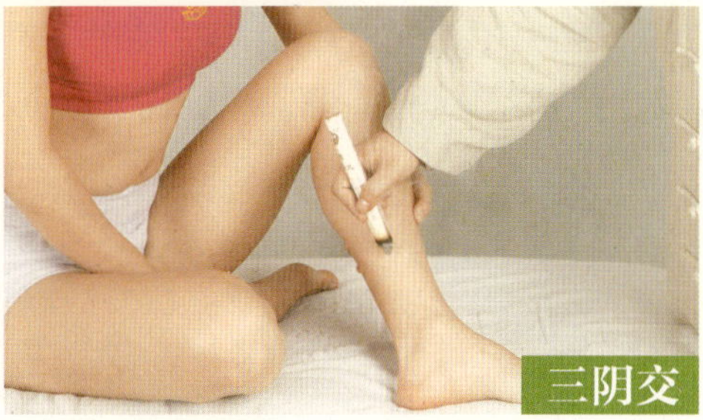

三阴交

太溪、照海：艾条温和灸，每穴 10 分钟，以穴位温热为度，每日 1 次，8 次为 1 个疗程。

肺俞、肾俞：艾条回旋灸，每穴 10 分钟，以局部温热舒适而不灼烫为宜，每日 1 次。

三阴交：用艾条悬灸法灸治三阴交穴 10 分钟，以皮肤有红晕、热感上行为宜。

预防和护理

注意皮肤的隔离防晒。紫外线对肌肤的伤害远远超过肌肤的自然衰老，它使皮肤粗糙、产生色斑，甚至使毛细血管扩张，而空气污染及长时间停留在脸上的彩妆，更容易伤害健康的皮肤。平时将老化的角质去掉，才能让皮肤充分吸收保养品中的营养成分。

民间偏方

蜂蜜橄榄油面膜

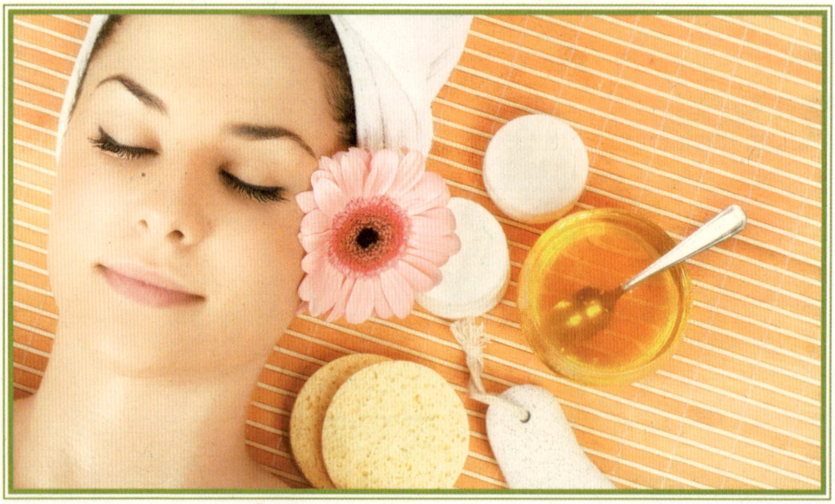

材料：蜂蜜、橄榄油各适量，发水面膜 1 张

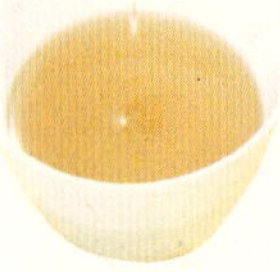

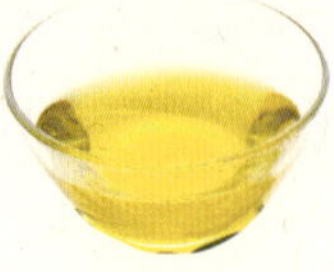

做法：先准备一杯水，加入适量橄榄油及两汤匙蜂蜜，搅匀后将发水面膜放入，浸约 10 分钟，敷在面上约 15 分钟，再以洁面用品及清水冲洗。

主治：皮肤干燥、皮肤粗糙、面色暗黄。

用法：外敷 10 ~ 15 分钟。

黑眼圈

典型案例

王艳，女，34 岁，是一家广告公司的设计师。王女士由于长期处于高强度的工作模式中，天天吃快餐，熬夜加班是家常便饭。刚开始还没感觉到什么，可是久而久之，王女士的身体越来越差了，晚上开始失眠，白天越来越提不起精神，经常打瞌睡，脸上的痘痘越来越多，黑眼圈越来越深，排便也开始不畅起来，人也显得越来越憔悴。她很苦恼，后来经朋友介绍来找中医，希望能帮帮她。医生跟王女士说："你不规律的生活作息打乱了身体的新陈代谢，使得代谢的废物增多，并且没有排出来，也就是'毒'，排毒主要是排出肠道内残留的宿便。"中医排毒有八种方法：汗、吐、下、和、温、清、消、补，比较容易做到的是用艾灸来排毒。于是王女士经过长期艾灸调理，脸上已经看不到痘痘，黑眼圈也没那么重了。

病案分析

黑眼圈是由于经常熬夜，睡眠不足，情绪激动，眼部过度疲劳，静脉血管血流速度过于缓慢，导致二氧化碳及代谢废物积累过多，造成眼部色素沉着所致。眼袋的形成有诸多因素，长期睡眠不佳，睡前饮水过多等因素均可引起，而且随着年龄的增长愈加明显。中医认为肾水不足、虚火上炎、房事过度、睡眠不足或产后失调，都会导致黑眼圈的形成。

艾灸通过相关穴位的施灸可泻火解毒、缓急止痛，能补中益气还可以消肿通气，能促进体内毒物的排泄，促进机体的正常代谢，从而慢慢调养身体，改善黑眼圈的问题。具体穴位有水分、三阴交、脾俞、肾俞。**水分可以帮助恢复腹部肌纤维的弹性，有利于收腹去脂，同时可消除水肿和小便不利；灸三阴交可调整机体的阴阳平衡，对内分泌失调而出现的各种症状，均有平衡作用，是女性的常用穴；灸脾俞可增强机体对营养的吸收能力，使新陈代谢旺盛，促进血液循环和提高造血功能，同时对腹胀、便血、呕吐、水肿等有不错的疗效；肾俞益肾助阳，通过滋补肾水从而改善眼周血液循环，缓解黑眼圈。**

艾灸取穴

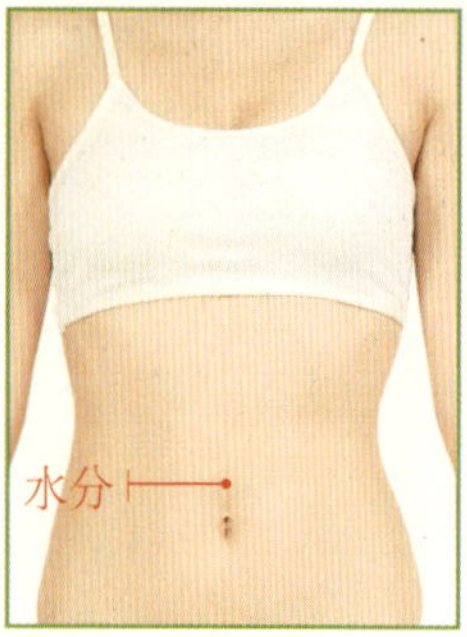

主治水肿、小便不通、腹泻、腹痛。

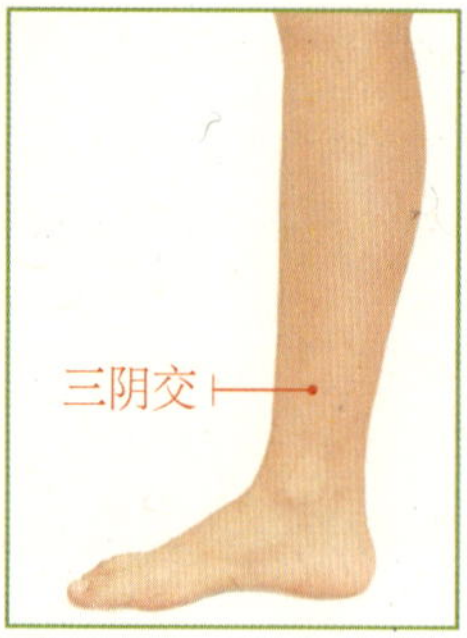

主治神经衰弱、荨麻疹、神经性皮炎。

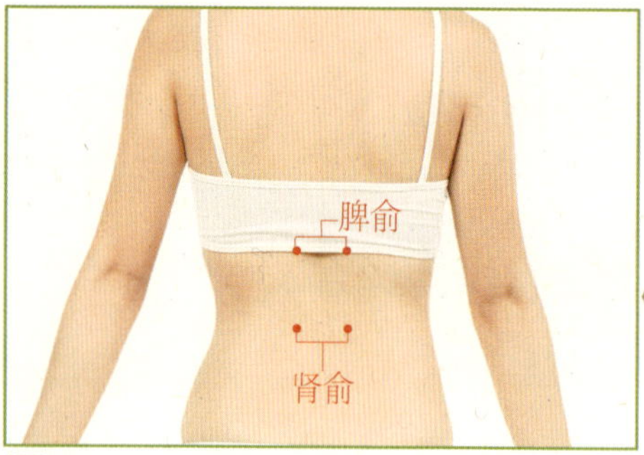

均可治疗肾炎、肾绞痛、性功能障碍、月经不调、腰部软组织损伤等。

施灸方法

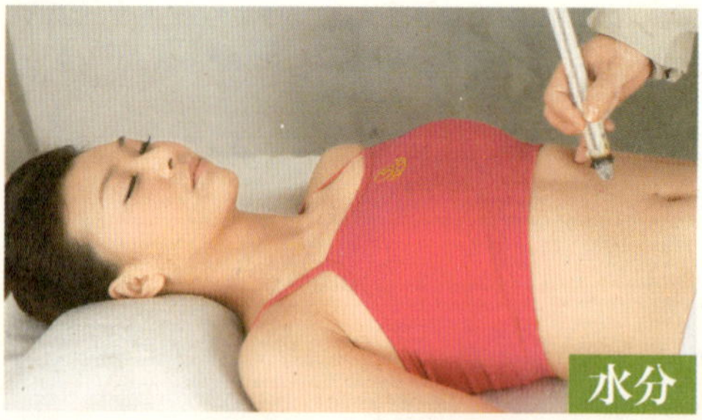

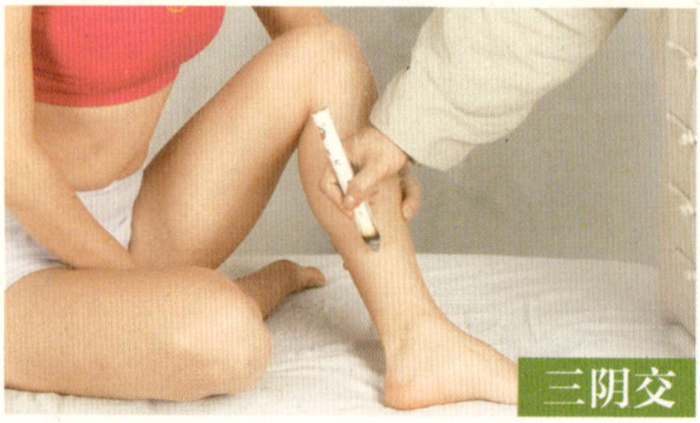

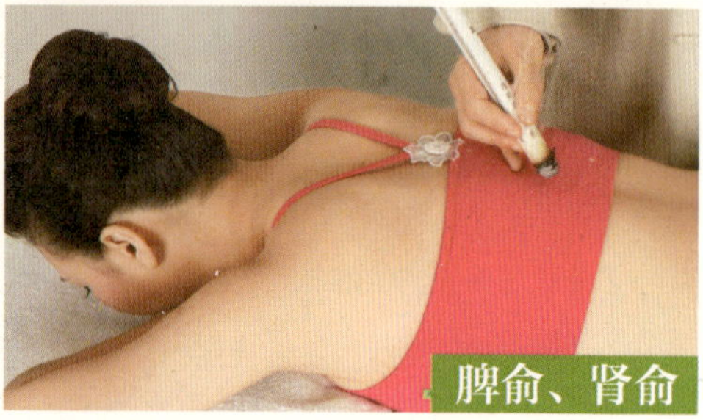

水分：艾条温和灸 15 分钟，以局部灼热为度，每日 1 次。

三阴交：艾条啄雀灸 15 分钟，以局部潮红无灼痛感为度，每日 1 次。

脾俞、肾俞：艾条雀啄灸，每穴 10 ~ 15 分钟，每日 1 次，7 次为 1 个疗程。

预防和护理

每天喝一杯红枣汤水，有助加速血气运行，减少瘀血积聚，也可减低因贫血而患黑眼圈的机会。多喝白开水，可有效地将体内废物排出。缺乏铁质及维生素 C，会导致黑眼圈的出现，所以平日应多摄取这方面的营养，如猪肝、菠菜、番茄等食物。生活中应尽量避免熬夜。

民间偏方

黄芪当归猪肝汤

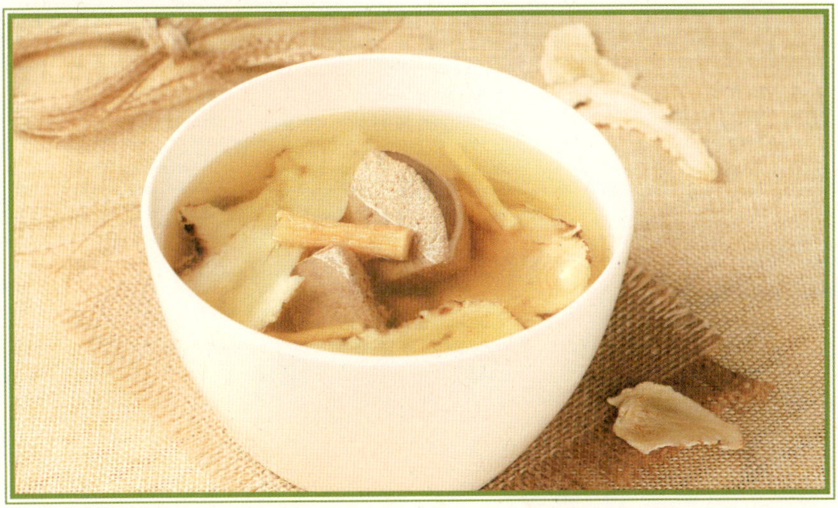

材料： 猪肝 400 克，生姜 2 片，盐 3 克，黄芪、当归各适量

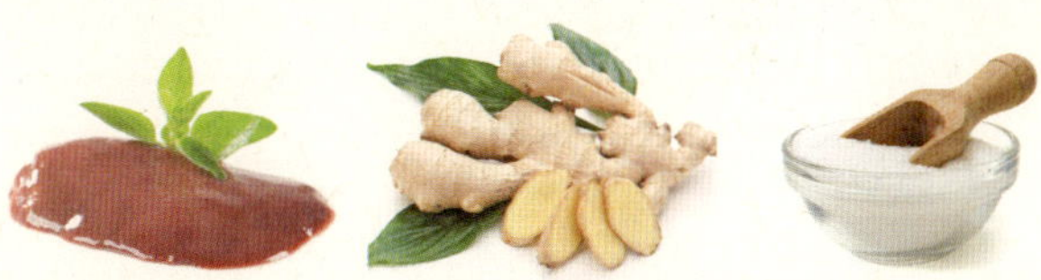

做法： 将猪肝、生姜、黄芪、当归分别用水洗干净，猪肝切片。先将黄芪、当归、生姜加适量水，大火煲 30 分钟，再改用中火煲 45 分钟，最后放入猪肝片。待猪肝熟透，加盐调味即可。

主治： 眼睛疲劳、黑眼圈、眼袋。

用法： 早晚各 1 次。

皱纹

典型案例

冯菲菲，女，25 岁，白领。年轻的菲菲最近有点心烦意乱，公司天天加班，作息时间毫无规律，25 岁了还没有交过一个男朋友。上个星期，公司组织去海边游玩，她一时高兴竟忘记涂防晒霜，回家后就发现脸部皮肤变得干燥、缺水，甚至形成了一条条细小的皱纹。于是菲菲去找医生看了一下，医生告诉菲菲因干燥引起的皱纹被称为“干纹”，是假皱纹的一种，主要与光老化、习惯性表情、肌肤缺水工作压力大、不规律的生活习惯等因素有关。小菲额头上的皱纹就是光老化、工作压力大引起的。于是医生推荐菲菲试试艾灸美容方法。

病案分析

皱纹是所有女性的天敌，它的出现意味着皮肤已经开始衰老。很多人谈到皱纹就色变，其实，皱纹也有真假之分，及时分辨出“假皱纹”，加以护理，就能抹去岁月的痕迹。分辨“假皱纹”的方法很简单：把脸洗干净后，在脸部处于湿润的状态下，对着镜子先观察面无表情时的皮肤状态，然后再做一系列表情，如喜、怒、哀、乐。如果无表情时没有皱纹，而做表情时眼角、嘴角、眉心等处才会出现皱纹，就是“假皱纹”。如果不加重视和护理，这些“假皱纹”就会逐渐加深，甚至转化成无法消除的真皱纹。由于都市生活节奏快、工作压力大，出现菲菲这种情况的年轻人并不在少数，很多女性想方设法服用各种营养品、使用各种护肤品，甚至不惜花费大笔钱做除皱、拉皮手术。这些方法虽有一定的美容功效，但潜在的风险不容小觑。比较安全、保险的办法是通过改善饮食、改掉不良生活习惯，来消除皱纹，延缓衰老。

艾灸可以通过刺激穴位来改善脸上的细纹，行气活血缓解皮肤衰老，让肌肤更加有弹性。一般选用百会、阳白、印堂、神阙来治疗。**百会位于人体最高处，是诸阳脉交会的地方，灸百会能升清阳、举下陷，帮助紧致肌肤；阳白可以促进气血的运行；印堂可以改善眼周血液循环，防治鱼尾纹；神阙可以使人体真气充盈、精神饱满、体力充沛、腰肌强壮、面色红润、耳聪目明、轻身延年。**

艾灸取穴

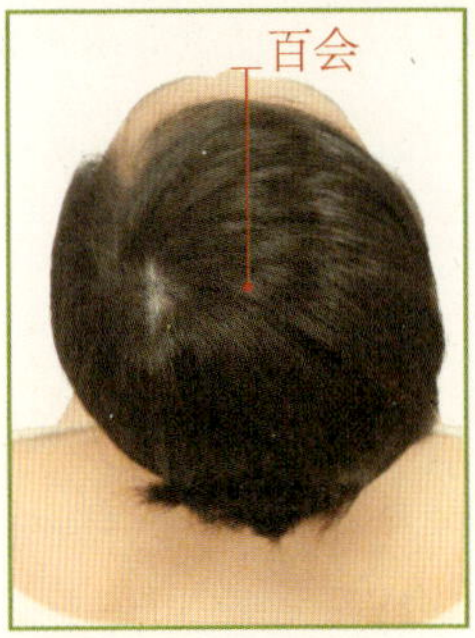

主治头重脚轻、痔疮、高血压、低血压。

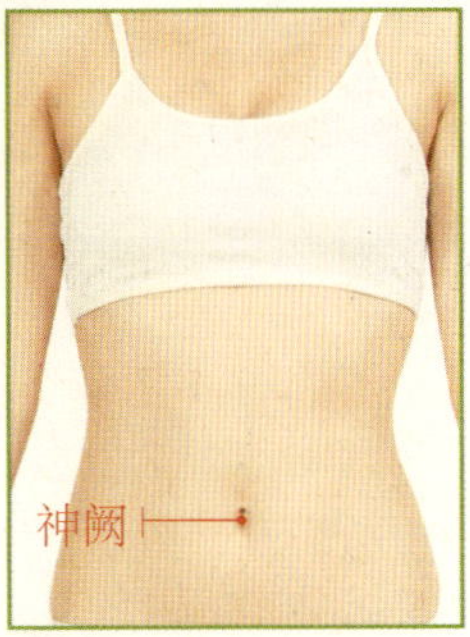

主治腹痛、久泄、脱肛、痢疾、水肿。

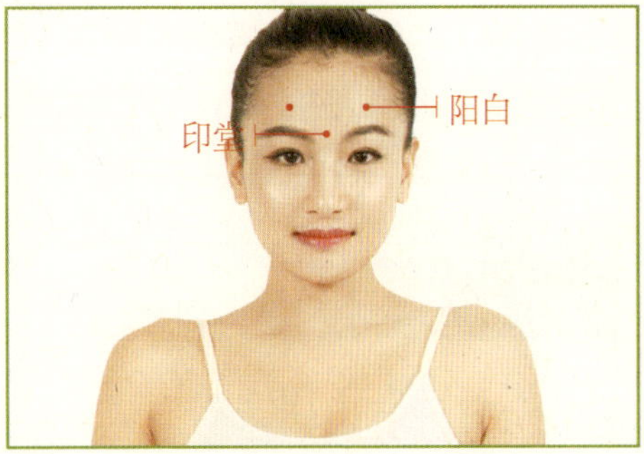

阳白主治眼睑下垂、口眼㖞斜、头痛等头目疾患；印堂主治头痛、前头痛、失眠。

施灸方法

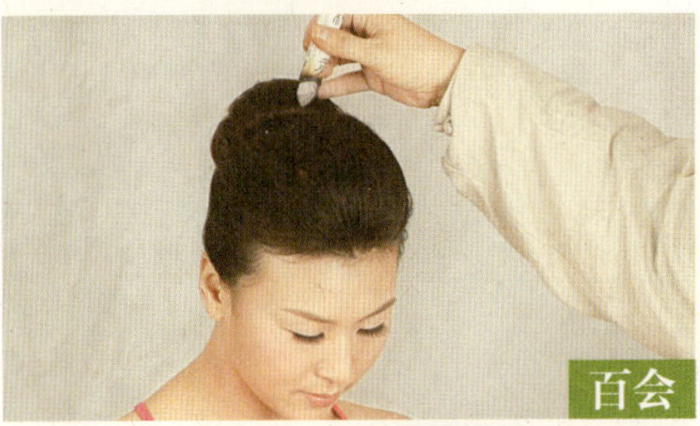
百会

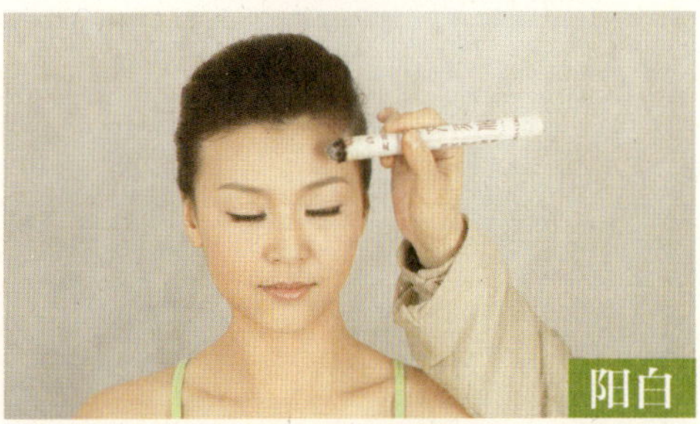
阳白

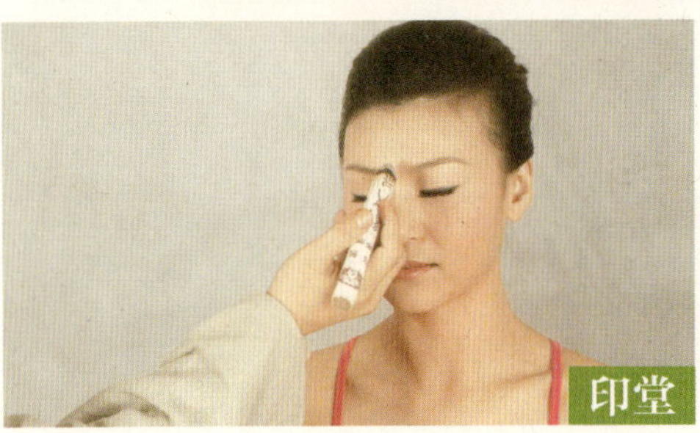
印堂

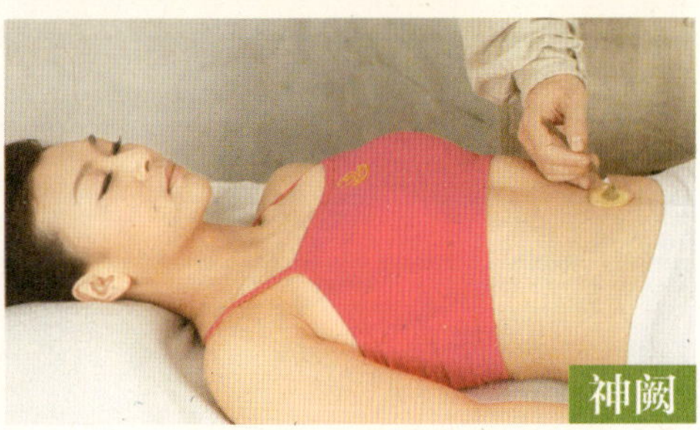
神阙

百会： 艾条雀啄灸 15 分钟，以局部皮肤温热为度，每日 1 次。

阳白： 艾条温和灸 15 分钟，以皮肤潮红为度，每日 1 次。

印堂： 艾条回旋灸 15 分钟，以穴位皮肤潮红为度，每日 1 次。

神阙： 隔姜灸，有灼热感时移除，常规灸 5 ~ 7 壮，每日或隔日 1 次。

预防和护理

多吃蔬菜与水果，可以帮助排除体内毒素，由内而外焕发肌肤活力。同时，水果和蔬菜一般含有大量的维生素，帮助肌肤修复，尤其是富含维生素 C 的蔬菜与水果，可以帮助美白。侧睡会增加脸颊和下巴上的皱纹，而趴着睡会让你的额头沟壑纵横，而且会对胸部造成不良影响。因此，可选择仰睡。

民间偏方

山药番茄面膜

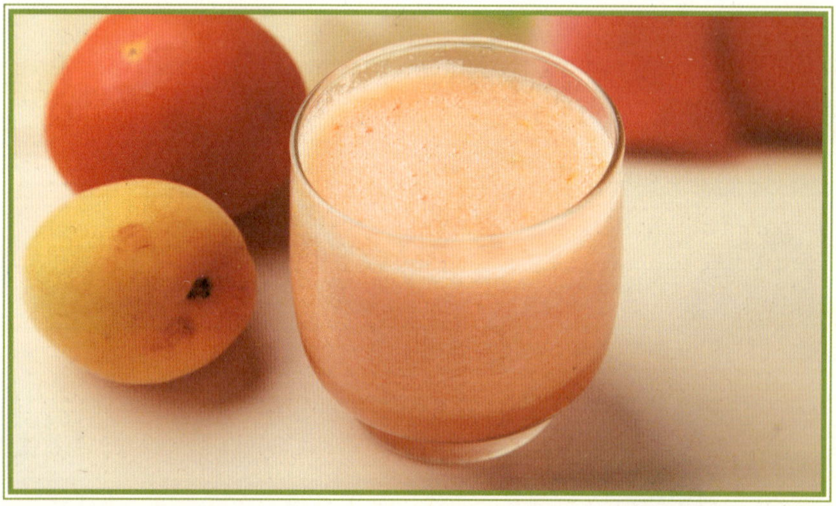

材料：山药 30 克，番茄 1 个

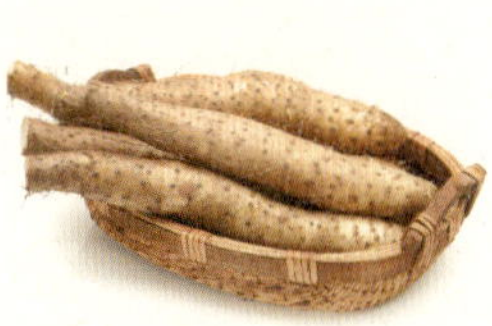

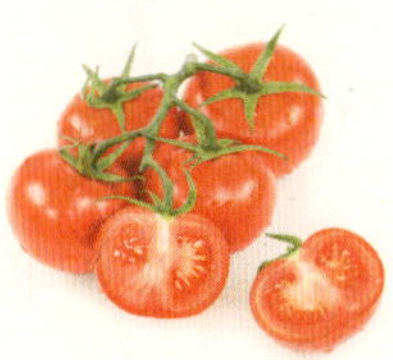

做法：将山药粉、番茄泥、纯净水调和成糊状后，于早晚清洁脸部皮肤后，将调好的山药番茄面膜均匀地涂抹于脸部，20 分钟后用温水洗净。

主治：番茄中含有丰富的抗氧化剂，可以防止自由基对皮肤的破坏，具有明显的美容抗皱的效果。

用法：外敷法，1 周 1 次。

鱼尾纹

典型案例

文碧华，女，45岁，家庭主妇。文女士其实年龄也不算太老，她一直觉得自己还很年轻，可就是因为近一段时间眼角出现了几条鱼尾纹，本来不显老的她，鱼尾纹却让她突然觉得老了，所以心里一直都不太舒服，到处求消除鱼尾纹的产品。文女士使用一段时间的护肤品之后，根本没有取得一点点的效果，让她大失所望。不过就在文女士对去鱼尾纹不抱希望的同时，她的妹妹跟她说艾灸效果非常好，还陪着文女士进行咨询了解。通过了解得知真有很多人用艾灸方法祛除鱼尾纹，这让绝望的文女士重新看到了希望，后来经过长时间的艾灸治疗，文女士的鱼尾纹真改善了好多，让她觉得非常不可思议。

病案分析

中医认为，脾虚是鱼尾纹出现的重要原因。眼睑周围是代表脾的，脾主肌肉，脾虚了，就会运化不好，直接导致肌肉缺少弹性，时间长了就会眼皮耷拉。另外，中医还认为，肾虚也会形成鱼尾纹。因为“肾者水脏，主津液。”肾对人体水液代谢的调节贯穿水液代谢的全过程。在肾的气化作用下，人体水液中有营养的成分上升而被吸收，没有营养的废水就下降到膀胱之处，排出体外。如此循环，促进水液的代谢，维持着水液代谢的平衡。

艾灸相关穴位，可以改善眼周围的肌肤，减少鱼尾纹。如足三里、脾俞、三阴交、肾俞具有良好的效果。**足三里是足阳明胃经的主要穴位之一，具有燥化脾湿，生发胃气的作用。眼袋产生的位置就在足阳明胃经的发起之处，因此艾灸足三里，对胃经进行良性刺激，能提高脾胃功能，有利于预防和祛除鱼尾纹。三阴交为肝、脾、肾三者经脉交汇处，经常按揉此穴对肝、脾、肾有保健作用。我们知道，眼周肌肉与脾、肾两脏有关，因此无论是脾虚引起的鱼尾纹，还是肾虚引起的鱼尾纹，三阴交都有很好的保健功效。肾俞与脾俞，具有健脾养胃，温补肾阳的功效。**

艾灸取穴

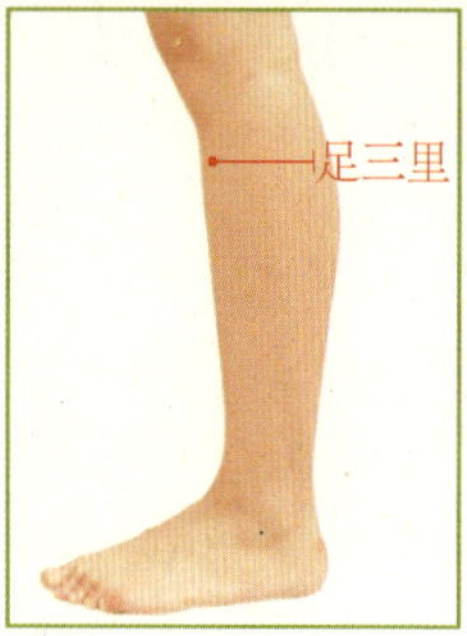

主治头痛、神经衰弱、失眠、面神经麻痹。

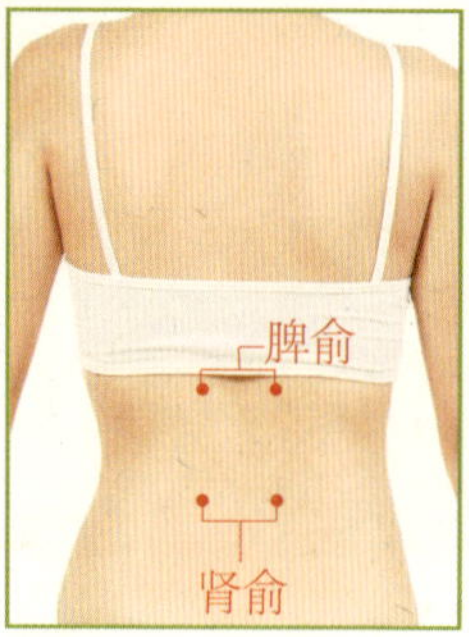

均可治疗头晕、目眩、耳鸣、水肿。

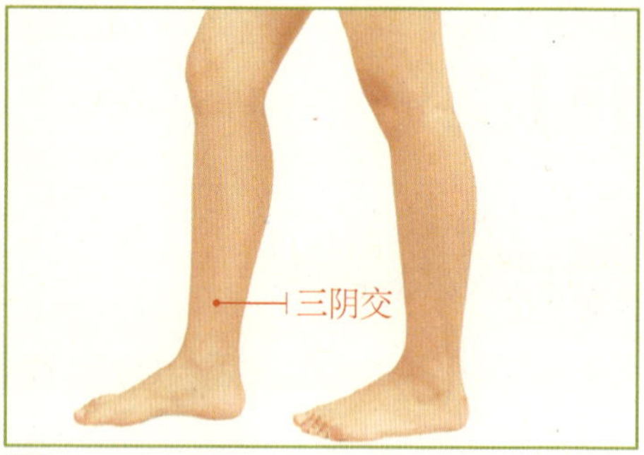

主治神经衰弱、荨麻疹、神经性皮炎、高血压。

施灸方法

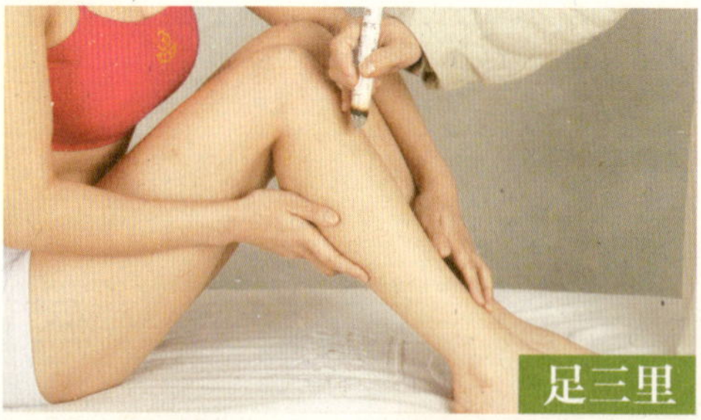
足三里

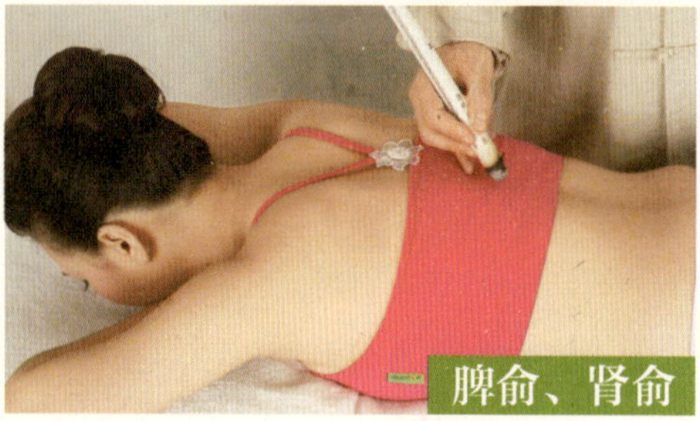
脾俞、肾俞

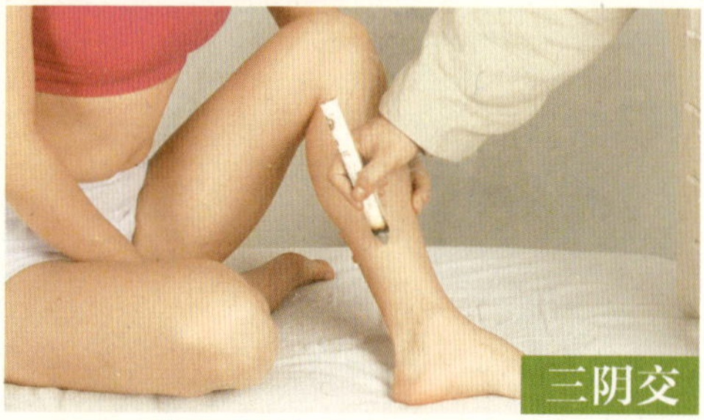
三阴交

足三里： 艾条温和灸，将艾条点燃对准足三里穴施灸，距离以皮肤感到温热为度，每次10 ~ 15分钟。

脾俞、肾俞： 用艾条温和灸，每穴5 ~ 10分钟，每日1次。

三阴交： 用艾条啄雀灸法灸10分钟，以皮肤有红晕、热感上行为宜。

预防和护理

除了艾灸，消除鱼尾纹还有一些其他的小窍门，比如睡觉前尽量少喝水；睡前压一压眼睛下方中间的穴位；或对突然而至的眼袋冷敷，都有很好的消肿作用。

民间偏方

鸡骨玉米汤

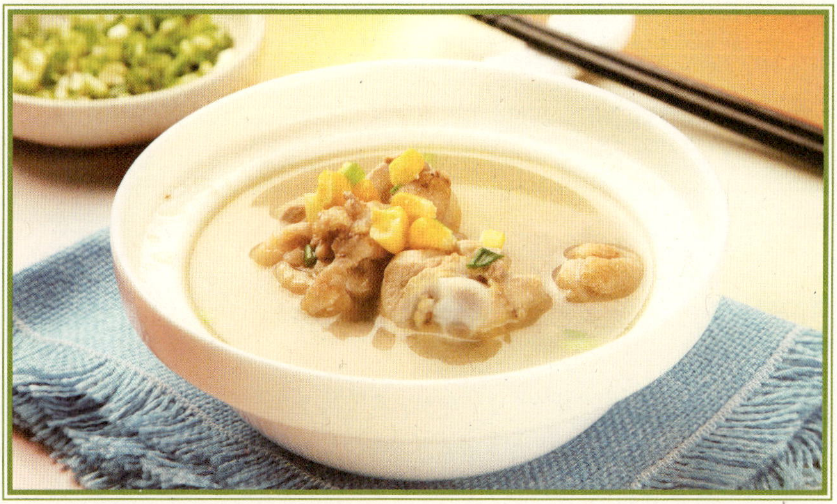

材料：鸡肉 200 克，玉米粒 30 克，盐、葱花各适量

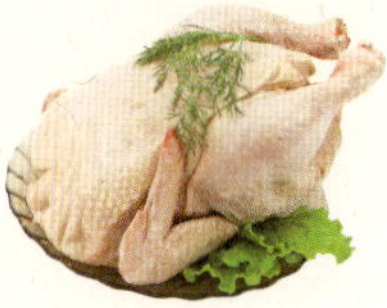

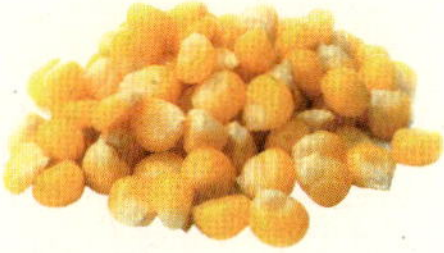

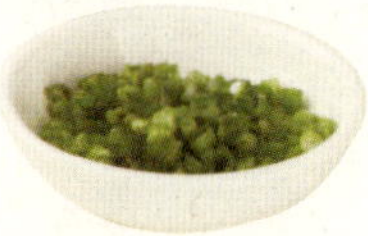

做法：将鸡肉洗净，斩块，入沸水中汆煮片刻捞出；锅中放入适量水，加入鸡块炖煮 60 分钟，再放入玉米粒煮熟；加盐调味，盛出时撒上葱花即可。

主治：鱼尾纹、眼袋、黑眼圈。

用法：每日 1 次。

黄褐斑

典型案例

宋燕，35 岁，在一家外企工作。以前她皮肤白皙细嫩，可自从生完孩子后，她的脸上就开始冒出黄褐色的斑点，先是小面积，后来随着时间的推移，面积越来越大，脸颊两侧都有，活像一只黄褐色的蝴蝶贴在脸上，颜色也越来越深，每次都要在脸上抹上厚厚的化妆品才敢出门。她在电视上看到激光治疗黄褐斑的广告，想去试一试，又担心激光损害身体；想买祛斑霜，市面上的祛斑产品不仅价格昂贵，而且听说有副作用，她也不敢拿自己的脸去冒险。两个月前，通过朋友介绍，她找到中医，寻求帮助。医生查了宋燕脸上的黄褐斑，告诉她主要是由于肝、脾、肾三脏功能失调引起。

病案分析

黄褐斑又称为“蝴蝶斑”，因其对称分布，状如蝴蝶而得名，肝郁气滞血瘀，或肾虚精血不足，或脾虚痰湿凝聚致气血失和、颜面失荣都会造成黄褐斑。很多人长了黄褐斑就容易病急乱投医，购买祛斑产品或进行激光手术，可往往收不到好的效果。在中医疗法中，艾灸治疗黄褐斑，主要通过调理脏腑、平衡阴阳、疏肝气、排毒素、增容颜的方式，此外还要注重饮食调理，从根本上调养身体机能，不仅成本低，而且副作用小。

在治疗及康复过程中，黄褐斑患者应注意防晒，因为日光的曝晒以及紫外线的照射过多均可导致黄褐斑病情加重，影响治疗效果。不要滥用化妆品，尤其是劣质化妆品。注意休息和保证充足的睡眠，戒掉不良习惯。避免食用刺激性的食物，尤其是咖啡、可乐、浓茶、香烟、酒等刺激性的食物易使皮肤老化。保持良好的情绪，避免长期过度的精神紧张，精神焕发则皮肤好，情绪不好则反之。

对于黄褐斑我们可以选肾俞、肝俞、命门、关元来进行艾灸治疗。**肝郁、气滞血瘀是引起黄褐斑的主要原因，肝俞可以疏肝解郁、清热解毒；肾俞、命门、关元三穴合用具有升举阳气、培养固本、调畅气机的作用，对内分泌功能具有较好的调节作用。**

艾灸取穴

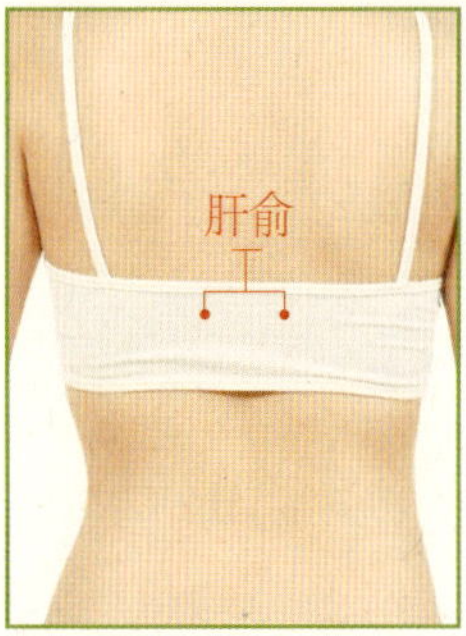

主治黄疸、胁痛、脊背痛。

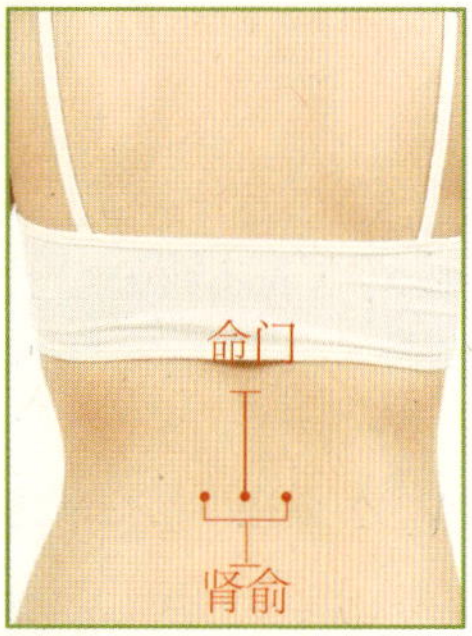

均可治疗水肿、头昏耳鸣、神经衰弱。

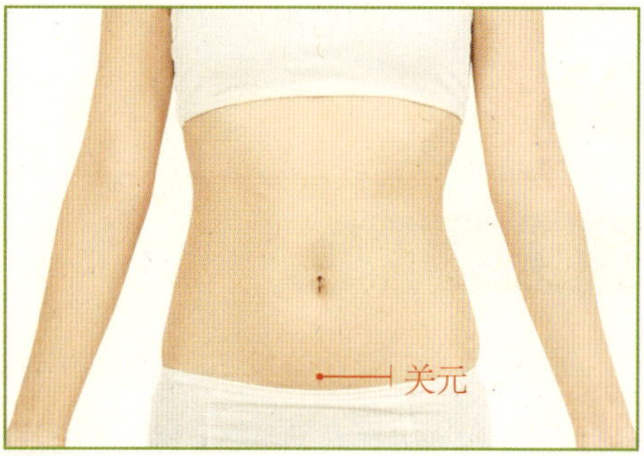

主治神经衰弱、失眠、手脚冰冷、荨麻疹、生理不顺、精力减退。

施灸方法

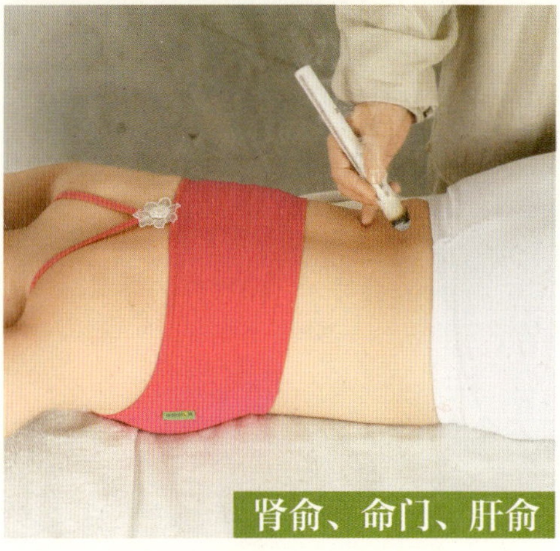

肾俞、命门、肝俞

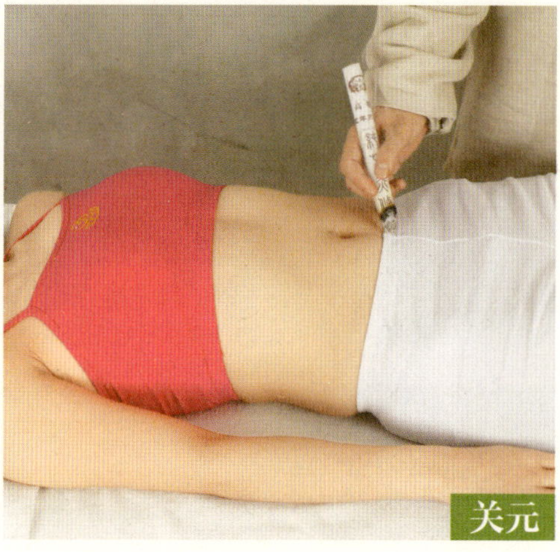

关元

肾俞、命门、肝俞： 艾条温和灸，每穴 15 分钟，灸至局部温热为度，每日 1 次，10 次为 1 个疗程，平时可经常施灸保健。

关元： 艾条回旋灸 15 分钟，以局部皮肤潮红灼热为度，每日 1 次，10 次为 1 个疗程，疗程间隔 3 ~ 5 天。

湿疹

典型案例

梁凌，男，26岁。小凌本来是一个挺精神的小伙子，最近没精打采的，之前爱打的篮球不打了，朋友约着去旅游也拒绝了。原来小凌的内臂长了一片湿疹，一开始只是有点痒，他没当回事，后来痒得厉害了，他挠抓也不管事，还越挠越痒，把红疹子都抓破了，流出了黄脓。于是他去药店买了激素软膏涂抹。又听人说有可能是因为过敏才得了湿疹，他又吃了些扑尔敏。别说，瘙痒的症状缓解了一些，渗液和破溃也逐渐好转了。此后，只要出现这样的症状，小凌就吃扑尔敏和外擦激素软膏来对付。可是最近这一次湿疹复发，以前的方法不管用了，溃破的面积慢慢增大，而且开始脱皮，皮肤也变得又粗又黑。经医生认真检查了小凌的内臂，发现湿疹的病灶已扩大了好多，患病处呈红色斑丘疹，有屑皮，渗液不明显，局部皮肤略肥厚。医生决定给小凌用艾灸的方法治疗。施灸当天，小凌就觉得患处不再痒了。第二天又去做了艾灸，第三天患处的皮肤就收敛、脱屑并有结痂，瘙痒停止。以后改成隔日施灸一次，又连治2次后湿疹便痊愈了。湿疹治愈后小凌又活跃在了篮球场上，上班的时候精力也很集中，不再担心皮肤发痒了。

病案分析

湿疹是一种常见的过敏性炎症性皮肤病，好发于四肢曲侧、手、面、肛门、阴囊等处。以多形性皮损，对称分布，易于渗出，自觉瘙痒，反复发作和慢性化为临床特征。本病常因接触过敏源而引发，如化学粉尘、丝毛织物、油漆、药物等。此外，强日晒、风寒、潮湿等也会引发。总因禀赋不足，风、湿、热阻于肌肤所致。素体虚弱，脾为湿困，肌肤失养或因湿热蕴久，耗伤阴血，化燥生风而致血虚风燥，肌肤甲错，发为本病。

艾灸治疗湿疹一般以清热利湿，养血祛风止痒为主。具体艾灸的穴位：太白、三阴交、曲池、丰隆。**太白和丰隆具有消除湿疹，祛风除湿的功效；三阴交具有通经活络，养血活血的功效；曲池具有清热解毒，疏散风热，消毒止痒的功效。**

艾灸取穴

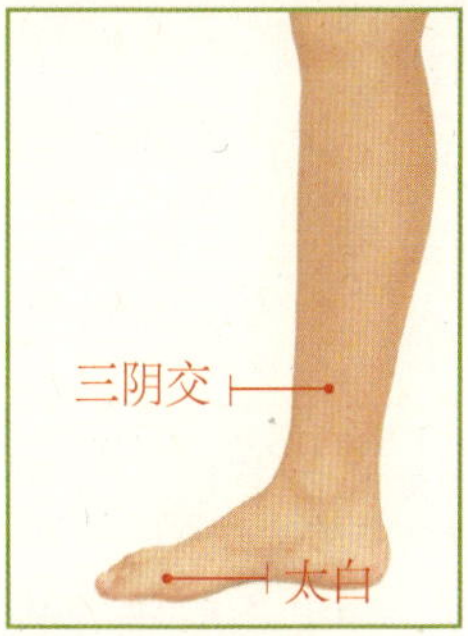

主治神经衰弱、荨麻疹、神经性皮炎。

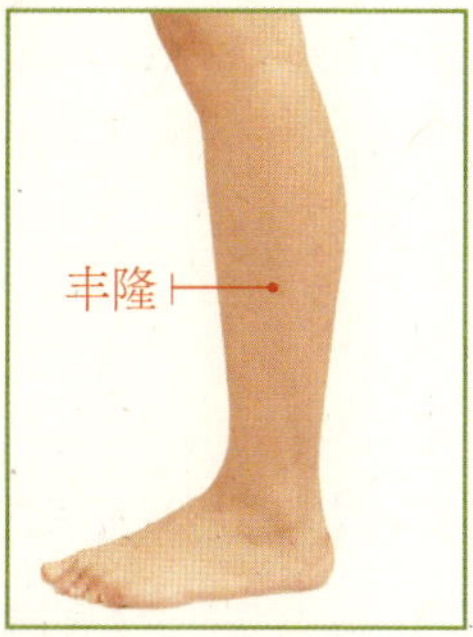

主治神经衰弱、血管性头痛、水肿。

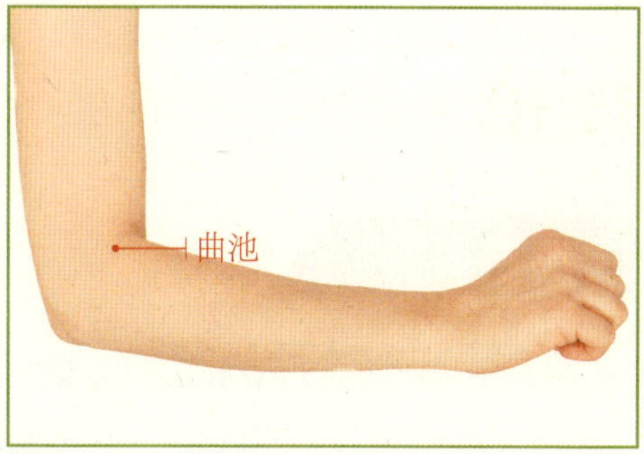

主治风疹、荨麻疹、瘾疹、热病、上肢不遂、手臂肿痛。

施灸方法

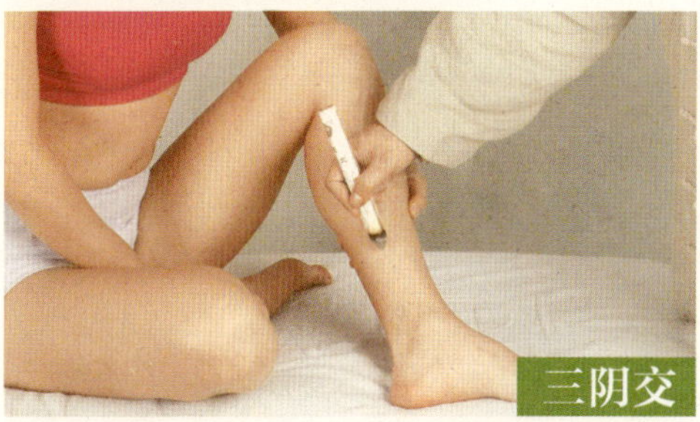

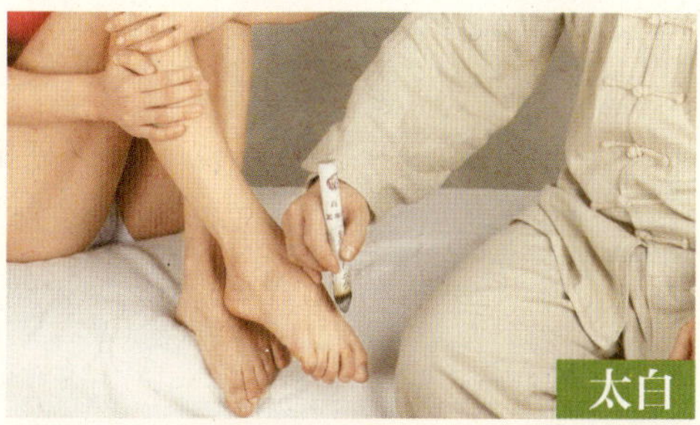

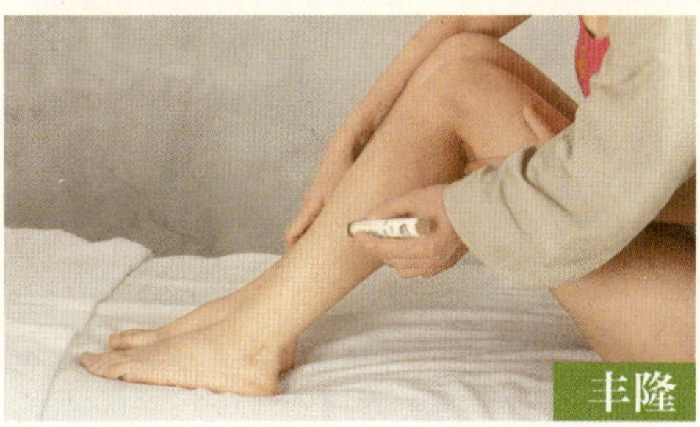

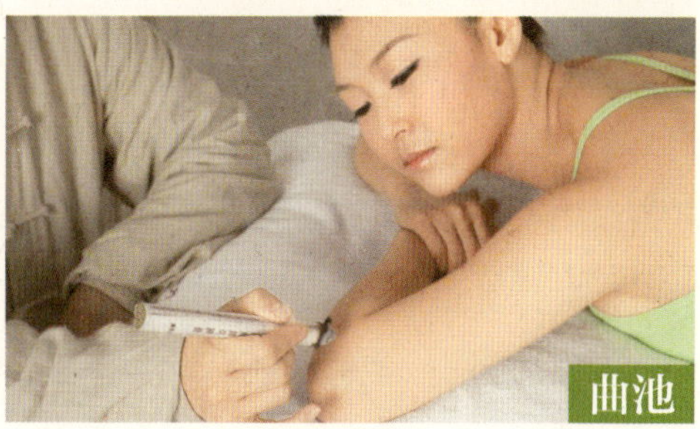

三阴交： 用艾条温和灸 5 ~ 10 分钟，每日 1 次。

太白： 艾条温和灸，距离皮肤 2 ~ 3 厘米感觉温热即可，以微红为度，灸 8 ~ 10 分钟。

丰隆： 艾条温和灸 15 分钟，以受灸者能忍受的最大热度为佳，每日 1 次。

曲池： 艾条温和灸 5 分钟，灸至局部温热为度，每日 1 次。

痤疮

典型案例

李志强，男，18岁，学生。暑假本是同学聚会、外出游玩的好时机，可刚上高一的李志强碍于“面子问题”，不愿出门，整天把自己关在家里。原来，从这学期开始，李志强的脸上冒出了许多青春痘，刚开始只是零星的几个，慢慢地越长越多，让原本阳光帅气的他形象大打折扣。为此，他的妈妈买来各种祛痘产品，可越用越糟，常常是旧痕未消，又添新痘。有同学看到他脸上长满了痘痘就取笑他。从此，他变得不爱参加集体活动，节假日也宅在家。他的妈妈看着愈发心急。于是李志强妈妈带他去医院找医生看脸上的痘痘。经医生检查发现李志强舌红，苔薄黄，脉浮数。另外根据李志强自述粉刺初起时红肿疼痛，面部瘙痒等判断为肺经蕴热而导致的痤疮。

病案分析

青春痘学名叫痤疮，中医古代称面疮、酒刺，是皮肤科的常见病，是指人体面部、胸部、肩颈部、背项部的局部皮肤表面出现的形如粟米，分散独立，分布与毛孔一致的小丘疹或黑头丘疹，成熟的丘疹用力挤压，可见有白色米粒样的汁液溢出，且此愈彼起，反复出现。本病可因过食辛辣、高脂肪、高糖类食物，消化不良、上火或熬夜等因素而引发。痤疮一般多见于像李志强这个年龄段的青少年，青春期过后，约三十岁大多可自然痊愈。痤疮多由肺有宿热，复感风邪，遂使肺热不得外泄引起；或由饮食不节，过食肥甘之物，使肠胃燥结、中焦积热，郁于面部皮肤而致。

治疗痤疮我们一般选用曲池、合谷、血海、大椎、肺俞、脾俞、足三里、丰隆等穴位。**灸曲池能通络活血；灸合谷能通经活络、清热解表；灸血海能理血活血，从而使热随血解；灸大椎能清解蕴热；灸肺俞能增强肺的清降功能，并能引热外行，从而达到标本兼治；灸脾俞能健脾，从而增强脾的运化功能；灸足三里能调理脾胃，促进气血运行；灸丰隆能健脾和胃并化解痰湿聚集。**

艾灸取穴

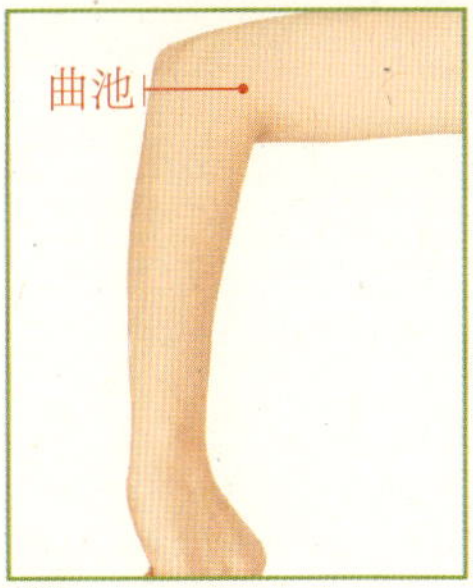

主治丹毒、疮疡、疔疮、疥疮、湿疹。

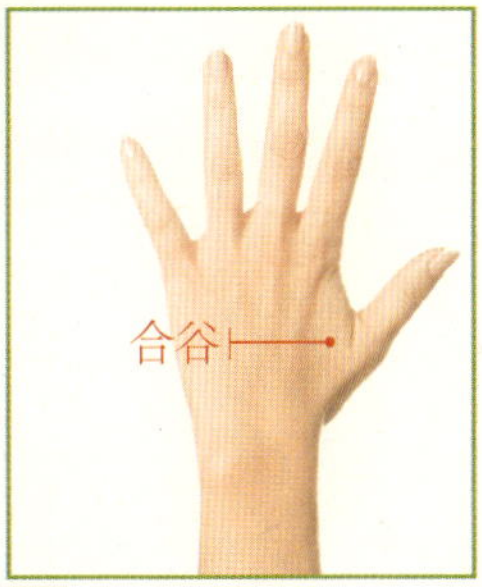

主治头痛、牙痛、荨麻疹、瘾疹、疥疮。

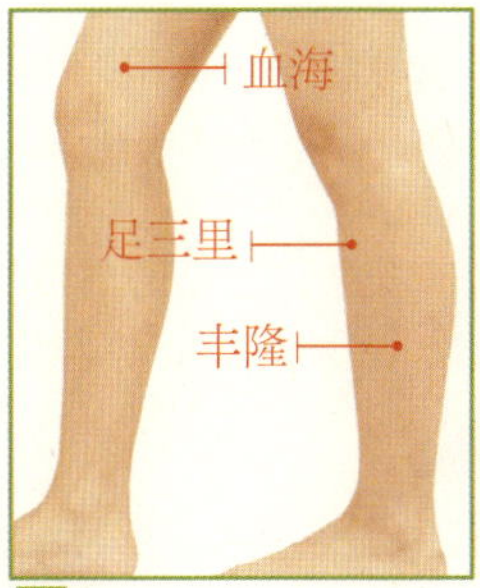

均可治疗消化不良、瘀血证、水肿。

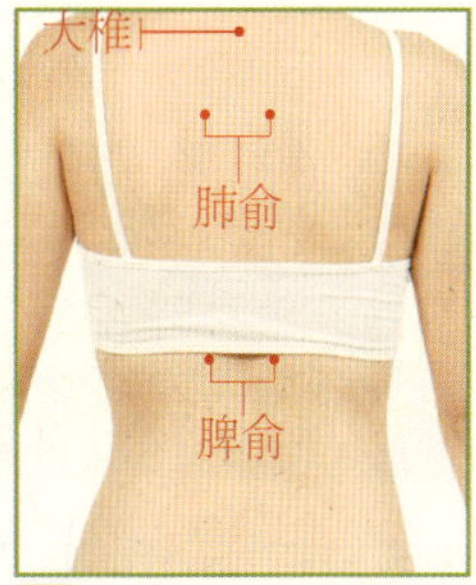

主治荨麻疹、痤疮、阴囊湿疹。

施灸方法

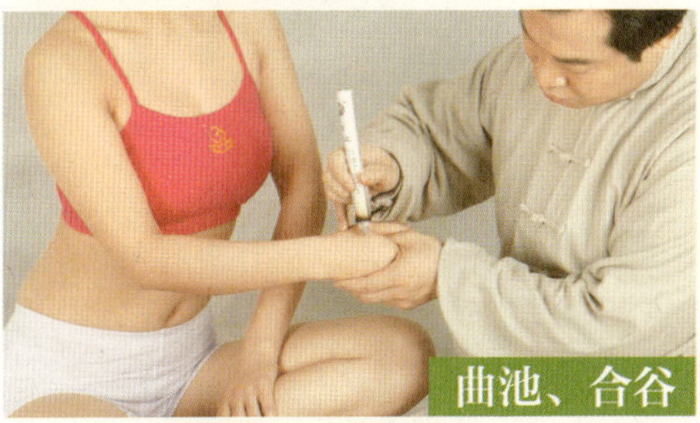
曲池、合谷

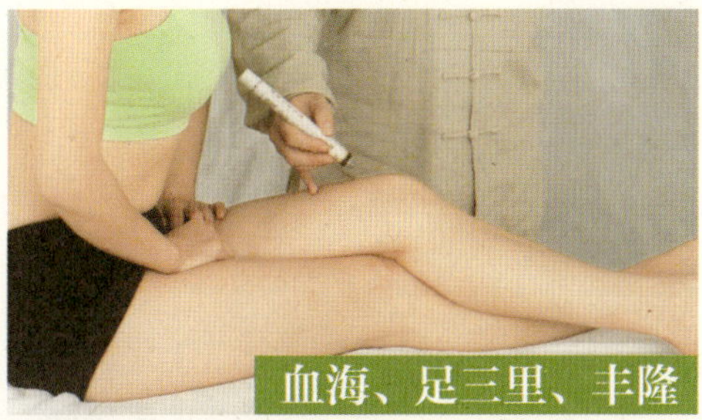
血海、足三里、丰隆

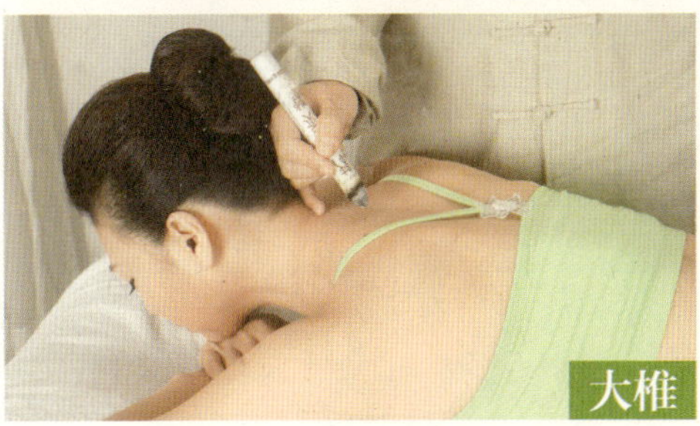
大椎

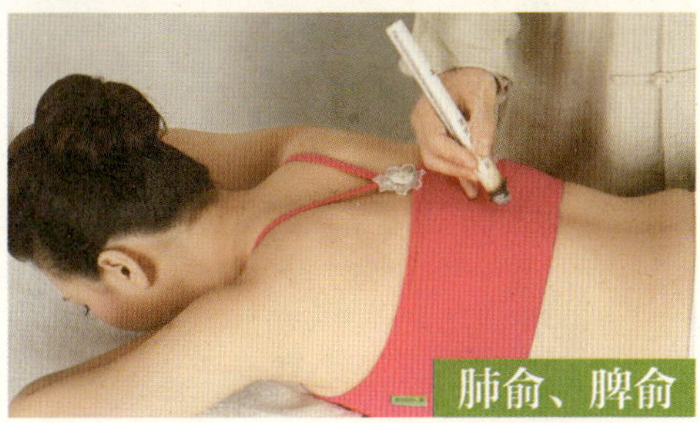
肺俞、脾俞

曲池、合谷：艾条温和灸，每穴 15 分钟，以穴位温热为度，每日 1 次。

血海、足三里、丰隆：艾条啄雀灸，每穴 15 分钟，以穴位皮肤潮红为度，每日 1 次。

大椎：艾条雀啄灸 10 ~ 15 分钟，以皮肤潮红无灼痛为度，每日 1 次。

肺俞、脾俞：艾条回旋灸，每穴 15 分钟，灸至局部温热为度，每日 1 次。

预防和护理

痤疮患者要避免过多的日晒，严禁用手挤压痤疮。少吃高脂肪、高糖、辛辣、油煎的食品及白酒、咖啡等刺激性饮料，多吃蔬菜、水果，多喝开水。若面部尘埃、油脂较多，应及时用温水冲洗。

民间偏方

绿豆薏米汤

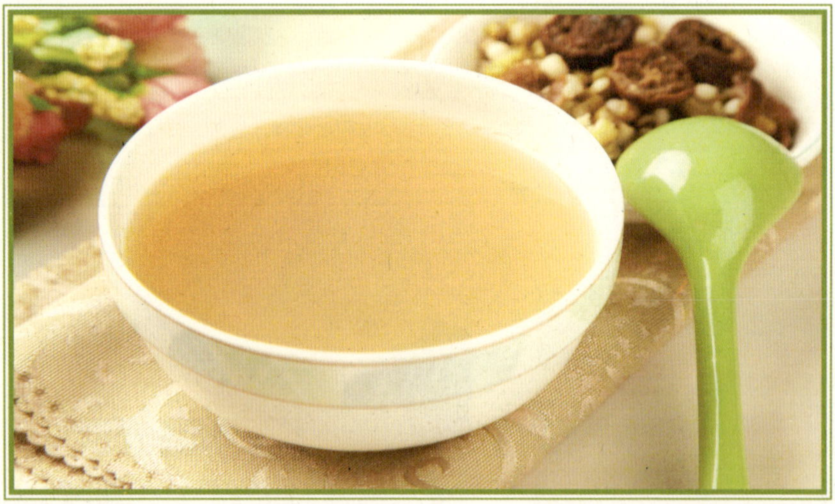

材料：绿豆、薏米各 25 克，山楂 10 克

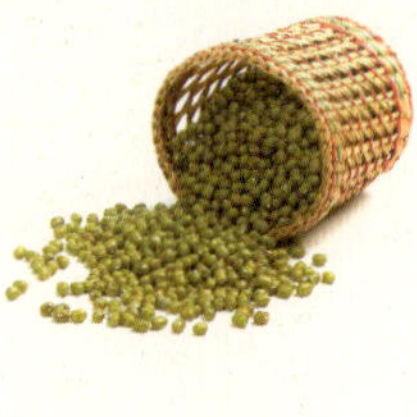

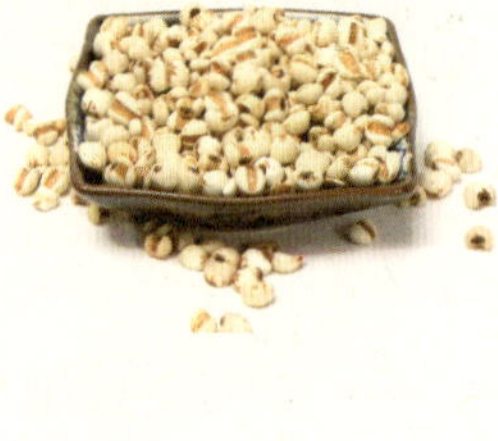

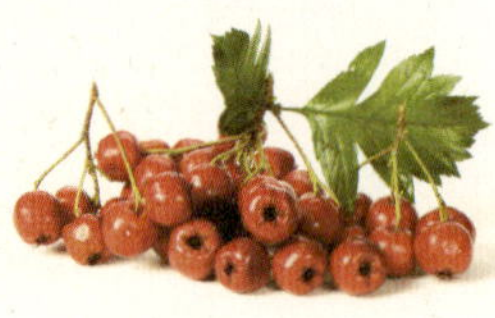

做法：将绿豆、薏米、山楂洗净，加水，泡 30 分钟后煮开，煮沸几分钟后停火，不要揭盖，闷 15 分钟即可，当茶饮。

主治：中暑、痤疮。对湿热内蕴型痤疮有很好的效果。

用法：每天 3 ~ 5 次。